Konzepte in der Humanpharmakologie

Herausgegeben von
L. Lange   H. Jaeger
W. Seifert   J. Klingmann

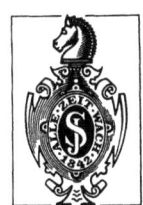

L. Lange   H. Jaeger   W. Seifert
I. Klingmann (Hrsg.)

Good Clinical Practice I

Grundlagen und Strategie

Mitarbeiter
D. Heger-Mahn, H. Jaeger, I. Klingmann, G. Knorr
J. Lange, L. Lange, B. Mangold, C. de Mey, H.-G. Michna
K.-H. Molz, H. Mosberg, H. Plettenberg, P. Riis
W. Seifert, H.-J. Schulze, R. Theodor, H.-B. Wuermeling

Mit 49 Abbildungen und 79 Tabellen

Springer-Verlag

Berlin Heidelberg New York
London Paris Tokyo
HongKong Barcelona
Budapest

LOTHAR LANGE
WOLF SEIFERT
Schering AG
Institut für Humanpharmakologie
Müllerstraße 170-178
W-1000 Berlin 65, FRG

HALVOR JAEGER
INGRID KLINGMANN
LAB
Gesellschaft für pharmakologische
Untersuchungen mbH & Co.
Postfach 1680
W-7910 Neu-Ulm, FRG

ISBN-13:978-3-642-77153-8   e-ISBN-13:978-3-642-77152-1
DOI: 10.1007/978-3-642-77152-1

Satz: Reproduktionsfertige Vorlage vom Autor
21/3130-543210 – Gedruckt auf säurefreiem Papier

Inhaltsverzeichnis

Mitarbeiterverzeichnis

Dr. Doris Heger-Mahn
Schering AG, Humanpharmakologie II
Müllerstraße 170-178, 1000 Berlin 65

Dr. Halvor Jaeger
L.A.B. Gesellschaft für pharmakologische Untersuchungen mbH & Co.
Wegenerstraße 13, 7910 Neu-Ulm

Dr. Ingrid Klingmann
L.A.B. Gesellschaft für pharmakologische Untersuchungen mbH & Co.
Wegenerstraße 13, 7910 Neu-Ulm

Dr. Günther Knorr
Anwaltskanzlei Pluta & Knorr
Olgastraße 83-85, 7900 Ulm

Jutta Lange
Schering AG, Ph-Entwicklungssekretariat
Müllerstraße 170-178, 1000 Berlin 65

Prof. Dr. Lothar Lange
Schering AG, HD Humanpharmakologie
Müllerstraße 170-178, 1000 Berlin 65

Dr. Bernhard Mangold
L.A.B. Gesellschaft für pharmakologische Untersuchungen mbH & Co.
Wegenerstraße 13, 7910 Neu-Ulm

Dr. Christian de Mey
Institut für Kardiovaskuläre Pharmakologie
Alwinenstraße 16, 6200 Wiesbaden

Hans-Georg Michna
ACI GmbH MicroSysteme
Notingerweg 42, 8012 Ottobrunn

Dr. Karl-Heinz Molz
L.A.B. Gesellschaft für pharmakologische Untersuchungen mbH & Co.
Wegenerstraße 13, 7910 Neu-Ulm

Dr. Hans Mosberg
  L.A.B. Gesellschaft für pharmakologische Untersuchungen mbH & Co.
  Wegenerstraße 13, 7910 Neu-Ulm

Dr. Horst Plettenberg
  L.A.B. Gesellschaft für pharmakologische Untersuchungen mbH & Co.
  Wegenerstraße 13, 7910 Neu-Ulm

Prof. Dr. Povl Riis
  Department of Medical Gastroenterology
  Herlev University Hospital, DK - 2730 Herlev

Dr. Wolfgang Seifert
  Schering AG, Humanpharmakologie I
  Müllerstraße 170-178, 1000 Berlin 65

Hans-Jürgen Schulze
  Schering AG, Unternehmensentwicklung
  Müllerstraße 170-178, 1000 Berlin 65

Dr. Rudolf Theodor
  L.A.B. Gesellschaft für pharmakologische Untersuchungen mbH & Co.
  Wegenerstraße 13, 7910 Neu-Ulm

Prof. Dr. Hans-Bernhard Wuermeling
  Institut für Rechtsmedizin
  Universitätsstraße 22, 8520 Erlangen

Die Bedeutung der Humanpharmakologie

Die pharmazeutische Produktentwicklung und die Bedeutung der Humanpharmakologie

Ch. de Mey

Institut für Kardiovaskuläre Pharmakologie, Wiesbaden

1 Definitionen

Die Humanpharmakologie erforscht und beschreibt pharmakologische Prozesse am Menschen, d.h. pharmakokinetische und pharmakodynamische Wechselwirkungen zwischen Pharmakon und dem gesunden menschlichen Körper. In der Forschung werden diese Studien meistens als Phase I eingestuft. Phase-IIa-Studien erforschen ähnlichen Fragen, jedoch an symptomatischen Probanden. In der pharmazeutischen Humanpharmakologie handelt es sich dabei hauptsächlich um die Neu- bzw. Weiterentwicklung medikamentöser Therapeutika und/oder Diagnostika. (Man beachte, daß die kleine Fallzahl dieser Studien nur ermöglicht, solche unerwünschte Wirkungen festzustellen, die mit einer sehr hohen Inzidenz und/oder einer hohen klinischen Intensität auftreten.)

2 Arzneimittel in der BRD: Zahlen und Trends

In der BRD sind ca. 145000 Arzneimittel zugelassen (jede einzelne Stärke und Darreichungsform wird extra erfaßt), wovon 70000 Humanarzneimittel aus industrieller Fertigung (incl. 28000 Homöopathika) stammen. Das Bundesgesundheitsamt hat im Jahr 1988 433 Fertigarzneimittel zugelassen, weitere 9000 lagen unerledigt der Zulassungsbehörde vor[1]. In der Roten Liste[2] 1989 wurden 8550 Fertigarzneimittel freiwillig von den Mitglieder des Bundesverbandes der Pharmazeutischen Industrie (ca. 95% der deutschen Arzneimittelproduktion) verzeichnet. Immerhin 2000 verschiedene Präparate bestimmen fast 90% des Pharmamarktes in der BRD[3] (auf die 500 umsatzstärksten Medikamente entfallen etwa 63%, auf die folgenden 500 noch 12% und auf die restlichen 1000 noch rund 13%).

[1] Plewe I und Postina T (Eds). Pharma Daten 89. Bundesverband der Pharmazeutischen Industrie.

[2] Marris R und Arning M (Eds). Rote Liste. Bundesverband der Pharmazeutischen Industrie und Rote-Liste-Sekretariat in der Chemie-Wirtschaftsförderungsgesellschaft. Frankfurt 1988-1989.

[3] Schwabe U und Paffrath D (Eds). Arzneiverordnungs-Report '89. Gustav Fischer Verlag, Stuttgart, 1989.

Es fehlen wissenschaftliche Daten über den wirklichen Medikamentenbedarf in der Routine-Pharmakotherapie. Schätzungen von 300 bis 500 Medikamente[4] scheinen mir übertrieben (Präferenzlisten mit ca. 200 Medikamenten haben sich - in Skandinavien - durchaus als genügend erwiesen). Das Pharmakaangebot überschreitet dennoch bei weitem diesen Routinebedarf. (Nur wenige, jedoch sehr wichtige Indikationen sind bislang unausreichend therapeutisch unterstützt, trotz intensiven Forschungsaufwandes oder gerade weil dieser fehlte - "orphan drugs".) Dies weist auf eine stark individualisierte Auswahlpraxis bei den Verschreibern hin und auch darauf, daß relativ ähnliche Pharmaka nicht als kompetitiv-verdrängende, sondern als ergänzende Alternativen ins (individuelle und gemeinsame) Verschreibungsarsenal aufgenommen werden.

Die Pharmaindustrie zeigt ein stetiges Wachstum: der Produktionswert von pharmazeutischen Erzeugnissen in der BRD stieg 1988 um 7,5% auf 23 Milliarden DM (incl. einem 41%-Exportanteil). Die deutschen Firmen verbuchten 1987 eine Gewinnzunahme nach Ertragsteuern von 2% (2,4% für deutsche und ausländische Firmen insgesamt). Auch wenn diese Entwicklung durch vielfältige und komplexe Mechanismen bestimmt wird, erlaubt sie die Annahme, daß der Pharmamarkt in Deutschland sich immer noch dynamisch verhält und daß Neuentwicklungen sich weiterhin durchaus wettbewerbsgünstig als erweiternde Differenzierungen ("Verbesserungen") durchsetzen können.

Die Pharmaindustrie erscheint besonders forschungsintensiv: 1987 wurden in der BRD 15,5% vom gesamt Umsatz für Forschung und Entwicklung (F&E) angewendet, d.h. ca. 4 Milliarden DM pro Jahr[5]; 18,9% aller Mitarbeiter der deutschen Arznmeimittelindustrie arbeiten in den F&E-Abteilungen[6]. Nur rund 120 der 475 Mitgliedsfirmen des Bundesverbandes der Pharmazeutischen Industrie können direkt oder mittelbar als forschende Unternehmen angesehen werden (sie vereinen jedoch bis zu 80% des Umsatzes). Hierzu gehören 35 Firmen, die sich ganz oder teilweise in deutschem Besitz befinden (40% des inländischen Umsatzes und über 90% des deutschen Arzneimittelexportes), und führende ausländische Unternehmen, die im Rahmen ihrer multinationalen F&E-Aktivitäten auch in der BRD tätig sind (oft mit eigenen F&E-Abteilungen).

---

[4] Schnieders B. Informationen über Medikamente. Pharma Dialog 77, 1983.

[5] Statistisches Bundesamt, Abfrage nach Daten des Stiftverbandes für die Deutsche Wissenschaft (s. Fußnote 1)

[6] Mitgliederbefragung des Bundesverbandes der Pharmazeutischen Industrie, 1987 (s. Fußnote 1)

3 Spektrum der pharmazeutischen Neu- und Weiterentwicklungen

Wirklich innovative Neuentwicklungen (Substanzen, die eine neue therapeutische Ära einleiten) sind selten. In der Entwicklung, Zulassung und Einführung solcher Innovationen wird ein mühsamer Prozeß durchlaufen, weil nicht nur die pharmakotherapeutische Profilierung der Substanz, sondern auch die des bisher unbekannten Therapiekonzeptes vorgenommen werden muß.

Nach der Einführung solcher Innovationen folgen meistens weitere Variationen innerhalb dieser neuetablierten pharmakotherapeutischen Klasse. Bei der Entwicklung, Zulassung und Einführung solcher Variationen ist es notwendig, die allgemeine Übertragbarkeit der Eigenschaften der therapeutischen Klasse zu dokumentieren, besondere pharmakologische Unterschiede festzustellen und deren therapeutische Bedeutung hervorzuheben.

Die Entwicklung solcher neusynthetisierten Substanzen (ob Innovation oder Variation) erfordert einen großen F&E-Aufwand (die F&E-Kosten eines Arzneimittels mit einem neuen Wirkstoff betragen durchschnittlich knapp 250 Millionen DM). Die Erfolgsquote dieses F&E-Aufwandes ist bekanntlich relativ niedrig: von 6000-10000 neuen Substanzen entspricht letztendlich nur eine den Zulassungsanforderungen (was noch längst nicht bedeutet, daß die F&E-Investition durch den erzielten Umsatz ausgeglichen werden kann). Die zunehmende Komplexität der (multinationalen) F&E-Anforderungen verlängert die Entwicklungszeit erheblich. Neusynthetisierte Substanzen genießen kaum Priorität bei dem Zulassungsverfahren gegenüber weniger forschungsintensiven Präparaten. Dies führt zu einer beträchtlichen Verkürzung des effektiven Patentschutzes.

Die Erforschung und Entwicklung neuer Substanzen ist deswegen ein sehr risikoreiches Unternehmen: die Erfolgsquote ist niedrig, die Kosten sind hoch und die Chancen, diese Kosten auszugleichen, stehen öfters ernüchternd schlecht.

Produktentwicklungen, die weniger forschungsintensiv sind, nehmen deswegen einen wichtigen Platz ein. Der Hersteller neusynthetisierter Pharmaka versucht manchmal die Kapitalisierung des aufgebauten Know-hows zu optimieren, indem er erfolgreiche Wirkstoffe in verschiedensten Darreichungsformen und/oder als Kombinationspräparate einführt. Eine breite Produktpalette verstärkt zusätzlich die Wettbewerbsposition, und einige dieser galenischen Änderungen sichern eine Patentschutzverlängerung. Der therapeutische Nutzen vieler dieser Erweiterungen ist nicht unumstritten, weil eine wirkliche pharmakologische Verbesserung manchmal (zu) offensichtlich nicht angestrebt wird.

Diese Problematik steigert sich mit der Zulassung und Einführung der Generika (beim Ablauf des Patentschutzes): Generika und viele der obengenannten

Erweiterungen sind kostengünstiger in der Entwicklung und genießen meistens ein weniger aufwendiges Zulassungsverfahren, indem sie 1. nur auf "Äquivalenz" im Vergleich zur Referenzsubstanz zielen, und nicht auf eine weitere Verbesserung (was sonst aufwendige klinische Studien erfordern würde, weil die globale Übertragung der Referenzdaten nicht länger zulässig wäre), und 2. der klinische Nachweis der therapeutischen Äquivalenz meistens durch viel einfachere pharmakokinetische Bioäquivalenzstudien in vitro und in vivo ersetzt werden kann (eine Vereinfachung, die nicht unumstritten ist). Die Generika sind sozialökonomisch äußerst wichtig geworden. Durch erhebliche Senkung der Therapiekosten stellen sie tatsächlich eine prinzipiell wertvolle Ergänzung des therapeutischen Arsenals dar. Auf längere Sicht aber könnte der öffentlich geförderte und erleichterte Erfolg der Generika forschende Unternehmen entmutigen, weitere Investitionen in innovative Forschung vorzunehmen (bei weiterhin zu kurzem effektiven Patentschutz und zu kurzer tatsächlicher Nutzungszeit).

4 Entwicklungsstrategien

Der Pharmamarkt verhält sich dynamisch, und Neuentwicklungen können sich durchaus wettbewerbsgünstig durchsetzen, wenn sie als erweiternde Differenzierungen ("Verbesserungen") vorgestellt werden können. Dabei ist es wichtig, ein Verdrängungsziel ("displacement target") zu wählen, das eine attraktive Marktposition einnimmt, jedoch in bestimmten Aspekten als verbesserungsbedürftig angesehen werden könnte und das mit dem vorhandenen Know-how kosteneffektiv angegriffen werden kann. Die Entwicklungsstrategie zielt darauf, eine Alternative zu Verfügung zu stellen, die 1. alle Vorteile des Verdrängungsziels bietet, 2. weniger Nachteile beinhaltet und 3. sich von dem Verdrängungsziel durch pharmakologische Charakteristiken unterscheidet, die als pharmakotherapeutische Verbesserung gewertet werden können.

5 Rationelle Arzneimittelentwicklung

Neue Wirkstoffe werden nicht länger nur aus komplexen Screeningsabläufen abgeleitet. Neue Pharmaka entstehen jetzt öfters durch rezeptorgezieltes biochemisches Design ("Rational Drug Discovery", d.h., es wird unterstellt, daß die gesamte Pathogenese einer Krankheit bis auf eine Achse reduzierbar ist, welche auf einer einzelnen Rezeptorebene unterbrochen werden könnte). Diese Verfahren (deren Konzept nicht unumstritten ist) erzielten bisher kaum die erwartete höhere Effizienz, weil sich die Azneimittelentwicklung zu oft in der Komplexität wenig rationalisierter Planungs- und Entscheidungsprozesse verirrt(e).

*Eine Rationalisierung der Produktentwicklung wäre vielleicht leichter erreichbar,
wenn folgende Überlegungen berücksichtigt würden:*

o Die pharmazeutische Entwicklung ist (nur dann) erfolgreich, wenn die
   erzielte Marketingleistung den F&E-Aufwand mindestens ausgleicht.

o Die Marktposition hängt vom kompetitiven Profil ab ("Verbesserungs-
   bilanz" einem Verdrängungsziel gegenüber, vide supra).

o Die Arzneimittelzulassung ist nicht das Endziel der Arzneimittelentwicklung, sie bestimmt jedoch den Rahmen, in welchem die kompetitive
   Profilierung durchgeführt werden kann.

o Die Produktentwicklung und -zulassung kosten Zeit. Es ist kaum sinnvoll,
   sich nur an den heutigen Verschreibungspraxen und Zulassungsmodali-
   täten zu orientieren. Die Entwicklungsstrategie muß künftige Trends
   antizipieren.

o Der F&E-Aufwand nimmt zu, läßt sich aber leichter ausgleichen, wenn
   das neue Arzneimittel international eingeführt werden kann. Die Entwicklungsstrategie sollte internationale Verschreibungsgewohnheiten
   und Zulassungsanforderungen berücksichtigen.

o Die Arzneimittelentwicklung benötigt den multidisziplinären Einsatz
   verschiedenster wissenschaftlicher und technischer Expertisen. Die oft
   praktizierte horizontale Matrix-Struktur solcher Projektgruppen erleichtert die Kommunikation, Planung und Ausführung im Entwicklungsprozeß, erschwert jedoch häufig (bei schwacher Vertikale) die
   Entscheidungsabläufe.

o Stark erfolgsorientierte Projektgruppen und -führer ("project champions")
   treiben die Produktentwicklung meistens zügig voran. (Die Erfolgsquote
   ist bekanntlich jedoch niedrig.) Eine zu starke Erfolgsorientierung (vor-
   zeitiges Affichieren des - erhofften - Erfolges, Überbewerten der positiven
   und Unterbewerten, sogar Ignorieren der negativen Zeichen etc.) können
   dazu führen, daß Fehlschläge zu spät erkannt und die Entwicklungen zu
   spät abgebrochen werden. Die Richtigkeit eines kompetitiven Szenariums
   muß ständig kritisch überprüft werden. Die frühzeitige Identifizierung
   eines Fehlschlages erspart Fehlinvestitionen.

6 Der Entwicklungsprozeß

(Die Beschreibung gilt nur Neuentwicklungen. Bei den pharmazeutischen
Weiterentwicklungen können viele dieser aufwendigen Studien meistens
umgangen und/oder durch einen Bioäquivalenznachweis ersetzt werden.)

Das präklinische F&E-Programm betrifft die Entdeckung der neuen Wirkstoffe ("Drug Discovery"), ihr pharmakologisches und toxikologisches
Screening und ihre pharmakodynamische und pharmakokinetische
Profilierung. Dieses Programm ergründet die Eignung der Substanz zur klinischen Entwicklung und Erforschung und erörtert das kompetitive Szenarium ihrer pharmakotherapeutischen Differenzierung.

Der letztendliche Nachweis der pharmakotherapeutischen Nut-
zen/Risiken-Bilanz eines neuen Wirkstoffs erfolgt nur durch aufwendige
klinische Phase-III-Studien in der Patientenzielgruppe. Diese Studien sollten
unter therapeutischen Bedingungen (Dosis, Dosierungsschema etc.) stattfinden, die mit denen der beabsichtigten klinischen Anwendung identisch
sind. Diese Modalitäten sollten schon vorher durch kleinere Phase-II-Studien
an symptomatischen Probanden festgelegt werden (Dosisfindung, pharmakokinetische und pharmakodynamische Profilierung unter pathologischen
Bedingungen, Wechselwirkungen etc.).

Ein streng serieller Ablauf der Entwicklungsphasen (d.h., die klinische
Forschung fängt nur nach Abschluß der vollständigen präklinischen Forschung an; die I., II. und III. Phasen der klinischen Forschung folgen
zwangsläufig nacheinander) ist schwerfällig.

*Ein logisch strukturierter Entwicklungsplan (nach einem die Entwicklungsprio-
ritäten berücksichtigenden Algorithmus) fördert den sinnvollen und zweckmä-
ßigen Einsatz jeder Forschungsdiziplin*: Die Humanpharmakologie könnte
bestimmte präklinische Entwicklungshypothesen schon vor Anfang der
langfristigen Toxikologie überprüfen (d. h. nach Abschluß einer geeigneten
subakuten Toxikologie); viele pharmakokinetische Fragen sollten schon vor
Anfang großer klinischer Studien explorativ angesprochen werden, ihre
vollständige Beantwortung kann jedoch häufig bis zum erfolgreichen
Abschluß dieser Studien warten und dann mit der endgültigen Formulierung
durchgeführt werden.

7 Beitrag humanpharmakologischer Studien in der pharmazeutischen Produktentwicklung

Phase-I-Studien an gesunden Probanden können wichtige Aspekte der bidi-
rektionalen Wechselwirkungen zwischen Pharmakon und dem gesunden
Organismus (pharmakokinetische und pharmakodynamische Prozesse und
ihre Beziehungen) erfassen unter Bedingungen, die nicht durch pathologische
Variabilitätsmechanismen belastet sind.

Diese Studien bilden die logische "Brücke" zwischen der präklinischen
Entwicklungshypothese (mögliches therapeutisches Differenzierungsszena-
rium) und ihre Bestätigung und Erweiterung durch Patientenstudien in der
therapeutischen Zielgruppe.

*Die verschiedensten Entwicklungsfragen können bei gesunden Probanden
angesprochen werden*:
o Beschreibende und vergleichende Pharmakodynamik; Erörterung und
   Erläuterung des Wirkungsmechanismus und Wirkungsspektrums;
   Dosis-Wirkungs-Beziehung, inter- und intraindividuelle Variabilität,
   Wechselwirkungen etc.

o   Beschreibende und vergleichende Pharmakokinetik: "ADME"-Profilierung, Dosis-Proportionalität, Akkumulationskinetik, inter- und intraindividuelle Variabilität, Wechselwirkungen etc.

o   Dosisabhängige und -unabhängige unerwünschte Wirkungen (Art, Schweregrad, Mechanismus etc. Die Nachweiswahrscheinlichkeit bei Phase-I-Studien ist jedoch sehr gering !). Die Antworten auf diese Fragen definieren die pharmakologische Identität einer Substanz. Sie tragen dazu bei, den Einsatz der Substanz als sicheres und wirksames Therapeutikum zu optimieren. Sie sind deshalb für die Zulassung als Arzneimittel unerläßlich.

Fast jeder dieser klinisch-pharmakologischen Aspekte ist ein möglicher Anhaltspunkt zur kompetitiven therapeutischen Differenzierung und kann deswegen Teil- oder sogar Hauptbestandteil des Entwicklungsszenariums sein.

Die frühzeitige und präzise Beantwortung dieser klinisch-pharmakologischen F&E-Fragen bietet wichtige Entscheidungsgrundlagen zur rationellen Produktentwicklung. Bestätigt sich das erwartete kompetitive Szenarium? Wenn ja, sollte die Produktentwicklung priorisiert werden, und/oder bieten sich weitere Anhaltspunkte zur therapeutischen Differenzierung? Wenn nein, kann der Plan eventuell neuorientiert werden, oder wäre es sinnvoller, die Entwicklung abzubrechen (nach einer geeigneten Fehleranalyse) ?

Phase-I-Studien liefern ein wichtigen Beitrag zur Optimierung der Patientenstudien: Variabilitätsanalyse (Fallzahl-Schätzungen), pharmakokinetische und pharmakodynamische Dosis-Beziehungen, Wechselwirkungen (Begleitmedikation, Nahrungsaufnahme etc.), besondere Überwachungsmaßnahmen etc.

8 Gesunde oder symptomatische Probanden ?

Die Erforschung der klinisch-pharmakologischen F&E-Fragen an gesunden Probanden bietet wichtige Vorteile:

o   Weniger Variabilität bedingt durch den Probandenstatus (kein Einfluß von dem Schweregrad der Krankheit, der Begleitpathologie, der Begleitmedikation, den Resteffekten der Grundbehandlung etc.)

o   Weniger experimentelle Variabilität und geringeres Biasrisiko (mehrere Probanden können gleichzeitig untersucht werden in einem engeren Zeitschema und mit strengerer Standardisierung etc.).

o   Gut ausgewählte und aufgeklärte gesunde Probanden sind meistens sehr kooperativ und zuverlässig, auch bei eher komplexen Studienrichtlinien und Beschränkungen und anstrengendem Studienablauf.

o   Bei Patienten muß eine schon vorhandene wirksame Behandlung unterbrochen werden (ohne effektiven Ersatz, weil diese Studien therapeutische Effektivität nicht erzielen können und/oder wollen). Ein erhöhtes

Risiko liegt auch deswegen vor, weil symptomatische Probanden eine erheblich niedrigere Reserve gegenüber unerwünschten Wirkungen haben.

o Bestimmte ethische Konflikte können vermieden werden; das Verhältnis zwischen gesundem Probanden und Untersucher ist nicht mit den therapeutischen Erwartungen einer Arzt-Patient-Beziehung belastet.

o Studien an gesunden Probanden erreichen eine höhere Ressourcen-Effektivität; kostenintensive Profilierungen einzelner Patienten können vermieden werden, die Rekrutierungskapazität ist meistens besser, und die operationellen Kosten sind meistens niedriger.

Studien an gesunden Probanden haben jedoch auch wichtige Einschränkungen:

o Relevanz und Übertragbarkeit: Die Beobachtungen an gesunden Probanden beschreiben das pharmakokinetische und pharmakodynamische Verhalten der Substanz in einer experimentellen Situation, die essentiell unterschiedlich ist zur Patientenzielgruppe. Deswegen können nicht alle klinisch-pharmakologischen Fragen durch Phase-I-Studien ausreichend beantwortet werden, und die Beobachtungen sollten nur mit besonderer Vorsicht extrapoliert werden.

o Die Probanden setzen sich einem unbekannten Risiko und einer erheblicher Unbequemlichkeit aus. Auch wenn der Proband gut aufgeklärt wurde und er in der Lage ist, diese Information zu verstehen und zu verwerten, könnte die finanzielle Entschädigung, die er für seine Mühe und seinen Einsatz - zu Recht - erhält, seine kritische Beurteilung überschatten.

Die relative Leichtigkeit, mit welcher diese Studien von erfahrenen Humanpharmakologen durchgeführt werden können, könnte den Sponsor dazu verleiten, Studien an gesunden Probanden als Bequemlichkeitslösung anzusehen. So werden in einer Produktentwicklung meistens mehrere Formulierungen verwendet. Dies führt oft zu einem opportunistischen Exzeß, vor allem wenn man sich erlaubt zu glauben, daß dieses Chaos durch eine "einfache" Bioäquivalenzstudie "ausgebügelt" werden könnte. Diese Vorgehensweise schließt nicht nur ein erhebliches Entwicklungsrisiko ein, sondern ist auch ethisch äußerst bedenklich.

9 Voraussetzungen

In den meisten Indikationsbereichen gibt es schon therapeutische Alternativen. Die gruppenethische Begründung der klinisch-pharmazeutischen Forschung, daß das Risiko den Probanden gegenüber kleiner ist als der gesamte "Schaden" durch die Nicht-Entwicklung des neuen Pharmakons, trifft deswegen kaum zu. Die ethische, wissenschaftliche und professionelle Vertretbarkeit dieser Forschung liegt deswegen hauptsächlich in der sinnvollen

Verwendbarkeit der erzeugten Daten (die Entwicklung und Zulassung wertvoller neuer Pharmaka zu fördern und die der nichtwertvollen Pharmaka begründet und frühzeitig aufzugeben). Nur der höchste ethische und wissenschaftliche Qualitätsanspruch in der Planung, Durchführung, Analyse und Berichterstattung der Studien können diesen hohen Anforderungen genügen. Eine besondere administrative und operationelle Transparenz ist notwendig, um die Glaubwürdigkeit dieses Bestrebens zu sichern.

Planung

Optimierte Planung in der Humanpharmakologie

H. Jaeger, B. Mangold

L.A.B. Gesellschaft für pharmakologische Untersuchungen mbH & Co., W - 7910 Neu-Ulm

Optimierte Planung in der Humanpharmakologie setzt voraus, daß Inhalte und Umfang des Begriffs "Humanpharmakologie" exakt umrissen sind. Leider existiert keine allgemein akzeptierte Definition der Humanpharmakologie, wie wir sie etwa für die Klinische Pharmakologie und die Phase-I-Prüfung von Arzneimitteln entsprechend der ärztlichen Weiterbildungsordnung kennen.

Humanpharmakologie: Definition, Inhalte und Abgrenzungen

Im Rahmen dieser Übersichtsarbeit ist es deshalb angezeigt, zunächst eine *Definition* der Humanpharmakologie sowie eine kurze Beschreibung der *Inhalte* humanpharmakologischer Untersuchungen vorzunehmen und *Abgrenzungen* und gemeinsame Schnittflächen zur Klinischen Pharmakologie und Phase-I-Prüfung aufzuzeigen. Damit soll sichergestellt sein, daß man sich bei der weiteren Verwendung des Begriffs Humanpharmakologie auf eine einheitliche Definition versteht. Der zweite Teil der Übersichtsarbeit beschreibt den *Umfang* humanpharmakologischer Untersuchungen, also die Vielfalt von Studientypen, die der Humanpharmakologie zuzurechnen sind. Im dritten Teil wird aufgezeigt, wo *Optimierungen* in der Humanpharmakologie *ansetzen* können, welche *Optimierungsmöglichkeiten* uns zur Verfügung stehen und welche *Optimierungstechniken* wir einsetzen können.

In der ärztlichen Weiterbildungsordnung ist definiert:
o Phase-I-Prüfung als erste klinische Erprobung neuer Arzneimittel am Menschen (diese Definition ist allerdings zu eng gefaßt).
o Klinische Pharmakologie als die Erprobung und Überwachung der Arzneimittelanwendungen am gesunden und kranken Menschen,
o die Prüfung der Pharmakokinetik und Pharmakodynamik unter Berücksichtigung von Lebensalter, pathophysiologischen Besonderheiten, Applikationsformen und Wechselwirkungen bei der Anwendung verschiedener Pharmaka,
o die Erkennung von Nebenwirkungen und Intoxikationen durch Medikamente einschließlich der
o Beratung des behandelnden Arztes sowie der Gesundheitsbehörden.

Die Humanpharmakologie definieren wir als: "jede Anwendung von neuen Substanzen und Arzneimitteln am Menschen, die im Sinne einer *klinischen Prüfung* in *nichttherapeutischer Absicht* vorgenommen wird". Die Humanpharmakologie beinhaltet daher die Phase-I-Prüfung, ebenso Teile der

Phase-II-Prüfung, wenn es zunächst darum geht, erste pharmakodynamische
Wirkungen in der vorgesehenen Indikation, jedoch in nichttherapeutischer
Absicht zu bestimmen. Pharmakodynamische Modellentwicklungen und
Modellvalidierungen, pharmakodynamische Messungen zur Abklärung oder
Abschätzung der Eignung von Zielparametern, die Beeinflussung und Auf-
klärung von Regelkreisen, Regulationsmechanismen physiologischer Abläufe
usw. sind wesentliche Aspekte humanpharmakologischer Untersuchungen.
In diese Untersuchungen werden neben gesunden Freiwilligen, den Pro-
banden, notwendigerweise sogenannte *symptomatische Probanden* einbezogen, die sich grundsätzlich in vier Gruppen aufteilen lassen:

Gruppe 1
Hierzu zählen gesunde Freiwillige, bei denen die Wirkungen der zu prüfenden
Substanz bei einem iatrogen induzierten Symptom beobachtet werden, z.B.
Rezeptorenblocker-Wirkungen nach Isoprenalin-Tachykardie.

Gruppe 2
Hierzu rechnen wir gesunde Freiwillige mit einem Symptom, das jedoch
keinen Krankheitswert besitzt, z. B. ältere Probanden zwischen 65 und 85
Jahren mit den für diese Altersgruppe typischen eingeschränkten
Metabolisierungs- und Eliminationsleistungen, postmenopausale Frauen in
der Hormonforschung, ältere Männer in der Prüfung von radioaktiven Stoffen.

Gruppe 3
Dieser Gruppe sind Patienten zuzurechnen, bei denen die Verabreichung der
Prüfsubstanz in keinem Zusammenhang mit deren Grunderkrankung steht,
z. B. Patienten mit eingeschränkter Leber- oder Nierenfunktion, um so
Informationen über verändertes pharmakokinetisches Verhalten aufgrund
vorliegender insuffizienter metabolisierender oder eliminierender Organ-
funktionen zu gewinnen.

Gruppe 4
In dieser Gruppe sind Patienten, bei denen zwar die Prüfsubstanz zur Therapie
der vorliegenden Erkrankung indiziert ist, jedoch in der betreffenden
Untersuchung in nichttherapeutischer Absicht verabreicht wird, z.B. zur
Erfassung pharmakodynamischer Veränderungen bei Diabetikern mit
"euglycemic clamping", bei Hypertonikern nach einmaliger Gabe der Prüfsubstanz.

Entsprechend diesen Definitionen ist die Humanpharmakologie in die Klinische Pharmakologie eingebettet, die Phase-I-Prüfung ist ein Teil der
Humanpharmakologie (Abb. 1).

Wir halten fest, daß das Spektrum humanpharmakologischer Untersuchungen breiter zu sehen ist als die simple Durchführung von Verträglichkeits-
und Kinetikstudien mit gesunden Freiwilligen im Sinne eines schnellen
Brückenschlags vom Tierversuch zur Patiententherapie.

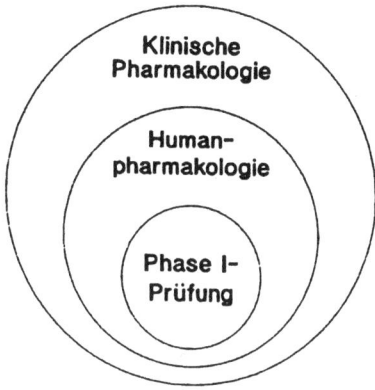

Abb. 1

Umfang humanpharmakologischer Untersuchungen

Im zweiten Teil der Übersichtsarbeit gilt es nun darzustellen, welchen *Umfang* humanpharmakologische Untersuchungen einnehmen und welche durchaus unterschiedlichen Typen von Studien bei der sinnvollen Entwicklung eines neuen Arzneimittels erforderlich sein können.

Verträglichkeitsstudien

Zu Beginn stehen Studien zur Ermittlung der Verträglichkeit an. Im einzelnen fallen hierunter Studien nach Single-dose-, Ascending-single-dose- und Multiple-dose-Applikationen neuer Arzneimittel oder neuer galenischer Formulierungen. Bei diesen Studien können parallel bereits kinetische und/oder dynamische Messungen durchgeführt werden, wenn diese Untersuchungen das Erreichen des Hauptzielkriteriums nicht behindern und frühzeitig zusätzliche Erkenntnisse fördern, die für spätere Studiengestaltungen hilfreich sind.

Die Anwendung von topischen Arzneistoffen ist in Hautverträglichkeitsstudien zu untersuchen, ebenso Hilfsstoffe, Kosmetika und waschaktive Substanzen, wobei man sich verschiedener dermatologischer Testmethoden bedienen kann, wie etwa die Epikutantestungen zur Ermittlung des toxischen bzw. sensibilisierenden Potentials von Stoffen.

Wie wichtig die Hautverträglichkeitsprüfung ist, soll folgendes Beispiel belegen: Dabei geht es um die topische Anwendung eines bekannten Antihistaminikums, wobei es nach Absetzen der Behandlung und anschließender Reexposition bei der Mehrzahl der Studienteilnehmer zu Reaktionen kam, in Form von Erythembildung mit Bläschen ohne randscharfe Begrenzung, die auf ein allergischen Geschehen hinwiesen. So hat das Antiallergikum bei topischer Anwendung selbst eine allergische Reaktion ausgelöst, die nicht, wie in einer weiteren Studie belegt werden konnte, auf die Hilfsstoffe zurückzuführen war.

Pharmakokinetik-Studien

Ein wesentlicher Teil humanpharmakologischer Untersuchungen sind Pharmakokinetikstudien, Studien also, die Aufschluß darüber geben, was der Körper mit dem Arzneimittel macht.

Wir zählen hierzu Untersuchungen zur *relativen* und/oder *absoluten Bioverfügbarkeit* nach Single-dose-Verabreichung von Substanzen und im Steady state. Pilotstudien mit kleineren Probandenzahlen vorab sind häufig erforderlich, wenn keine oder nur ungenügende Informationen über kinetische Parameter zur Verfügung stehen.

Es fallen hierunter *Bioäquivalenz*untersuchungen mit galenischen Formulierungen und Testungen gegen ein Referenz-/Standardpräparat, *ADME-Studien* nach Single- und Multiple-dose, Bestimmung der *Akkumulationskinetik, Dosis-Proportionalitäts-Studien*, Studien mit *stabilen Isotopen* (SIT), mit *radioaktiv markierten bzw. radioaktiven Substanzen* sowie *Interaktionsstudien* zur Untersuchung des Einflusses von Nahrungsmitteln und Arzneimitteln, die häufig begleitend verabreicht werden. Weiterhin sind hinzuzurechnen *Kinetikstudien* bei Probanden *höheren Alters*, sowie bei Probanden mit eingeschränkter *Leber-* oder eingeschränkter *Nierenfunktion*, die idealerweise in der Matched-pair-Technik unter Einbezug von gesunden Freiwilligen durchgeführt werden. Diese Probanden werden hinsichtlich Geschlecht, Körpergewicht und Körpergröße den jeweiligen älteren Probanden bzw. symptomatischen Probanden zugeordnet.

Im folgenden werden einige Beispiele für pharmakokinetische Untersuchungen genannt, und, wie man des Guten zuviel tun kann: In einer kinetischen Untersuchung (Abb. 2) wurden zwei verschiedene Formulierungen mit 40 mg Furosemid geprüft. Die Einnahme der Substanzen erfolgte randomisiert im Cross-over-Design mit einem geringen Flüssigkeitsvolumen von *200 ml Wasser*.

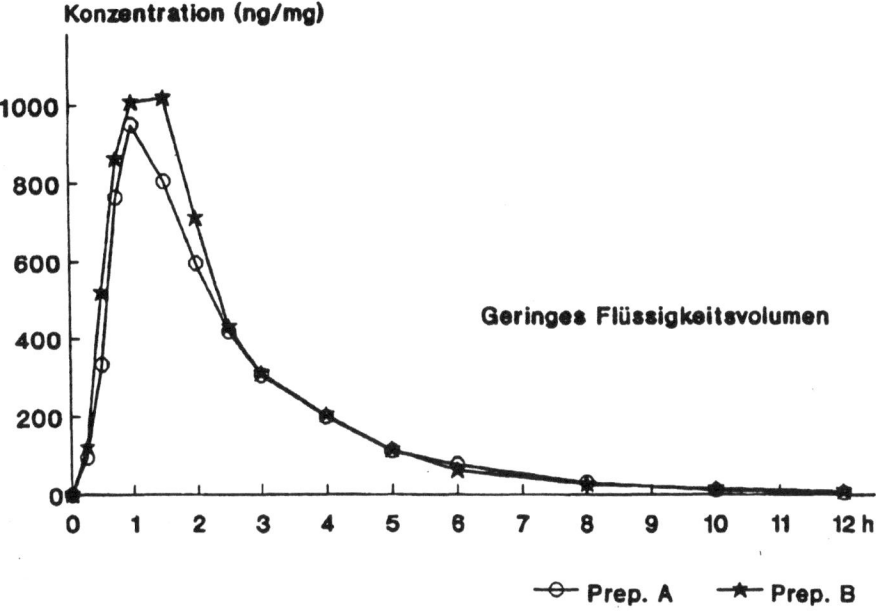

Abb. 2: Plasma-Konzentration nach Einmalgabe von 40 mg Furosemid + 200 ml Wasser in 2 verschiedenen Formulierungen

Die Abbildung 2 zeigt den typischen Verlauf bioäquivalenter Formulierungen mit Cmax-Werten um die 1000 ng/ml und tmax-Werten bei etwa 1,2 h.

In einem zweiten Versuch (Abb. 3) wollte eine übereifrige Untersucherin den zu erwartenden Flüssigkeitsverlust im voraus ausgleichen.

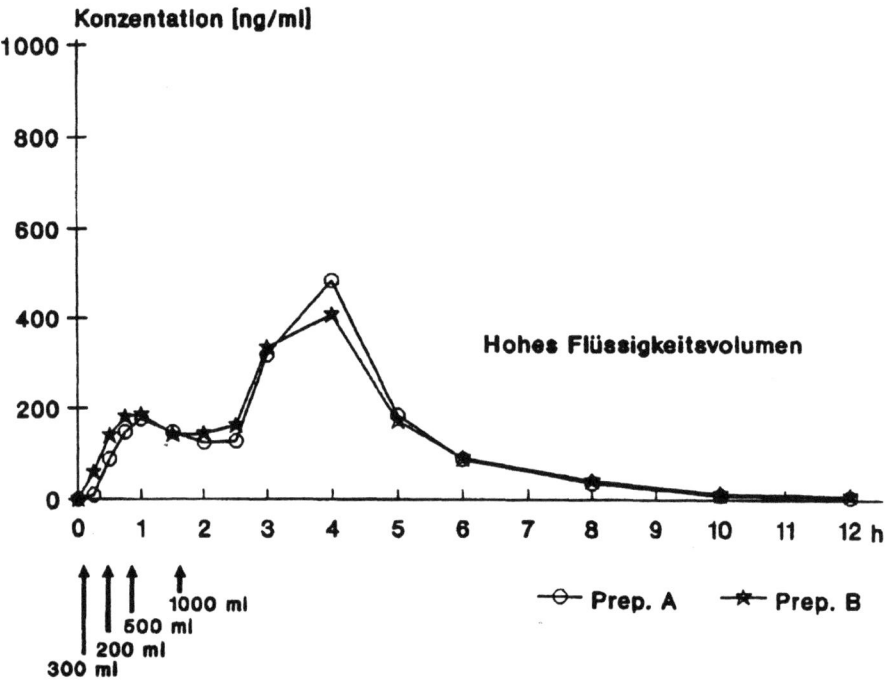

Abb. 3: Plasma-Konzentration nach Einmalgabe von 40 mg Furosemid +
2000 ml Elektrolytlösung in 2 verschiedenen Formulierungen

Die Verabreichung der Substanzen erfolgte mit großen Flüssigkeitsvolumina,
hier insgesamt *2000 ml Elektrolytlösung* bis zum Zeitpunkt 1,5 h. Der Verlauf
der Furosemid-Konzentrations-Zeitkurven zeigt jetzt ein anderes Bild. Wir
sehen kleine Peaks mit ca. 200 ng/ml nach ca. 1 h und weitere Peaks nach 4
h, die mit 500 ng/ml allerdings nur die Hälfte der Konzentrationen, verglichen
mit denen aus der zuerst gezeigten Untersuchung, erreichten.

Zweierlei ist hier zu diskutieren: Durch die hohe Flüssigkeitsmenge wurde das
Arzneimittel sofort ins Duodenum gespült und dort bzw. in darauf folgenden
Darmabschnitten entsprechend schlechter resorbiert.

   Zum zweiten zeigt der Fall auch die absolute Notwendigkeit der Standardisierung von Verfahren bei der Durchführung auch scheinbar einfacher
kinetischer Untersuchungen.

Das Beispiel einer Interaktionsstudie (Abb. 4) (durchgeführt im randomisierten 3fach-cross-over-Design) untersucht den Einfluß von Nahrungsmitteln auf den Konzentrationszeitverlauf von 350 mg Theophyllin in retardierter Form.

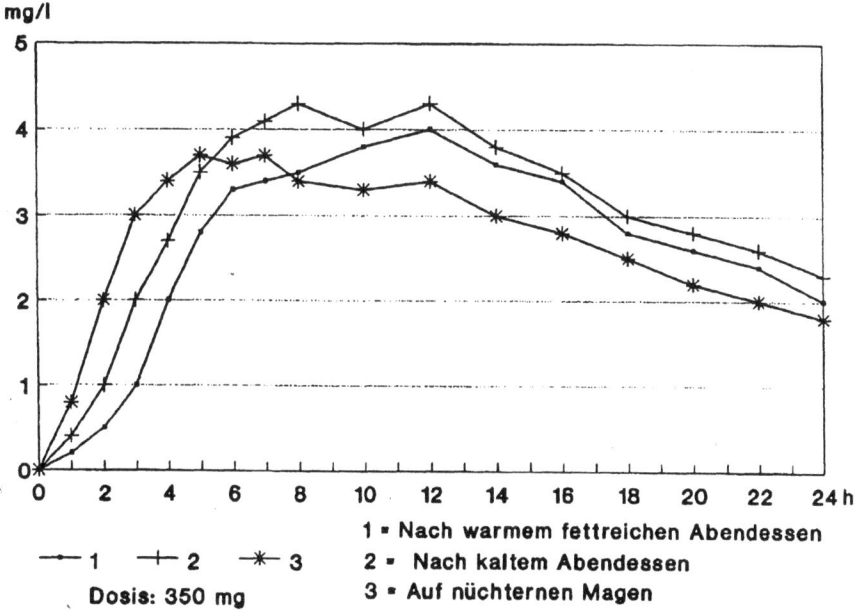

Abb. 4: Mittlere Plasmakonzentration nach 350 mg Theophyllin in Retard-Formulierungen

Die Absorption verlief am raschesten bei Nüchternapplikation, verzögert nach einem kalten Abendessen und noch stärker verzögert nach einem warmen fettreichen Abendessen. Effekte, die auf ein Dose-dumping oder auf einen relevanten Verlust der Bioverfügbarkeit der Theophyllin-Formulierung hindeuten könnten, wurden nicht beobachtet.

Pharmakodynamik-Studien

Humanpharmakologische Untersuchungen umfassen weiterhin unterschiedliche Typen von *Pharmakodynamikstudien*, die nun Aufschluß darüber geben, was das verabreichte Arzneimittel mit dem menschlichen Organismus macht.

Hierunter fallen Studien zur *Dosis-Wirkungs-Beziehung*, die *Entwicklung und Validierung* geeigneter pharmakodynamischer *Modelle*, die Aufklärung von *Wirkmechanismen* beim Menschen, aber auch die *Aufklärung der Beeinflussung von Regelkreisen*, von *Regulationssystemen* wie etwa Rezeptorenblockade oder Enzymblockade usw., die *Selektionierung pharmakodynamisch aktiver Formen* von Enantiomeren und Diastereomeren, chronopharmakologische Untersuchungen bei *tageszeitabhängiger Dynamik*, das *Screening* und die *Charakterisierung* von Pharmaka im Pharmako-EEG, pharmakodynamische Messungen bei indikationsselektierten Kollektiven, wie etwa bei Hypertonikern, Typ-II-Diabetikern, postmenopausalen Frauen usw., sowie Interaktionsstudien, bei denen Veränderungen pharmakodynamischer Effekte im Vordergrund stehen.

Wir haben beispielsweise bei einer Interaktionsstudie mit gesunden Freiwilligen die Wirkungen einer Testsubstanz auf den unter Phenprocoumon-Behandlung eingestellten Quick-Wert untersucht. Die Abbildung 5 zeigt die Daten eines für die Untersuchung typischen Verlaufs bei einem Probanden. Die Studie, die insgesamt über 43 Tage verlief, war in 5 Perioden aufgeteilt. In der Periode A wurde den Probanden eine Einzeldosis Phenprocoumon verabreicht für kinetische Untersuchungen des Arzneimittels. Danach erfolgte die Einstellung der Aktivität des Prothrombin-Komplexes, gemessen mit Hilfe des Quick-Tests, und zwar auf den ~~therapeutischen~~ Bereich zwischen 25 und 35 %, wobei die individuelle konstante Phenprocoumon-Dosis ermittelt wurde (Periode B). In der Periode C wurde über mehrere Tage zusätzlich die Testsubstanz verabreicht. Nach der Nachbeobachtungsperiode D begann die Periode E mit der Verabreichung von Vitamin K1, um die Rückbildung der iatrogenen Störung der Prothrombinkomplex-Aktivität zu beschleunigen.

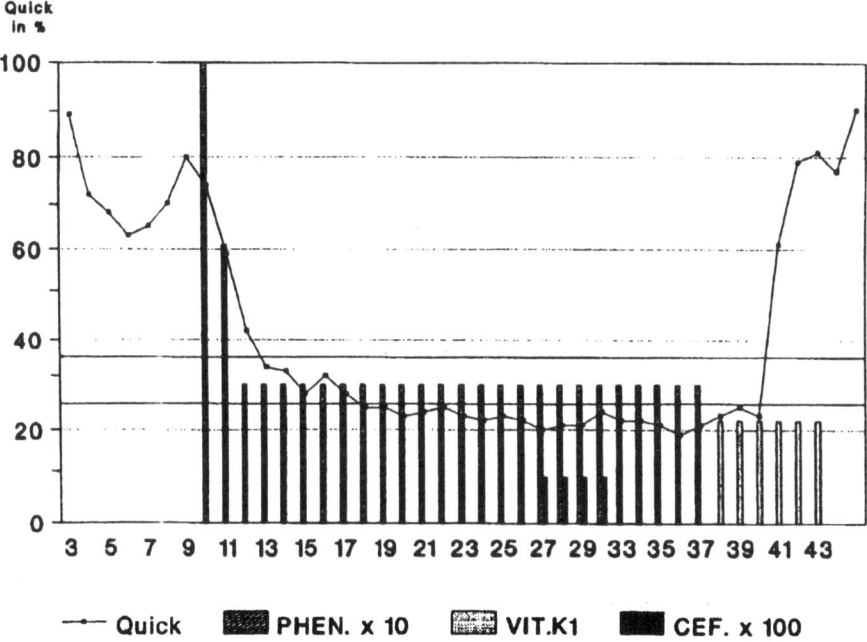

Abb. 5: Wirkung einer Testsubstanz (CEF x 100) auf den unter Phenprocoumon-Behandlung eingestellten Quick-Wert

Pharmakogenetik-Studien

Ein weiterer Aspekt humanpharmakologischer Untersuchungen, welche in Zukunft zunehmend mehr Bedeutung erlangen werden, sind Studien mit *pharmakogenetischen Fragestellungen*. Dazu gehören Phänotypisierungen des genetischen Spartein/Debrisoquin-Polymorphismus bzw. Mephenytoin-Polymorphismus von Arzneimitteln, die dem oxidativen Abbau über die Cytochrom-P-450-Isozyme der Leber unterliegen, des weiteren Studien unter Einbeziehung unterschiedlicher ethnischer Gruppen.

Die Abbildung 6 zeigt die Plasmakonzentrations - Zeit - Profile nach Verabreichung von 50 mg Flecainid-Acetat per os unter Einstellung des Harn-pH-Werts auf saures Milieu und Beschleunigung des Harnflusses bei einem "extensive" und einem "poor metabolizer" von Spartein.

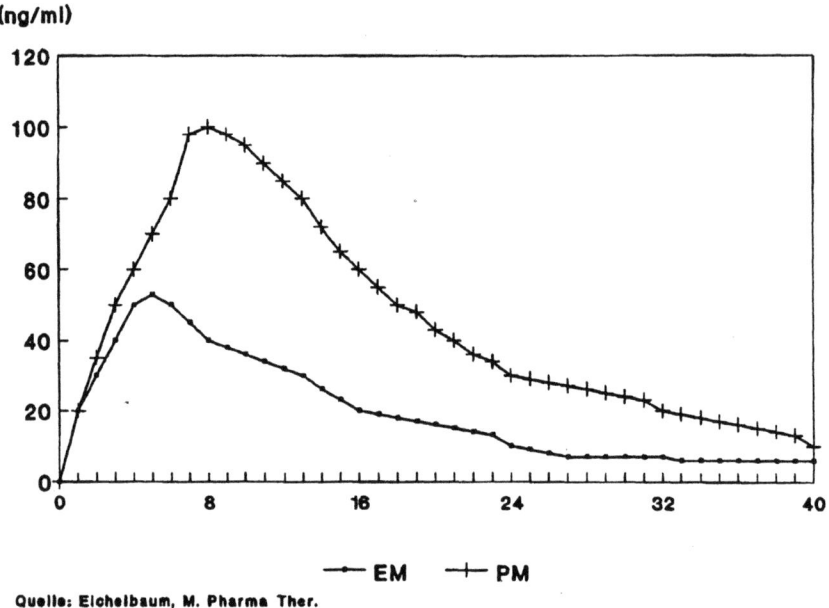

(ng/ml)

Quelle: Eichelbaum, M. Pharma Ther.

Abb. 6: Flecainid-Plasmakonzentrations - Zeit - Profil bei einem "extensive" und einem "poor metabolizer" (nach 50 mg Flecainid-Acetat p.o.)

Gerade bei Substanzen mit geringer therapeutischer Breite, die dem oxidativen Metabolismus über P-450-Isozyme unterliegen, ist die Kenntniss genetischer Polymorphismus zur Einstellung und Anpassung der Arzneimitteldosis von erheblicher therapeutischer Bedeutung.

Von den genannten humanpharmakologischen Untersuchungen ist der *individuelle Behandlungs- bzw. Therapieversuch* strikt abzugrenzen. Er unterliegt nicht den Vorschriften des Arzneimittelgesetzes und den Regularien für die klinische Prüfung von Arzneimitteln.

Weiterhin sind von der Humanpharmakologie sämtliche Forschungsvorhaben am Menschen abzugrenzen, bei denen keine Substanz oder kein Wirkstoff verabreicht wird. Beispielsweise gehört das Legen eines Herzkatheters zur Ermittlung physiologischer oder hämodynamischer Parameter nicht in den Bereich Humanpharmakologie, wenn nicht die Messung spezifischer Substanzwirkungen hiermit erfolgt. Auch bei dieser Art von Untersuchungen greift das Arzneimittelgesetz nicht.

Nach Definition, Erläuterung der Inhalte und des Umfangs humanpharmakologischer Untersuchungen kann nun im dritten Abschnitt der Übersichtsarbeit auf mögliche Optimierungsansätze in der Humanpharmakologie
eingegangen werden.

Optimierungsansätze

Optimierte Planung in der Humanpharmakologie setzt voraus, daß wir
erkennen, wo Optimierung ansetzen kann, wo also Angriffspunkte für Optimierungen zu finden sind, um dann im nächsten Schritt zu prüfen, ob und
welche Möglichkeiten für Optimierungen zur Verfügung stehen, und welcher
Techniken wir uns hierbei bedienen können. Optimierungsansätze müssen
folgende Aspekte einbeziehen:

1.   Ethische Aspekte
2.   Wissenschaftliche Aspekte
3.   Zeit-/kostenorientierte Aspekte
4.   Managementaspekte
5.   Organisationsstrukturelle Aspekte

1. Ethische Aspekte

Ethische Aspekte der Optimierung zielen ab auf die Optimierung des Probandenschutzes, und dies in zweierlei Hinsicht: Optimierung bedeutet zum
einen *Minimierung des Individualrisikos* bei Studienteilnahme. Dies kann u.a.
dadurch erreicht werden, daß über einen zentralen Sperrfristenabgleich für
Probanden dem Problem der sogenannten "Wanderprobanden" begegnet wird
oder der zu häufigen Teilnahme von Probanden an Studien, was wir unter
dem Stichwort "Berufsprobandentum" klassifizieren.

Dieser Problematik sich anzunehmen ist Teil der ureigensten Aufgaben der
Humanpharmakologen, die hier selbst die Initiative ergreifen müssen, bevor
der Staat initiativ wird! Hier gilt es klare Regeln für den Probandeneinschluß
in Studien zu erarbeiten, auch mit dem Ziel, die Probanden vor sich selbst zu
schützen.

Ein Beispiel zur Minimierung des Individualrisikos kann das Dose-leader-
Design sein bei Ascending-single-dose-Studien, wo nur eine kleinere Pro-
bandenzahl bzw. der Dose-leader dem Risiko der Erstanwendung ausgesetzt
sind, bevor die Substanz in der definierten Dosisstufe dem größeren
Probandenkollektiv verabreicht wird. Die Erfahrungswerte aus der kleineren
Gruppe können dann auf die größere übertragen werden.

Optimierung des Probandenschutzes bedeutet zum anderen die *Reduzierung
der Probandenzahl* auf eine für die statistische Auswertung ausreichende
Größe.

Ein Beispiel für die Reduzierung der Probandenzahl ist die Anwendung der Stabilen Isotopen-Technik. Statt der *16* Probanden im üblichen Zweifach-Cross-over-Design werden nur 8 Probanden eingesetzt. Es entfällt außerdem die Washout-Phase und der zweite Durchgang. Die statistische Aussagekraft ist höher aufgrund des periodenunabhängigen, intraindividuellen Vergleichs unter Ausschaltung möglicher Streuungen.

Abbildung 7 zeigt den Verlauf der Plasmakonzentrations-Zeit-Kurven bei gleichzeitiger Applikation eines 80-mg-Verapamil-Dragees und einer mit stabilem Isotop markierten 80-mg-Verapamil-Tablette: Die Formulierungen sind bioäquivalent.

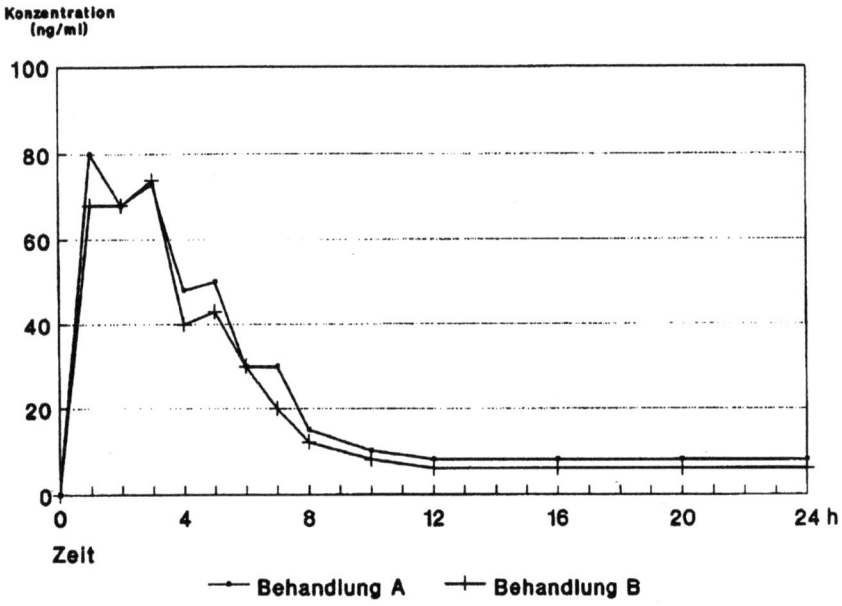

Abb. 7: Plasmaspiegel von Verapamil-Dragee (A) und markierten Verapamil-Tabletten (B) (gleichzeitig verabreicht)

Ein weiteres Beispiel zur Anwendung der Stabilen Isotopen-Technik: Für Glyceroltrinitrat (GTN, Nitroglycerin) haben wir das pharmakokinetische Verhalten bei zeitgleicher Verwendung unterschiedlicher Applikationsformen vergleichend untersucht. Den Probanden wurden (Abb. 8) GTN-Pflaster

(^{14}NGTN) auf die Haut aufgebracht, parallel dazu erhielten sie eine Dauer-
infusion über 24 h mit ^{15}N-markiertem GTN in einer Dosierung von 0,10
mg/h.

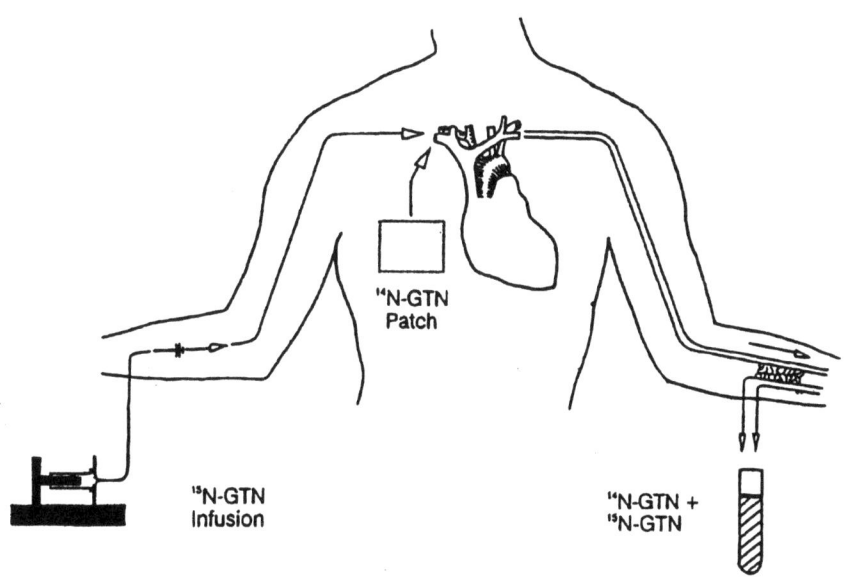

Abb. 8: Pharmakokinetische GTN-Untersuchung als Beispiel der Stabilen
Isotopen-Technik. Die pharmakologisch identischen Arzneimittel können
durch MS-Analyse differenziert werden.

Mittels einer von uns entwickelten GC/MS-Methode konnten wir die ^{14}N-
Nitrate (transdermal verfügbares GTN) und ^{15}N-Nitrate (i.v. verabreichtes
GTN) differenzieren.

Die Abbildung 9 zeigt die Plasmakonzentrations-Zeit-Kurven für transder-
males und i.v. verfügbares GTN. Diese Informationen waren in *einem*
Durchgang zu erhalten.

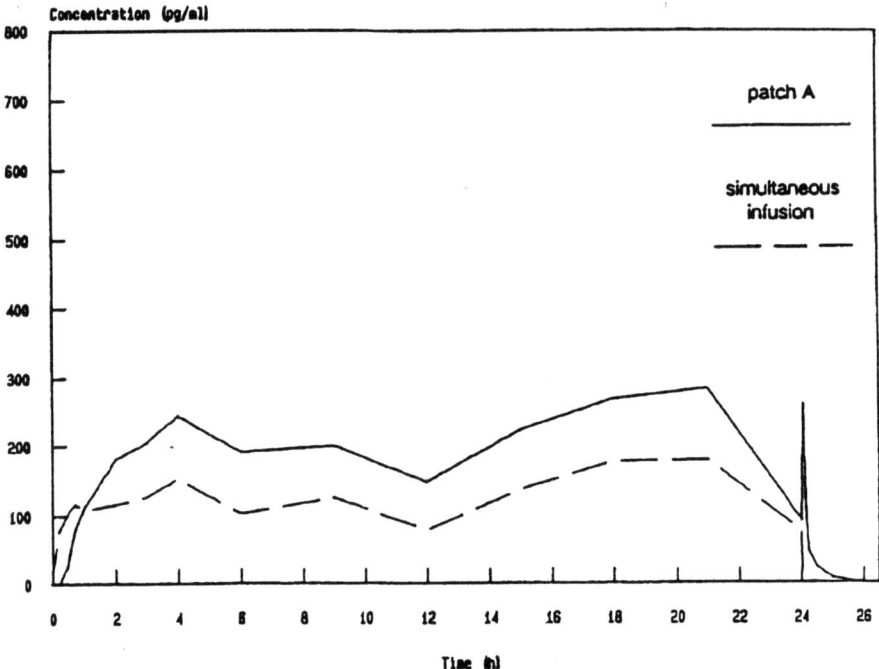

Abb. 9: Plasmakonzentrations-Zeit-Kurven für GTN

Als Nebenprodukt dieser Untersuchung war eine interessante Erscheinung nach Absetzen der Infusion bzw. nach Abnahme der GTN-Pflaster zu beobachten (Abb. 10): Während die Plasmakonzentrations-Zeit-Kurve für i.v. verabreichtes GTN erwartungsgemäß rasch abfallend verlief, kam es beim transdermal verabreichten GTN zunächst innerhalb weniger Minuten nach Entfernen des Pflasters zu einem markanten GTN-Peak und danach zu einem verzögerten Kurvenverlauf über einen Zeitraum bis zu zwei Stunden.

Wir schließen daraus, daß die Pflasterentfernung per se zu Hautirritationen führt, die zu einer schnellen Ausschüttung von GTN aus vermutlich subcor-

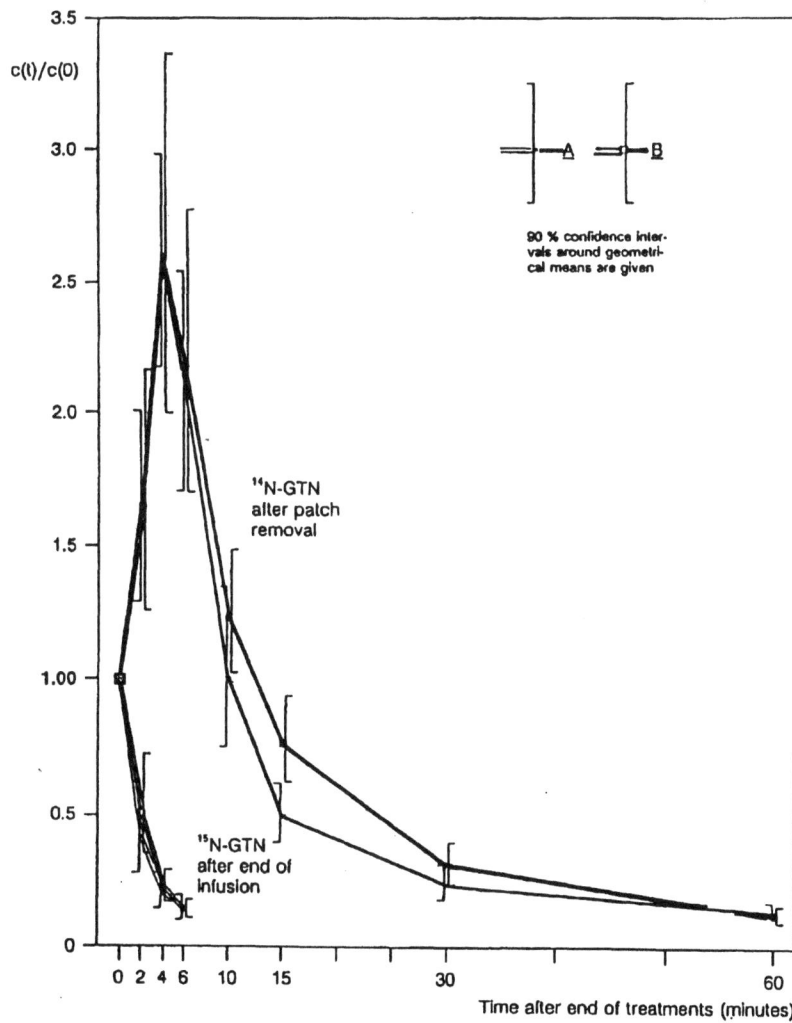

Abb. 10: GTN i.v. und transdermal: Plasmakonzentrations-Zeit-Kurven nach gleichzeitigem Behandlungsabbruch (festgelegt wird: Konzentration = 1.000 bei 0 min)

nealen Reservoirs führt, währenddessen die verzögerte Auslaufkurve durch
GTN-Reservoirs zustande kommt, die in der Corneumschicht der Haut
anzunehmen sind.

Ethische Gesichtspunkte müssen frühzeitig bei der Erstellung von Proto-
kollen und Einverständniserklärungen für Studienteilnehmer berücksichtigt
werden, damit die Zustimmung der Ethikkommission zur Studie möglichst
nach der ersten Vorlage erfolgen kann. Vorlaufzeiten und Sitzungstermine
von Ethikkommissionen müssen bedacht werden.

Der zweite Aspekt, auf den sich Optimierungsansätze beziehen müssen, sind
wissenschaftliche Gesichtspunkte. Im Rahmen dieser Übersichsarbeit kann
hierauf nur kurz eingegangen werden. Sie beziehen sich zunächst auf die
wissenschaftliche Optimierung von Einzelstudien.

2. Optimierungsansätze unter wissenschaftlichen Gesichtspunkten

Die Fragestellung, die die betreffende Studie zu beantworten hat, muß in
Bezug auf das verabfolgte Studienziel präzise formuliert sein. Die Methoden,
die zur Anwendung kommen, müssen validiert und aussagekräftig sein.
Studien dürfen nicht mit Fragestellungen überfrachtet werden, die das
Erreichen des Hauptzielkriteriums gefährden und damit die gesamte Studie
in Frage stellen können. Wenn Ergebnisse nicht abzuschätzen sind oder
wesentliche Informationen nicht antizipiert werden können, sind Pilotstudien
durchzuführen, die Anhaltspunkte für das geeignete Studiendesign oder die
geeignete Methodik liefern können.

Frühzeitig ist das Know-how anderer Abteilungen bzw. externes Know-how
einzuholen.

"Good Clinical Practice" ist von Anbeginn einzuhalten, damit optimale
Standardisierung und Qualität, aber auch Akzeptanz bei der Vorlage bei
Behörden erreicht wird.

Bei der Durchführung von Studien im Rahmen von Entwicklungspro-
grammen sind die jeweiligen Fragestellungen der Einzelstudien aufeinander
abzustimmen.

Wenn an die Studien ein Höchstmaß an wissenschaftlichen Standards
angelegt wird, wird das Risiko der Wiederholung von Studien, aber auch der
Nichtzitierbarkeit von Studien minimiert.

Striktes Arbeiten nach Standard Operating Procedures (SOPs) weist den
Weg für optimale und bald auch gesetzestreue Studiendurchführung.

3. Zeit- / kostenorientierte Optimierung

Der dritte Aspekt für Optimierung, die *zeit-/kostenorientierte Optimierung* in
der Humanpharmakologie, ist ausführlicher zu behandeln. Die zeit- /

kostenorientierte Optimierung entwickelt sich zu einer wachsenden Herausforderung, wobei gilt: Wer zeitoptimierte Planung in der Humanpharmakologie betreibt, deckt kostenorientierte Optimierung ab.

Es ist unbestritten, daß der Faktor *Zeit*, insbesondere bei der Entwicklung neuer Produkte, die ausschlaggebende Komponente im Wettbewerb der Unternehmen geworden ist.

Nach einer Untersuchung des BPI und von ADL International hat sich die Produktentwicklungszeit von neuen aktiven Substanzen (Abb. 11) in den Jahren von 1964 bis 1983 vervierfacht, nämlich von 3 Jahren Produktentwicklungszeit (Präklinik + Klinik) im Jahre 1964 auf 12 Jahre im Jahre 1983. Dabei ist der Trend nach weiterwachsender Produktentwicklungszeit ungebrochen.

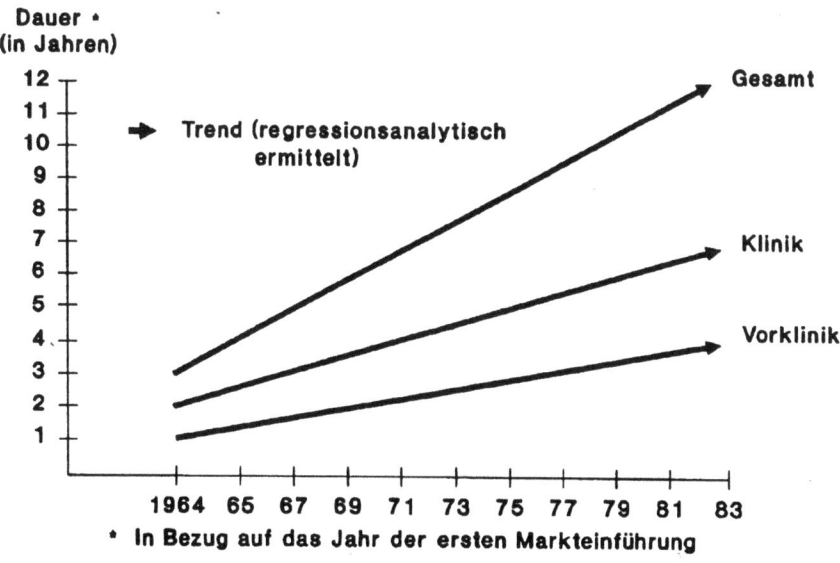

Abb. 11: Produktentwicklungszeiten für NCEs

Bei gleichzeitiger Erosion der effektiven Patentlaufzeit verbleiben den Unternehmen nur noch wenige Jahre, innerhalb derer sie die hohen Forschungs- und Entwicklungskosten einspielen können.

In einer weiteren Untersuchung von ADL (Abb. 12), in die 200 Produkte einbezogen waren, wurde die Bedeutung des Faktors Zeit mit den Auswirkungen höherer Produktionskosten und höherer Forschungs- und Entwicklungskosten auf den Gewinn eines Produkts verglichen.

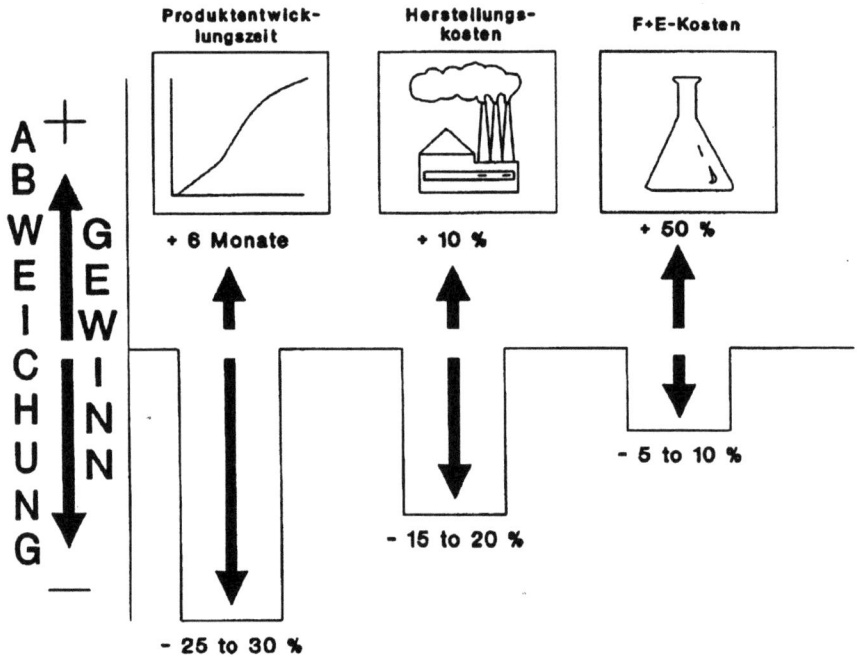

Abb. 12: Zeitoptimierte Planung

Die einschneidensten Ergebnisverbesserungen waren nur mit Verkürzungen
der Innovationszeiten möglich. Die Verlängerung der Innovationszeit um nur
6 Monate bewirkte eine Gewinneinbuße zwischen 25 und 30 %, während
eine Erhöhung des Forschungs- und Entwicklungsaufwands von 50 % zu einer
Gewinnminderung von nur 5 bis 10 Prozent führte. Die Ursachen hierfür
liegen darin, daß die zu einem späteren Zeitpunkt realisierbaren geringeren
Verkaufsvolumina und erzielbaren Preise das Gesamtergebnis deutlich stärker
beeinflussen als die damit verbundenen Einsparungen bei den Produktionskosten.

Welche Möglichkeiten sich zur zeit- und damit kostenorientierten Planung
anbieten, soll im Folgenden gezeigt werden: Die Entwicklung eines Arzneimittels muß von Anbeginn mit mindestens *multinationalen*, besser *international akzeptierten* Standards vorangetrieben werden. Das Maß für die Wahl
der Standards ist das des anspruchsvollsten Landes. Dadurch kann vermieden
werden, daß Studien von Zulassungsbehörden nicht akzeptiert werden, was
zeit- und kostenaufwendige Wiederholungen oder das Nachreichen von
Studien zur Folge hat.

Die extrem hohen Entwicklungskosten können auf nationaler Ebene nicht mehr eingespielt werden.

Leider steht das "NIH"-Syndrom einer echten multinationalen Entwicklung entgegen. "Not invented here" hat sicher mehr effektive und zeitgerechte Produktentwicklungen verhindert als irgendein anderer Faktor. Es ist deshalb von außerordentlicher Bedeutung, daß multinational forschende Firmen ihre Fähigkeit zum Dialog mit den Kollegen im Ausland stärken und auf diesem Weg ein gemeinsames Konzept und gleiche Standards anstreben.

Gleiches gilt für Auftragsforschungsunternehmen. Nur multinationale Niederlassungen und nicht lose Kooperationen gewährleisten multinationale Arbeit nach gleichen Standards und SOPs, da nur in dieser Konstellation gleiches Interesse aller Beteiligten vorausgesetzt werden kann.

Die *frühzeitige Entwicklung einer modernen Galenik*, die in den frühen Phasen der klinischen Arzneimittelentwicklung bereits verfügbar sein sollte, hilft häufig, daß Studienwiederholungen, in Extremfällen Wiederholungen eines Entwicklungsprogramms vermieden werden können, z.B. für den Fall, daß eine neue galenische Formulierung mit erheblich geringeren Wirkstoffmengen bioäquivalent zur herkömmlichen Formulierung ist.

In Frankreich beispielsweise war eine Spironolacton-Formulierung mit 100 mg in einer "alten" Galenik auf dem Markt. Die Entwicklung einer neuen Formulierung (mikronisierte Form) führte dazu, daß die 50 mg mikronisierter Formulierung bioäquivalent war mit der "alten" 100-mg-Galenik.

Ein ähnliches Problem trat auch in den USA auf. Das Kombinationsprodukt Triamteren/Hydrochlorothiazid sollte in neuer, moderner Galenik auf den Markt gebracht werden. Die Zulassungsbehörde stand vor dem Problem, ein neues Produkt zuzulassen, das bei identischen Wirkstoffdosen nicht bioäquivalent war, sondern dem Organismus mehr Wirkstoffe zur Verfügung stellte ("superbioavailability", "generic plus"). Einerseits konnte man der Zulassung nicht zustimmen, weil der Bioäquivalenz-Nachweis nicht gelang, andererseits konnte man der Verwendung der alten Galenik für das neue Produkt nicht zustimmen, weil diese Galenik nicht mehr dem Stand der wissenschaftlichen Erkenntnis entsprach. Das Problem wurde dadurch gelöst, daß im Beipackzettel darauf hingewiesen wurde, daß bei Umstellung auf das neue Produkt eine enge Überwachung der Patienten gesichert sein mußte.

Insofern bleibt hervorzuheben, daß frühzeitige Einbindung der galenischen Entwicklung in den Produktentwicklungsprozeß von eminenter Bedeutung ist.

Bereits in der Einzelstudie läßt sich zeitoptimierte Planung verwirklichen. Wir haben bereits bei den wissenschaftlichen Aspekten für Optimierungsansätze festgestellt, daß die Überfrachtung von Studien mit einem Zuviel an Fragestellungen dann kritisch sein kann, wenn gegenläufige Untersuchungen das Erreichen des Hauptzielkriteriums gefährden. Bei sinnvoller Planung von Einzelstudien lassen sich dennoch mehrere Fragestellungen in einer Studie beantworten, ohne daß damit eine Gefährung des Studienziels bzw. des Hauptzielkriteriums und/oder eine übermäßige Belastung des Probanden einhergehen.

An einem Beispiel kann gezeigt werden, daß neben der Ermittlung kinetischer Daten mit geringem Aufwand und ohne Gefährdung des Studienziels wesentliche zusätzliche Informationen parallel abgefragt werden können. Bei der Entwicklung eines transdermalen therapeutischen Systems müssen auch die Hafteigenschaften des Pflasters, die Rückstandsanalytik und die Photodokumentation, auch bei nicht hautirritierten Probanden, belegt werden. Falls dies nicht erfolgt, sind umfangreiche Nacharbeiten unumgänglich: So fordert beispielsweise die FDA weitere Studien unter Einbezug von mindestens 60 Probanden alleine zur Testung der Hafteigenschaften des Pflasters.

Die gute Verträglichkeit einer neuen Substanz, die in Ascending-single-dose-Studien bis in sehr hohe Dosierungen zu belegen ist, erlaubt es, daß mehrere Dosisstufen in der Multiple-dose-Studie parallel verabreicht und geprüft werden können.

Als weiterer Schritt über die Optimierung innerhalb der Einzelstudie hinaus gilt die *Optimierung der Ablaufplanung von Einzelstudien*. Hierbei ist zu berücksichtigen, daß die Freigabe für den Start einer Folgestudie von Ergebnissen der vorangegangenen Studie abhängt. Zeitgleiche, parallele Durchführungen von Studien sind deshalb in der Humanpharmakologie nur bedingt möglich. Das übliche sequentielle Muster ist grundsätzlich dort einzuhalten, wo aufbauende Informationen aus aneinandergereihten Einzelstudien jene Entscheidungen hervorbringen, die den jeweils nächsten Schritt rechtfertigen. Es ist äußerst wichtig, daß vorab festgelegte Entscheidungskriterien für *go/no-go* bei der Weiterentwicklung des Arzneimittels definiert werden. Das Definieren dieser "milestone-decisions" garantiert zeitorientierte Planung, "just in time development", aber auch den frühzeitigen Entwicklungsstop von unattraktiven Entwicklungssubstanzen.

Die Ablaufplanung von Einzelstudien eines Gesamtentwicklungsprogrammes ist beispielhaft in Abbildung 13 dargestellt. Studien, die Informationen für Folgestudien liefern, sind sequentiell, also in der Zeile, angeordnet. Mögliche Parallelentwicklungen sind in der Spalte angeordnet. Eine ganze Reihe von Studientypen läßt sich also zeitparallel durchführen. Selbstverständlich ist nicht jede Studie zwingend erforderlich. Die Notwendigkeit zur Durchführung spezifischer Studien hängt direkt von den Eigenschaften der Entwicklungssubstanz, dem Substanzprofil, ab.

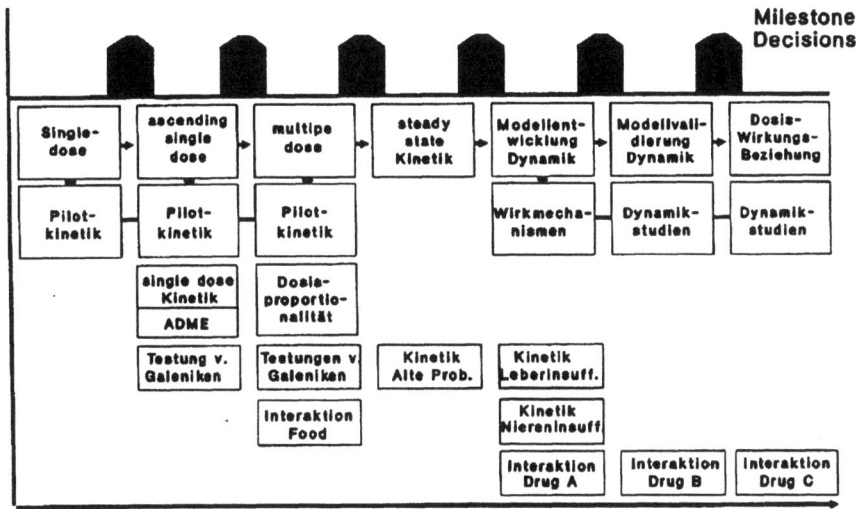

Abb. 13: Optimierte Ablaufplanung von Einzelstudien des Gesamtentwicklungsprogramms

Ein wesentlicher Aspekt jedoch ist, daß die zeitliche Reihenfolge der Studien auch mit dem Registrierungsmanager besprochen wird, der mit seinem Wissen über die Zulassungsanforderungen, unter anderem auch für unterschiedliche Länder, Empfehlungen gibt, welche Studien obligat und welche Studien fakultativ benötigt werden.

Personelle und finanzielle Ressourcen werden rechtzeitig freigesetzt, wenn "milestone-decisions" frühzeitig den Eintwicklungsstop von wenig erfolgversprechenden Entwicklungssubstanzen einleiten.

Optimierte Ressourcenplanung ist einer der bedeutungsvollsten Aspekte zeit- und kostenorientierter Planung, nicht nur im humanpharmakologischen Forschungsbereich.

Das Erstellen eines Bedürfnisse - Möglichkeiten-Portfolios im Forschungs- und Entwicklungsbereichs eines Unternehmens (Abb. 14) deckt rasch die Optionen für den Handlungsbedarf des Unternehmens auf.

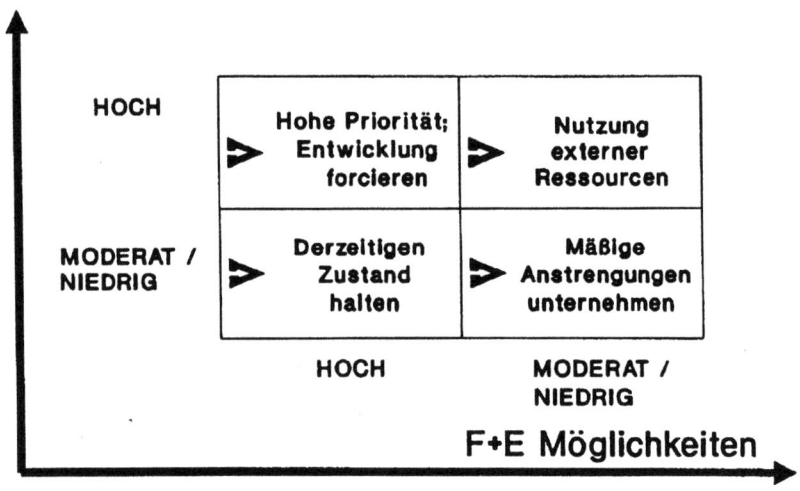

Portfolio Bedürfnisse / Möglichkeiten im F+E Bereich
eines Unternehmens

Abb. 14: Portfoliobedürfnisse und -Möglichkeiten

Sind die F+E-Bedürfnisse und F+E-Möglichkeiten hoch, ist eine hohe Priorität gegeben. Die Entwicklung sollte forciert werden. Bei mäßigen oder niedrigen F+E-Bedürfnissen und hohen F+E-Möglichkeiten sollte der Jetzt-Zustand gehalten werden.

Mäßige F+E-Bedürfnisse und F+E-Möglichkeiten bedeuten, daß auch nur mäßige Anstrengungen unternommen werden müssen.

Bei hohen F+E-Bedürfnissen und nur geringen F+E-Möglichkeiten sollte die Nutzung externer Ressourcen forciert werden.

4. Managementaspekte

Ein weiterer Aspekt für Optimierungsansätze sind *Aspekte des Managements* (Abb. 15).

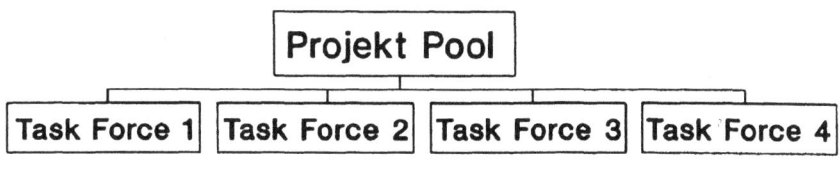

VORTEILE	NACHTEILE
- Definierte Verantwortung - Erleichterter Zugang zu Personal - kurze Entscheidungswege - Hohe Motivation - Transparentes Controlling - Wenig Konfliktpotenial mit anderen Abteilungen - Hohe Effizienz	- Überproportionale Investition in Ressourcen - Begrenzter Know-how-Transfer zwischen Abteilungen - Know-how-Verlust, wenn Projekt beendet ist. - Schwierige Reintegration der Task Force-Mitglieder

Abb. 15: Task Force Projekt Management

Die Einführung des *Projektmanagements* im Sinne von *Task-Force-Teams*, die jeweils ein Entwicklungsprojekt aus dem Projektpool verfolgen, halten wir für die geeignetste Form des Projektmanagements, die dem Ziel der Unternehmung und der Mitarbeiterbedürfnisse am nächsten kommt. Die personelle Zusammensetzung der Task Forces ist interdisziplinär, d.h., Personal aus den unterschiedlichen Wissenschaftsbereichen geht in die Task Force ein. Sie sind mit spezifischer Verantwortung und Entscheidungsbefugnis ausgestattet, die Entscheidungswege sind kurz, die Entscheidungsfindung ist gekoppelt. Das Team ist hochmotiviert und effizient, da wenig Konfliktpotential mit anderen Abteilungen existiert. Da der Informationsfluß in diesen Teams ungestört ist, kann, im Vergleich zu den üblichen Wegen der Entscheidungsfindung, Zeit eingespart werden.

Das interdisziplinäre Team sollte idealerweise folgende Fachwissenschaftler integrieren: Pharmakologen, klinische Pharmakologen, insbesondere den Investigator, Biometriker, Galeniker, Analytiker, Registrierungsmanager, Marketingmanager und nicht zuletzt den Projektmanager als Primus inter pares.

Die Einführung von Task Forces geht einher mit der generell zu beobachtenden Auflösung starrer, unflexibler, hierarchischer Unternehmensstruktu-
ren. Maßgeblich am Erfolg bei der Einführung von Task Forces war ihre
Herauslösung aus den üblichen Routineabläufen in der Unternehmen. Hier
wird ein weiterer Aspekt für Optimierungsansätze sichtbar, der *organisationsstrukturelle Gesichtspunkte* berücksichtigt.

5. Organisationsstrukturelle Aspekte

Die in den 60er Jahren entwickelten Organisationsformen pharmazeutischer
Unternehmen, wie sie in dieser Abbildung 16 dargestellt sind, zeigen deutlich
die strenge, vertikale hierarchische Gliederung eines solchen Unternehmens.
Die einzelnen Verantwortungs- und Kompetenzbereiche sind streng voneinander getrennt. Die Kommunikation zwischen den einzelnen Fachfunktionen
ist erschwert.

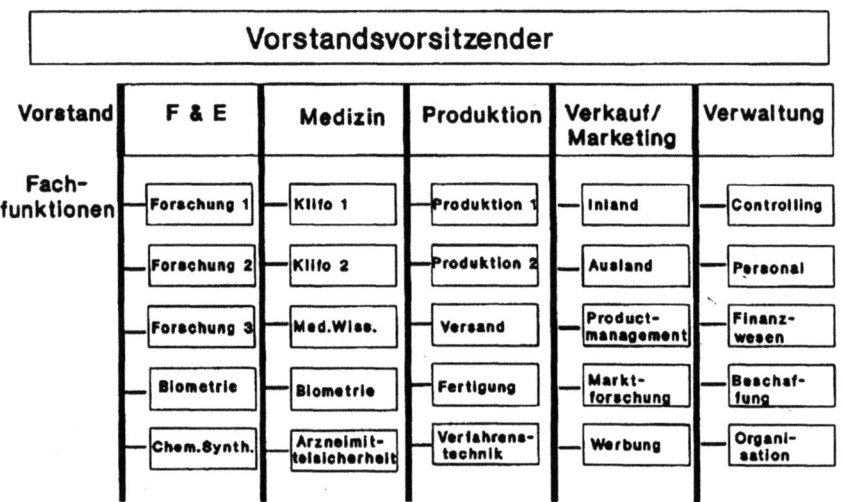

Abb. 16: Herkömmliche Organisationsstruktur

Im Gegensatz dazu zeigt Abbildung 17 eine moderne Organisationsstruktur
durch die Einführung einer Matrixorganisation, einer Projektmanagement-
gruppe, also insgesamt eine sehr viel stärkere Betonung horizontaler Linien.
Ziel all dieser Optimierungsstrategien im organisationsstrukturellen Bereich
war und ist die Ausrichtung der Organisationen auf unternehmerische Effizienz und Stärkung der Wettbewerbsposition im Markt.

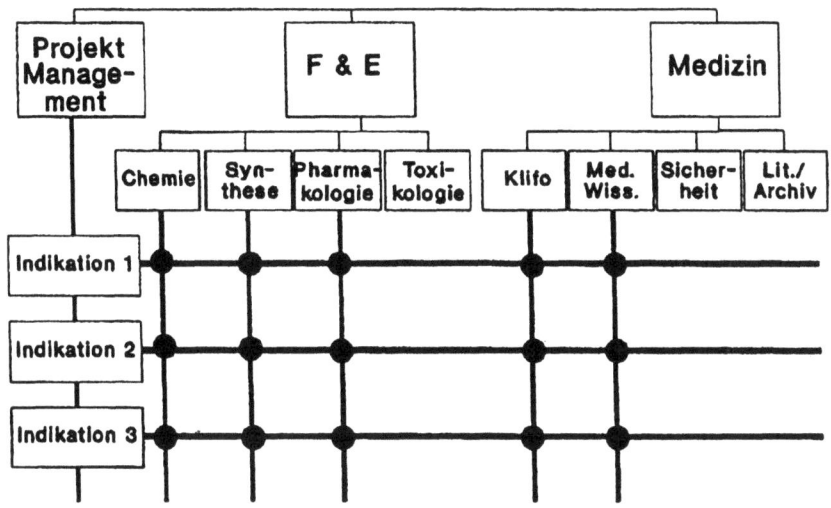

Abb. 17: Indikationsbezogene Matrixorganisation

Eine Wissenschaft, die sich auf dem neuesten Stand befindet, und Managementstrukturen, die flexibles, verantwortliches Forschen erlauben, sind die entscheidende Basis für zeit- und wissenschaftsoptimierte Produktentwicklungen.

Planung einer Einzelstudie

R. Theodor

L.A.B. Gesellschaft für pharmakologische Untersuchungen mbH & Co., W - 7910 Neu-Ulm

Vorbemerkungen

Einzelstudien im Bereich der Humanpharmakologie (wie auch im Bereich der klinischen Pharmakologie) dürfen nicht als einzelne Ereignisse gesehen und geplant werden, vielmehr muß ein Gesamtkonzept zur kompletten Phase-I-Entwicklung erstellt werden, bevor an die Planung einer Einzelstudie gedacht werden kann. Das Gesamtkonzept muß alle zulassungsrelevanten Fragen berücksichtigen. Innerhalb dieses Konzepts werden die Fragestellungen sowohl hinsichtlich ihres wissenschaftlichen Stellenwertes als auch hinsichtlich der zeitlichen Abfolge ihrer Bearbeitung geordnet.

Erst wenn diese Voraussetzungen - Gesamtkonzept und Ablaufplanung - erfüllt sind, kann an die Planung der Einzelstudien herangegangen werden, oder im Umkehrschluß: ohne ein umfassendes Gesamtkonzept kann keine Einzelstudie sinnvoll geplant oder in einen wissenschaftlichen Zusammenhang gebracht werden, noch können optimale Ergebnisse erzielt werden.

Üblicherweise werden im Rahmen der Phase-I-Entwicklung folgende Studien benötigt, wobei die einzelnen Punkte für verschiedene Substanzen durchaus abweichen können:

1. Erstanwendung am Menschen / Sicherheit und Verträglichkeit

o Bestimmung der höchsten verträglichen Dosis (maximum tolerated dose, MTD) und/oder der niedrigsten wirksamen Dosis (minimal effective dose, MED) im Single-ascending-dose-Verfahren

o Erfassen von Substanzwirkungen, die beim Einsatz in der Therapie erwünscht sind, bei gesunden Probanden jedoch als relative unerwünschte Wirkungen zu betrachten sind. Dies geschieht durch Erfassen erster pharmakodynamischer Wirkungen (z.B. Blutdrucksenkung bei Antihypertonika, Sedierung bei Tranquilizern, Blutzuckersenkung bei Antidiabetika etc.)

o Erfassen der absoluten unerwünschten Arzneimittelwirkungen (UAW), sowohl hinsichtlich subjektiver als auch objektivierbarer UAW (körperliche Symptome, Veränderung von Laborwerten, Veränderung meßbarer Funktionen wie Blutdruck, Puls, psychometrisch erfaßbarer Leistung etc.)

2. Pharmakokinetikstudien

o Single-dose-pharmakokinetik
o Dosisproportionalität
o Multiple-dose-/Steady-state-Pharmakokinetik

o absolute Bioverfügbarkeit (abs. BV)

o Interaktionsstudien

o Effekte von Nahrungsaufnahme

3. Biotransformationstudien

o Untersuchung von Absorption, Verteilung, Metabolismus und Ausscheidung (ADME)

4. Pharmakokinetikstudien an Sonderkollektiven

o Studien an älteren Probanden

o Studien an leberinsuffizienten Probanden

o Studien an niereninsuffizienten Probanden

o Studien an weiteren Sonderkollektiven (z.B. an postmenopausalen Frauen)

5. Pharmakodynamikstudien an gesunden Probanden

o EEG-Ableitung und Durchführung gezielter psychometrischer Untersuchungen bei ZNS-aktiven Substanzen

o EKG-Veränderungen bei kardial wirksamen Substanzen

o gezielte Untersuchung der Zielgrößen, auf die die Substanz wirkt (Vital signs, Labor etc.)

Entscheidung über Maximalanforderungen

Die Anforderungen an diese Studien sind in verschiedenen Ländern unterschiedlich, deshalb muß während der Erstellung des Gesamtkonzeptes genau festgelegt werden, für welche Länder eine Zulassung beantragt werden soll. Im Rahmen der international ständig steigenden Anforderungen an Zulassungsunterlagen und dem damit verbundenen Kosten- und Zeitaufwand ist die Ausrichtung der Entwicklung auf ein einzelnes Land nicht mehr sinnvoll. Daher müssen alle Studien so durchgeführt werden, daß sie selbst den strengsten Richtlinien entsprechen, in der Mehrzahl der Fälle werden dies die Zulassungsvorschriften der FDA sein. Führt bei der Arzneimittelentwicklung ein falsches Verständnis von Sparsamkeit zur reduzierten Durchführung von Studien, ist das ein ethisch äußerst bedenkliches Vorgehen, da einzelne oder alle Studien für die weitere Zulassung in anderen Ländern in erweitertem Umfang wiederholt und damit weitere Probanden für die notwendigen Untersuchungen einer Behandlung ausgesetzt werden müssen. Eine detaillierte Vorplanung entspricht nicht nur den langfristigen Interessen der Industrie, sondern auch den ethischen Anforderungen der GCP-Grundsätze.

Planung der Einzelstudien

Definition einer primären Fragestellung

Bevor ein Studiendesign erarbeitet wird, muß ein einziges Studienziel eindeutig formuliert werden. Auf keinen Fall darf der Versuch unternommen werden, in einer Studie mehr als ein Hauptziel zu erreichen. Selbstverständlich ermöglicht die Mehrzahl der Studien außer den Daten, die zur Beantwortung der primären Fragestellung dienen, die Gewinnung weiterer Daten. Diese weiteren Daten können jedoch nur "en passant" erhoben und nur bei entsprechender Qualität ausgewertet werden.

Eine Studie wird um so aussagekräftiger und effizienter, je besser die Fragestellung und das Ziel definiert sind. Darüber hinaus sind Studien mit einer begrenzten Anzahl an Meßgrößen schneller und zuverlässiger durchzuführen.

Wahl der Methoden und Materialien

Nachdem ein einziges Hauptziel formuliert wurde, kann über Methoden und Meßverfahren entschieden werden. Dabei muß darauf geachtet werden, daß nur validierte und aussagekräftige Methoden zur Anwendung kommen, die auch international anerkannt sind (z.B. Fahrrädergeometrie in Deutschland; Tretmühle in den USA). Darüber hinaus müssen die Methoden durchführbar und den Studienteilnehmern zumutbar sein sowie den ethischen Anforderungen entsprechen.

Die Auswertung und Beurteilung der mit den gewählten Methoden gewonnen Daten muß vor Studienbeginn als integraler Bestandteil des Prüfplans festgelegt werden. Das Sammeln von Daten in der Hoffnung auf eine Verwertbarkeit ohne genaue A-priori-Evaluierung der Auswertbarkeit ist unzulässig. Zu diesem Punkt gehört auch die genaue Festschreibung der statistischen Verfahren und des Vorgehens bei fehlenden, fehlerhaften oder unplausiblen Meßwerten. Diese Forderung wird in den "Good Clinical Practice for Trials on Medicinal Products in the European Community" vom 11. Juli 1990 sowohl im Kapitel 4 "Statistics" in den Punkten "4.3 a) Experimental Design" und "4.6 Statistical Analysis" als auch ausdrücklich im Vorwort zu diesen GCP-Guidelines erwähnt.

Designüberlegungen

Drei wichtige Voraussetzungen zur erfolgreichen Durchführung einer Studie sind nun bereits erfüllt:

1. der wissenschaftliche Kontext ist im Gesamtkonzept klar beschrieben,
2. die Fragestellung und das Ziel sind eindeutig definiert,
3. die Meßgrößen und die Meßmethoden zur Gewinnung der notwendigen Daten sowie die Auswertung der Daten sind bestimmt.

Nun kann mit der detaillierten Erarbeitung des endgültigen Studiendesigns begonnen werden.

Wichtig ist hierbei die enge Zusammenarbeit mit dem Biometriker, da dessen Anforderungen an die Datenqualität und Datenmenge berücksichtigt werden müssen. Auch bei Festlegung der Meßzeitpunkte ist eine enge Kooperation zwischen Studienplaner, Leiter der Prüfung und Biometriker unerläßlich.

Die Summe aller dieser Größen mündet in ein Design, das hinsichtlich der Anzahl der Studienteilnehmer, Art und Menge der Meßgrößen und dem Zeitpunkt der Messungen bereits relativ starr ist und wenig Spielraum läßt. Da sich für jedes Studienziel zwangsläufig ein anderes Vorgehen ergibt, das genau eingehalten werden muß, sind Kollisionen bei kombinierten Fragestellungen vorprogrammiert. Ein Prüfplan muß so genau wie nötig, aber so einfach wie möglich gehalten werden. Dazu gehört nicht nur die genaue und unmißverständliche Beschreibung aller Aktivitäten und deren zeitliche Abfolge, sondern auch ein logischer Aufbau des Dokumentes, der sich am Ablauf der Studie orientieren sollte. Unveränderte Standardtextteile sollten als solche identifizierbar sein.

Der für jede Studie individuell zu erstellende Prüfbogen darf nicht aus einem Standardprüfbogen entstehen, der für alle denkbaren Studientypen, womöglich noch unter Abdeckung klinischer Studien, herangezogen wird. Eindeutige Fragen verlangen ein eindeutiges Design, das in einem eindeutigen Prüfplan festgelegt wird. Ein eindeutiges Design verlangt einen individuell maßgeschneiderten Prüfbogen. Das Anpassen eines Standardprüfbogens an die jeweils durchzuführenden Studie führt zu unklaren Datenerfassungen und der Unmöglichkeit, sichere Interpretationen zu liefern. Sobald identische Einträge in Prüfbögen aus verschiedenen Studien unterschiedlich interpretiert werden müssen, sind Rekonstruktionen von Ergebnissen und Beurteilungen erheblich erschwert. Die Anzahl fehlerhafter Einträge steigt an.

Der endgültige Prüfplan muß von allen an der Studie Beteiligten auf Durchführbarkeit und Richtigkeit geprüft werden. Der Leiter der Prüfung muß feststellen, ob die Anforderungen an die Population der Studienteilnehmer realistisch sind, ob den Probanden die Teilnahme zumutbar ist, ob die klinischen Parameter wie gefordert in der notwendigen Qualität erhoben werden können und die Meßwerte eine klinische Beurteilung zulassen, ob die Messungen und Probennahmen ethisch vertretbar sowie organisatorisch durchführbar sind. Der Analytiker muß beurteilen, ob die vorgesehenen Proben zur Analyse der vorbestimmten Substanzen geeignet und ausreichend und die analytischen Verfahren validiert sind und ob die geplanten Verfahren zur Probengewinnung der Validierung entsprechen. Der Biometriker muß die Auswertbarkeit aller Daten bestätigen. Der für die Gesamtplanung Verantwortliche muß entscheiden, ob Fragestellung und Studienziel im Rahmen des Entwicklungskonzeptes korrekt beschrieben sind und zeitlich richtig bearbeitet werden. Nicht zuletzt müssen alle ethischen und rechtlichen Voraussetzungen erfüllt sowie die Qualität der Studie insgesamt gesichert sein.

Erhebung von Daten für mehrere Zielgrößen

Besteht innerhalb der Durchführung einer Studie die Möglichkeit, Daten für mehrere Zielgrößen in einem identischen Design zu erheben, muß a priori genau definiert werden, welches die Hauptzielgröße und welches die Nebenzielgrößen sind.

In einer MTD-Studie im Single-ascending-dose-Verfahren können durchaus neben den Parametern Sicherheit und Verträglichkeit auch Blut-, Urin- oder Fäzesproben zur Bestimmung der untersuchten Substanz gewonnen werden. Auch pharmakodynamische Untersuchungen sind vorstellbar. In diesem Zusammenhang sind kollidierende Zeitpunkte für verschiedene Messungen nahezu unvermeidbar. Eine genaue Beschreibung der Reihenfolge von Datenerhebungen und Probengewinnungen mit Festlegung der relativen Priorität sind unabdingbare Voraussetzungen für die Durchführung.

Zulässige Kombinationen sind bei der Untersuchung von Sonderkollektiven vorstellbar und eventuell sogar zu fordern: Um einen Vergleich der Pharmakokinetik einer Substanz innerhalb eines jungen und eines älteren Probandenkollektives zu erhalten, können z.B. zwei Studien (eine an jungen und eine an älteren) durchgeführt und die Ergebnisse nachträglich verglichen werden. Um hier zu aussagekräftigen Zahlen zu kommen, muß ein großer statistischer Aufwand betrieben werden. Dies beinhaltet auch eine größere Anzahl an Probanden. In einer Matched-pairs-Studie, an der gleichzeitig ältere und jüngere Probanden teilnehmen und in der jeweils ein junger Proband mit einem älteren Proband "gematched" wird (z.B. hinsichtlich Geschlecht, Körperbau und Gewicht), können direkte Vergleiche innerhalb eines standardisierten Designs durchgeführt werden. Dieses Vorgehen spart Zeit und Geld und verlangt die Teilnahme einer jeweils geringeren Anzahl an Studienteilnehmern aus jeder Altersgruppe als für einen Gruppenvergleich zwischen verschiedenen Studien notwendig wäre.

Ebenso können unter Umständen verschiedene Pharmakokinetikfragen innerhalb einer Studie beantwortet werden, indem z.B. Single- und Multiple-dose-Phasen in einer Studie kombiniert werden. Auch ADME-Fragestellungen können unter Umständen innerhalb einer anderen Pharmakokinetikstudie mit beantwortet werden.

Bei all diesen Beispielen ist jedoch ganz deutlich: Es werden immer nur verwandte, in enger Beziehung stehende Fragestellungen kombiniert, wie Kinetikvergleich Alt/Jung, Single dose/Multiple dose, Kinetik und ADME.

Bei Kombination mehrerer Fragestellungen ohne Vergabe von Prioritäten entstehen Studien, die an die Grenze des Machbaren geraten oder diese Grenze überschreiten. Sollten solche Studien dennoch geplant und durchgeführt werden, müssen aufgrund der zu erwartenden größeren Variabilität der Daten mehr Probanden pro Studie eingesetzt werden. Die Dauer der gesamtem Studiendurchführung verlängert sich exponentiell zu der Anzahl der Zielgrößen. Drop-outs gefährenden nicht nur ein sondern gleichzeitig mehrere Studienziele. Nachzügler oder Ersatzprobanden für Drop-outs müssen die vollständige Prozedur durchlaufen. Die prägnante und aussagekräftige Zusammenfassung in einem wissenschaftlichen Bericht wird nahezu unmöglich.

Zusammenfassung

1. Die Planung einer Einzelstudie muß innerhalb eines Gesamtentwicklungsplanes stattfinden.
2. Es muß eine einzige Hauptfragestellung formuliert werden. Weitere Fragestellungen dürfen nur untergeordnete Bedeutung haben.
3. Kombinierte Fragestellungen sind nur unter Vorgabe von Prioritäten zulässig.
4. Bei kombinierten Fragestellungen sollen die Fragestellungen miteinander in Beziehung stehen.
5. Die Methoden und Materialien zur Beantwortung der Fragestellung müssen im Prüfplan genau bestimmt werden und sowohl validiert als auch international anerkannt sein.
6. Die Auswertung der Daten sowie das Verfahren bei fehlenden, fehlerhaften oder unplausiblen Daten muß im Prüfplan detailliert festgelegt werden.
7. Der Prüfplan muß ausnahmslos alle Angaben zur Studiendurchführung enthalten und so einfach wie möglich gehalten werden. Der Aufbau muß in sich schlüssig und logisch sein.
8. Es muß ein individueller Prüfbogen erstellt werden, der den Anforderungen an die Studie kompromißlos gerecht wird.
9. Alle an der Studie Beteiligten müssen einen Konsens über Richtigkeit und Durchführbarkeit sowie über die Qualität der Studie erzielen.

Good Clinical Practice

Die Bedeutung von Good Clinical Practice für klinische Prüfungen in der Humanpharmakologie

L. Lange
HD Humanpharmakologie, Schering Forschungslaboratorien, Schering AG, Berlin

Das Wort Good Clinical Practice führt oft zu dem Vorurteil: "Jetzt kommen die Formalisten". Tätsächlich gewährleistet die Form bei Good Clinical Practice viel Inhalt, denn die Grundlage von Good Clinical Practice sind die SOPs, die Standard Operating Procedures zur Regelung der Verantwortungen und der Abläufe. Sie sind ohne intensive Denkarbeit, verbunden mit Klärung von Begriffen, Zuständigkeiten und Abläufen, nicht zu erstellen. Die Auseinandersetzung mit Good Clinical Practice führt deshalb zu einer intensiven Auseinandersetzung mit der eigenen Arbeit und insbesondere zu einer Reduktion von Fehlern.

Tatsächlich fügt sich GCP - Good Clinical Practice - als logisches Glied in eine Kette von Kontrollmaßnahmen für die Herstellung von pharmazeutischen Produkten sowie nichtklinischer Versuche ein.

Historische Entwicklung

GCP · ist die natürliche Fortsetzung der beiden Regelwerke GMP (Good Manufacturing Practice) und GLP (Good Laboratory Practice). Alle haben ein gemeinsames Ziel, nämlich sicherzustellen, daß das Produkt einer Herstellung oder einer Untersuchung nachweislich dem entspricht, was es vorgibt zu sein. Will man alle 3 Regelwerke im Hinblick auf ihre Gemeinsamkeit beschreiben, so wird deutlich, daß ihnen SOPs (Standard Operating Procedures) zugrundeliegen. Es besteht die Verpflichtung, SOPs zu erstellen und damit alle Abläufe und Verantwortungen zu regeln und danach routinemäßig anzuwenden. Hinzu kommt das Einführen der doppelten Kontrolle (quality control und quality assurance), um die Validität der zu verwendenden Unterlagen zu gewährleisten.

GMP = Good Manufacturing Practice

GMP war das erste Regelwerk, das Qualitätskontrolle und Qualitätssicherung bei der Herstellung von pharmazeutischen Produkten sicherstellen sollte. Für die multinational arbeitende pharmazeutische Industrie war es ausgesprochen wichtig, einen gemeinsamen Standard zu erarbeiten und dafür zu sorgen, daß die Produktionsprozesse in den einzelnen Staaten anerkannt wurden. In den 60er Jahren begann man in verschiedenen Ländern mit unterschiedlichen

Anforderungen, die bald zunehmend harmonisiert wurden. Ganz besonders wichtig war in diesem Zusammenhang, daß man 1971 bereits eine "Pharmaceutical Inspection Convention" (PIC) verabschiedete. Die Mitgliedsstaaten dieser Konvention verpflichten sich, die staatlichen Inspektionen der pharmazeutischen Firmen gegenseitig anzuerkennen. Bis 1989 hatten sich dieser Konvention 14 Mitgliedstaaten angeschlossen; Deutschland ist seit 1983 Mitglied.

GLP = Good Laboratory Practice

GLP als einheitliches Verordnungswerk für nichtklinische Versuche wurde analog zu den GMP-Richtlinien zunächst von der FDA entwickelt und im Dezember 1978 in Kraft gesetzt. Der Grund hierfür lag eindeutig in der negativen Erfahrung, die die FDA mit Fälschungen und Nachlässigkeiten bei den Unterlagen zur Erlangung einer Registrierung erlebt hatte. In Europa wurden durch die OECD 1981 mit den USA weitgehend übereinstimmende Richtlinien entwickelt; diese Richtlinien werden innerhalb der EG seit 1988 anerkannt und allgemein angewendet.

GCP = Good Clinical Practice

Die Verordnungen zu GCP haben viele Gemeinsamkeiten mit denen von GLP. Aufgrund der Defizite in den eingereichten Daten zu klinischen Prüfungen wurden wiederum von der FDA die ersten Vorschläge zur Regelung von Good Clinical Practice gemacht: Im September 1977 wurden die "Obligations of Sponsors and Monitors" veröffentlicht. Seit August 1978 gibt es "Proposed Regulations", also Vorschläge, wie man sich als klinischer Prüfer verhalten soll, die sog. "Obligations of Clinical Investigators". Im Januar 1981 hat dann die FDA diesmal endgültige Regeln erlassen, die den Schutz des Individuums "Informed Consent" und Standards für Ethikkommissionen betreffen. Es ist also für Good Clinical Practice innerhalb der USA kein einheitliches und zusammenfassendes Verordnungswerk vorhanden. Allerdings wird in den verschiedenen Verordnungen der FDA auf dieses Thema immer wieder eingegangen, wie z.B. bei der IND und der NDA.

Handlungsbedarf bestand natürlich auch in Europa, wo man sich zunächst um die Einführung von landeseigenen Vorschriften kümmerte. Hier ist vor allen Dingen die im Dezember 1987 veröffentlichte "Verordnung zur Durchführung von Klinischen Prüfungen" zu nennen, die das Wort Good Clinical Practice nicht verwendet, tatsächlich aber alle Elemente von Good Clinical Practice anspricht und regelt. Ähnliche Regelungen gibt es auch in Frankreich und Skandinavien. In England hat die pharmazeutische Industrie einen gemeinsamen Vorschlag erarbeitet. Die Situation in Europa verbessert sich aber z.Zt. grundlegend dadurch, daß die EG ausgesprochen ausführliche, eindeutige und zeitgemäße Regeln zu GCP zusammengestellt hat, die am 11. Juli 1990 verabschiedet worden sind. Wenn man bedenkt, wieviele Meinungen in Europa von der Industrie bis zu den unterschiedlichen Behörden existieren, kann man nur begrüßen, daß die Vertreter der Behörden in der Lage waren, derartige Regelungen im Konsens zu entwickeln.

Die wichtigsten Elemente von GCP

Unabhängig von speziellen Feinheiten zu den Regeln von GCP gibt es einige hervorstechende Elemente, die GCP definieren. Hier sind hervorzuheben:

Der Schutz des Individuums

Der u.a. dadurch gewährleistet wird, daß eine ethische Kommission das Prüfvorhaben vor dem Beginn der Prüfung prüft und den klinischen Prüfer berät. Tatsächlich muß diese Kommission eine schriftliche Empfehlung geben, ob sie das Prüfvorhaben für ethisch vertretbar hält.

Die Überwachung der unerwünschten Ereignisse

Insbesondere die zentrale, kontinuierliche und weltweite Erfassung ist ein weiterer wesentlicher Aspekt, der sicherstellen soll, daß schwere unerwünschte Ereignisse nicht unerkannt bleiben.

Drug accountability

Das heißt nachvollziehbar machen, wo die Prüfpräparate während und nach einer klinischen Prüfung verblieben sind, also zu zeigen, daß sie nur im Rahmen dieser Prüfung angewendet wurden.

Die Nachvollziehbarkeit eines Experimentes

Nachvollziehbarkeit von Experimenten bis zu 15 Jahren zu gewährleisten, ist eine verständliche und sinnvolle Forderung. Sie soll sicherstellen, daß entsprechende Vorkehrungen getroffen werden, daß sowohl korrekt dokumentiert als auch vernünftig archiviert wird. Innerhalb angemessener Zeit (angemessen heißt hier innerhalb von etwa 24 Stunden) sollen für eine externe Inspektion durch die Behörde die entsprechenden Daten vorgelegt werden können.

Die SOPs, Standard Operating Procedures,

Sie müssen für alle Phasen und Aktivitäten einer Prüfung vorliegen. Ohne SOPs ist eine Qualitätskontrolle und eine Qualitätssicherung zur Reduktion von Fehlern nicht möglich.

Wollen wir Good Clinical Practice definieren, so könnte man folgendes sagen:
Good Clinical Practice soll eine standardisierte (SOP), ordnungsgemäße, ethisch vertretbare Planung, Durchführung und Auswertung von klinischen Prüfungen sichern. Außerdem soll sie die durchgeführten Untersuchungen und ihre Ergebnisse für die Zulassungsbehörde nachvollziehbar und glaubhaft machen. An dieser Stelle wird oft vordergründig mit der Zulassungsbehörde argumentiert, weil sie der letztendliche Ansprechpartner ist und die Richtlinien festgelegt hat. Tatsächlich sollten wir uns im klaren darüber sein, daß damit der Rahmen für den "Stand der Technik" festgelegt wurde, den es auszufüllen gilt und der uns auch in der eigenen Firma hilft, Projekte zweifelsfrei zu beurteilen. Die konsequente Umsetzung ist sicherlich dringend erforderlich, um in der Diskussion mit der Öffentlichkeit und - falls notwendig - bei rechtlichen Auseinandersetzungen bestehen zu können.

Implementierung von GCP

Tatsächlich handelt es sich um 3 Schritte, die zur Implementierung von GCP führen:

1. Zunächst muß damit begonnen werden, die Qualität und die Qualitätsstandards im Sinne von GCP zu planen und aufzubauen. Dies geschieht durch das Entwickeln von Standards, d.h. Standard Operating Procedures, wie z.B. auch einen Standard-Prüfplan etc..
2. Hat man nun den Standard definiert und eingerichtet, ist es notwendig sicherzustellen, daß nach den eigenen Standards auch gearbeitet wird, also nach den Richtlinien von GCP. Im zweiten Schritt muß die Qualität selbst kontrolliert werden. Es muß also kontrolliert werden, ob die selbstgesetzten Standards tatsächlich auch eingehalten werden. Dieser Schritt der Eigenkontrolle zur Fehlerreduktion wird "quality control" genannt.
3. Neben der Eigenkontrolle, und dies ist in den kommenden EG-Richtlinien erstmals für GCP deutlich dargestellt, ist als dritter Schritt notwendig, die Qualität durch eine unabhängige Qualitätssicherungseinheit zu sichern, die entsprechende Inspektionen bzw. Audits durchführt. Diese externe Kontrolle ist die "quality assurance".

Sicherung der Aktualität der SOPs

Derartige Ablaufbeschreibungen müssen für jede Organisation und Unternehmenskultur neu überlegt werden; sie müssen außerdem regelmäßig neu überarbeitet und angepaßt werden, damit sie nicht zu einem Akten-Friedhof oder einer Alibifunktion werden. Um dem entgegenzuwirken und sicher zu sein, daß die Ablaufbeschreibungen auch tatsächlich befolgt werden, braucht man unbedingt eine Qualitätssicherungseinheit. Schließlich kontrolliert die Qualitätssicherungseinheit, ob man nach den selbstgewählten Regeln (SOPs) auch tatsächlich verfährt, und sie macht darauf aufmerksam, wenn SOPs geändert werden müssen. Unsere Erfahrung bei der Etablierung und Durchsetzung von GCP-Richtlinien (SOPs) hat gezeigt, daß ein Arbeiten im Sinne von GCP ohne QAU nicht möglich ist.

Dokumentation

Good Clinical Practice bedeutet neben den Voraussetzungen sinnvolle wissenschaftliche Fragestellung und ethische Absicherung insbesondere eine gute Dokumentation. Das Motto heißt hier: "Das, was nicht dokumentiert ist, wurde nicht gemacht".

Erreicht werden soll durch das Arbeiten und Dokumentieren im Sinne von Good Clinical Practice, daß die Arbeit, also ein Experiment bzw. eine klinische Prüfung, tatsächlich nachvollziehbar oder nachprüfbar ist und bleibt.

Auch wenn wir alles richtig in unseren Dokumentationsbögen eingetragen haben, wird schnell deutlich, daß bei mehrtägigen Studien eine Fülle von Datenmaterial generiert wird, das ohne Kunstgriffe nicht mehr übersehen werden kann. Der Grund für diese Datenmenge liegt daran, daß in der Regel eine große Anzahl von Labordaten möglichst wiederholt gemessen wird, um sicherzustellen, daß kein Anhalt für pathologisches Reagieren der verschiedenen Organsysteme vorliegt. Hier möchte und kann man heutzutage sehr viel und sehr schnell analysieren, aber man erstickt in seinen Daten, insbesondere, wenn man sie manuell bearbeiten will. Die Dokumentation, die Analyse, der Bericht und das Archiv sind heute ohne Datenverarbeitung nicht mehr denkbar. Damit die Datenverarbeitung uns bei der Analyse hilft, müssen wir aber eine ganze Reihe von Vorbedingungen klären und in der Planung berücksichtigen. Ein integrativer Prozeß von Beginn der Planung bis zur Analyse der Daten ist dringend erforderlich.

GCP-Richtlinien

Die Richtlinien, die die Behörden zu GCP entwickelt haben, sind also durchaus einsehbar und sinnvoll. Sie sind auch sinnvoll, wenn das Ziel einer Registrierung z.B. nicht erreicht werden kann, weil die eindeutige Beurteilung eines Forschungsprojektes durch die Anwendung von GCP-Richtlinien gesichert wird.

Bei allen Vorteilen, die eine derartige Arbeitsweise hat, darf man nicht übersehen, daß ein sehr großer Aufwand an Arbeit und Energie notwendig ist, um eine derartige Arbeitsweise vorzubereiten, einzuführen und insbesondere auch durchzuhalten. Diese Einsicht und dieser Aufwand brauchen Zeit, um realisiert zu werden. Die Richtlinien zu GCP sind außerdem eben nur Richtlinien; sie müssen ausgefüllt und umgesetzt werden. Ferner muß die Umsetzung ein kontinuierlicher Entwicklungsprozeß sein.

Öffentlichkeitsarbeit

Es erscheint dringend erforderlich, den Umgang mit Probanden im Sinne von Good Clinical Practice zu definieren. Denn die Öffentlichkeit interessiert sich für diese Arbeit in zunehmendem Maße. Sie bringt ihr oft Unverständnis, häufig sogar Mißtrauen entgegen. Dies muß unbedingt geändert werden, denn wir sind auf die positive Mitwirkung der Öffentlichkeit, insbesondere aber unserer Probanden angewiesen.

Aus diesem Grund kann es nicht unser Interesse sein, die Arbeit mit gesunden Probanden zu tabuisieren. Ganz im Gegenteil erscheint gerade das Beispiel der Humanpharmakologie ein brauchbares, um zwischen Wissenschaft und Technologie eine Brücke zur Bevölkerung zu schlagen. Für die Bevölkerung ist es häufig deutlich, zumindest aber einsehbar, daß eine große Anzahl von Erkrankungen gar nicht oder nur symptomatisch - also nicht heilend, sondern nur lindernd - behandelt werden können. Man wird ebenfalls zustimmen, daß man als Patient nur eine wirksame Dosis eines neuen Wirkstoffes verabreicht bekommen möchte. Insofern kann man den Sinn der Arzneimittelentwicklung der Allgemeinheit erklären und verständlich machen. Man kann dafür sorgen, daß der Proband nicht nur wegen seines Honorars an Untersuchungen teilnimmt, sondern daß er auch den Sinn und Zweck für die Forschung bzw. Allgemeinheit versteht.

Der Konflikt zwischen Wissenschaft und Öffentlichkeit wird in der letzten Zeit immer deutlicher. Wenn man genauer darüber nachdenkt, wird vorstellbar, daß dieser Konflikt sogar zu einer Bedrohung der humanpharmakologischen Arbeit werden könnte, in manchen Bereichen vielleicht bereits eine Bedrohung ist. Es ist deshalb unsere Pflicht, den Dialog aufzunehmen und auf die Ängste und Befürchtungen der Gesellschaft einzugehen, also eine Kommunikation herzustellen.

Wenn wir einige Jahrzehnte zurückblicken, so werden sich viele daran erinnern, daß die 50er und 60er Jahre von einem beinahe naiven Glauben und einer Bewunderung für den wissenschaftlichen Fortschritt beseelt waren. Die Medizin wurde als reine Wissenschaft und Krankheit als technologische Fehlfunktion verstanden. Ende der 60er und während der 70er Jahre schlug das Pendel um. Aus der Euphorie entwickelten sich Zweifel und Ablehnung zu Wissenschaft und Forschung. Diesen Zustand dürfen wir als Wissenschaftler aber nicht einfach hinnehmen. Wir müssen derartigen Tendenzen unbedingt durch Aufklärung entgegenwirken, sonst berauben wir uns unserer Daseinsberechtigung. Die Wissenschaftler müssen verständlich mit der Öffentlichkeit reden und sie überzeugen. Sie dürfen das Feld der Kommunikation nicht Philosophen, Soziologen, Journalisten oder Berufspolitikern überlassen.

Das Problem der Kommunikation zwischen Wissenschaft und Gesellschaft kann und sollte im Rahmen der neuen Richtlinien erneut angegangen werden: Die Richtlinien von GCP zwingen den Untersucher, sich selbst kritischer mit der eigenen Arbeit auseinanderzusetzen und mit einer Ethikkommission zu kommunizieren. Die Ethikkommission aber ist definitionsgemäß auch mit Laien und Nichtspezialisten besetzt. Der Prüfplan, insbesondere die Probandeninformation, werden dort auf Verständlichkeit geprüft. In der mündlichen Auseinandersetzung lernen wir mit Nichtspezialisten zu kommunizieren. Wenn wir die Mitglieder der Ethikkommission nicht überzeugen können, werden wir u.a. z.B. an unserem Kommunikationskonzept arbeiten müssen. Bei der Aufklärung der Probanden werden wir erneut auf die Probe gestellt, denn hier sind mit Sicherheit Laien zu überzeugen. In der Kommunikation mit diesen Laien geben uns insbesondere auch die staatlichen Richtlinien die Leitlinie, daß wir uns richtig und ethisch verhalten.

Insgesamt ist die Umsetzung der Richtlinien zu Good Clinical Practice in ihrer Gesamtheit dringend notwendig. Sie sind vielleicht nicht nach eines jeden Geschmack und nicht für jede Situation und jede Institution in allen Punkten angemessen und müssen deswegen für die Humanpharmakologie als wichtigem Teilgebiet der klinischen Entwicklung von Arzneimitteln auf möglichst breiter Basis erarbeitet werden. Sie sind in ihrer Grundtendenz und ihrer prinzipiellen Aussage Teil einer notwendigen und sinnvollen Evolution beim Umgang mit Probanden und Patienten. Im Hinblick auf die Sicherheit der Betroffenen und die Vereinheitlichung des Vorgehens sind sie ein begrüßenswerter Fortschritt, durch den wir eine Chance haben, zumindest für unseren Bereich der Forschung einen guten Konsens mit der Öffentlichkeit herzustellen. Darüber hinaus können wir mit einem derartigen Vorgehen sicherstellen, daß unsere Ergebnisse weltweit von den Behörden anerkannt werden. Diese Tatsache erscheint mir insbesondere auch aus ethischer, aber natürlich auch aus finanzieller Sicht langfristig ein Fortschritt zu sein. Ein

sinnloses Duplizieren von Forschungsuntersuchungen und damit auch
Belastung entsprechender Probanden kann vermieden werden. Mit den formalen Anforderungen, die damit verbunden sind, wird sich auch die wissenschaftliche Qualität verbessern, so daß sowohl die Qualität der Arbeit als
auch langfristig der wissenschaftliche Erfolg gesteigert wird. Es werden eben
weniger Fehler gemacht.

Erstellung von SOPs

J. Lange

Entwicklungssekretariat, Schering Forschungslaboratorien, Schering AG, Berlin

Was ist eine SOP?

SOP ist die Kurzform für Standard Operating Procedure = Standardarbeitsablaufbeschreibung und wird in der deutschen Übersetzung der EG-Guidelines wie folgt definiert:

Standard Operating Procedures (SOP): standardisierte, eingehende, schriftliche Anweisungen des Sponsors für die Aktivitäten, die im Zusammenhang mit Klinischen Prüfungen notwendig sind. Diese stellen eine Arbeitsgrundlage für die Funktionen und Aktivitäten einer bestimmten Studie dar, wie sie in dem vorliegenden Dokument beschrieben sind.

Auf die Frage: "Wozu brauche ich denn SOPs? Bisher lief doch auch immer alles sehr gut" und die provokative Feststellung: "SOPs sind doch nur für die Behörde", kann man antworten: "Sicher lief auch bisher das meiste ganz gut, aber wir sprechen ja von Standard und wenn Sie einmal mit Ihren Kollegen sprechen, werden Sie feststellen, daß jeder seine Aktivitäten im Rahmen klinischer Prüfungen ein bißchen anders durchführt." Ein Standard bedeutet aber eine einheitliche Grundlage für die Durchführung aller Aktivitäten, die mit klinischen Prüfungen im Zusammenhang stehen. Und genau dies ist Absicht und Ziel der SOPs. Damit ist auch klargestellt, daß die SOPs nicht nur für die Behörde geschrieben werden, sondern insbesondere für die eigene Organisation. Die Behörde möchte sich nur vergewissern, ob Standards vorhanden sind und ob diese selbstverschriebenen Standards bekannt sind und eingehalten werden.

Hier werden kurz die wesentlichsten Grundregeln beschrieben, die bei der Erstellung von SOPs beachtet werden müssen.

Was sollte in einer SOP beschrieben werden ?

Jede SOP

o braucht zunächst einmal eine Überschrift - einen Titel - der für sich spricht. Je genauer der Titel formuliert wird, desto leichter wird das Auffinden einer bestimmten SOP. Das bedeutet wahrscheinlich auch, daß die betreffende SOP bei Fragen öfter herangezogen, d.h. gelesen und beachtet wird.

o sollte eine Einleitung haben, in der der Zweck der SOP beschrieben wird.

o sollte in einer deutlichen, klaren Sprache geschrieben sein.

o sollte handhabbar, d. h. leicht zu verstehen und zu befolgen sein.

o sollte eindeutig sein, d. h. sie sollte die Verantwortlichkeiten festlegen.

o sollte die tatsächlichen Abläufe widerspiegeln. Wunschvorstellungen über zukünftige Regelungen und Abläufe gehören so lange nicht in eine SOP, bis sie realisiert wurden.

Worauf ist außerdem noch zu achten ?

1. Es sollte immer ein entsprechendes Formular verwendet werden. In Abb. 1 ist ein Muster gezeigt, wie ein SOP-Formular aussehen kann.

2. Die SOP sollte über eine entsprechende Numerierung eindeutig identifizierbar sein. Zur Erläuterung wird hier folgendes Beispiel vorgestellt: An den Anfang wird eine Buchstabenfolge von 3 Zeichen gesetzt, um die Zuordnung zu einer Abteilung zu beschreiben.

Es folgen 4 Ziffern: Die *erste Ziffer* steht für das entsprechende Fach im SOP-Handbuch. Die *zweite Ziffer* gibt den Gültigkeitsbereich (1 = allgemeine SOP, 2 = spezielle SOP) an. Die *dritte Ziffer* identifiziert diese spezielle SOP und die *vierte Ziffer* zeigt an, die wievielte Fassung der SOP vorliegt.

3. Eine SOP ist nur gültig, wenn sie sowohl vom Verfasser unterschrieben und datiert wurde als auch von der zur Freigabe berechtigten Person.

4. Auf dem Deckblatt muß zu sehen sein, aus wieviel Seiten die SOP besteht, damit man sicher sein kann, die vollständige SOP in Händen zu halten.

5. Das Deckblatt sollte nur für den Titel, die Gliederung und den Verteiler verwendet werden, um die Übersichtlichkeit zu erhöhen.

6. Eine SOP sollte nicht länger als 4 oder 5 Seiten sein. Je kürzer und prägnanter die SOP gestaltet ist, desto eher wird sie gelesen.

7. SOPs sollten möglichst keine Verweise enthalten. Eine SOP muß für sich allein stehen.

8. Es muß ein Prozedere für die Überarbeitung (das Updating) festgelegt werden. Es muß z. B. genau festgelegt werden, in welchen Zeitabständen die SOPs durchgesehen und auf den neuesten Stand gebracht werden sollen. Wo werden Ergänzungen/Änderungswünsche entgegengenommen und bis zur Neufassung gesammelt?

   Außerdem muß das Verteilen der neuen und das Einziehen der alten SOP-Version beschrieben werden, um sicherzustellen, daß immer die neueste Version der SOPs in allen betroffenen Abteilungen verwendet wird (Verteiler SOP-Handbuch).

   Die Tatsache, daß es immer wieder neu überarbeitete SOPs gibt, verlangt aber auch, daß jeweils ein Exemplar der veralteten Form aufgehoben/gesammelt werden muß, um später nachvollziehen zu können, wie entsprechende Vorgänge zu einer bestimmten Zeit geregelt waren. Diese historische Sammlung muß an einer vorher bestimmten Stelle lückenlos archiviert werden.

Standardarbeits-ablaufbeschrei-bung (SOP)	Titel		Seite 1
			von
NR.:	VERFASSER	DATUM	UNTERSCHRIFT
ORG. EINHEIT	FREIGABE	DATUM	UNTERSCHRIFT
....	ersetzt SOP	vom	

Gliederung:

Verteiler:

Schering

Abb. 1: Muster eines SOP-Formulars

Organisatorisches

Abschließend muß noch einmal betont werden, daß das Schreiben der SOPs
die Voraussetzung für eine Qualitätskontrolle und eine Qualitätssicherung
ist. Es darf aber nicht allein bei dem Schreiben und Erstellen von SOPs bleiben.
Jedem Mitarbeiter, der bei klinischen Prüfungen mitarbeitet, müssen diese
SOPs auch nahegebracht werden. Das bedeutet, die SOPs müssen vorgestellt,
besprochen und diskutiert werden.

Nur wenn die SOPs verstanden worden sind und den tatsächlichen Ablauf
wiedergeben, kann man sicher sein, daß sie in Zukunft auch angewendet
werden. Es reicht nicht aus, ein einmaliges "Training" durchzuführen. Wann
immer Unsicherheiten auftauchen, muß noch einmal über die SOPs
gesprochen werden.

Damit wird klar und deutlich, von wem die SOPs zu schreiben sind. SOPs
können nur von jemandem geschrieben werden, der mit der Sache sehr genau
vertraut ist, der idealerweise seine eigene Arbeit beschreibt. In der SOP wird
der eigene Standard festgelegt, der Standard, an dem man später gemessen
wird.

Natürlich wird es immer wieder vorkommen, daß von den SOPs abgewichen
wird, sei es, daß im Einzelfall organisatorische Änderungen notwendig waren,
oder sei es auch, daß etwas vergessen wurde. Diese Abweichungen, mit denen
man leben kann und muß, sind auch kein schwerwiegendes Problem; sie
müssen aber dokumentiert werden. Auf das Dokumentieren kann auf keinen
Fall verzichtet werden.

Häufige Abweichungen könnten einen Hinweis dafür liefern, daß die entsprechende SOP nicht genau genug die Realität widerspiegelt und sollten ein
Anlaß zur Überarbeitung sein.

Das SOP-System der Humanpharmakologie, Schering AG

L. Lange, H.-J. Schulze

HD Humanpharmakologie, Schering Forschungslaboratorien; Unternehmensentwicklung; Schering AG, Berlin

SOPs zu erstellen ist aufwendig, weil es viele Fragen aufwirft, die zwar schon immer bekannt waren, aber bei dieser Gelegenheit geklärt werden müssen. Hinzu kommt, daß ein SOP-System nie fertig werden kann, da die Arbeitsinhalte und -verfahren einem ständigen Wandlungsprozeß unterliegen und die SOPs entsprechend angepaßt werden müssen. Ein SOP-System regelt die Arbeit einer größeren organisatorischen Einheit.
SOP (Standard-Operating-Procedures; Standardarbeitsablaufbeschreibungen) ist ein Begriff der erstmals in den Regelwerken der FDA für die Beschreibung wesentlicher betrieblicher Vorgänge auftauchte. Solche Beschreibungen der Vorgänge spiegeln den Standard wider, der bei der Erledigung von Aufgaben zugrunde liegt. Sie haben einen hohen Verbindlichkeitsgrad für alle Beteiligten. Dies ist nicht nur aufgrund der Gesetzes-/Verordnungslage gegeben, sondern besteht insbesondere auch aufgrund der Organisationsverpflichtung des Unternehmens und der Notwendigkeit, Mitarbeitern klare Arbeitsgrundlagen zur Verfügung zu stellen. Wir streben an, daß die SOPs einen leicht verständlichen Überblick verschaffen und der tatsächlichen Praxis entsprechen. Wir sprechen von einem SOP-*System*, weil alle GCP relevanten Vorgänge unserer klinischen Prüfungen in SOPs umfassend geregelt werden.
Von großer Wichtigkeit für ein derartiges SOP-System ist der Abstimmungsprozeß mit den Führungskräften und Mitarbeitern organisatorischer Einheiten, z.B. den Abteilungsleitern, aber natürlich auch mit der Qualitätssicherungseinheit, die die Details genau verstehen muß, um ein sinnvolles Audit durchführen zu können. Sobald andere Abteilungen im Hause betroffen sind, muß auch mit diesen die Zusammenarbeit vor einer Regelung besprochen werden. Das Ziel eines SOP-Systems ist es, die Abläufe und Zuständigkeiten, mit denen alle Mitarbeiter vertraut sein sollen, und geschult werden, klar wiederzugeben. Eine SOP-Sammlung (SOP-Handbuch) erleichtert darüber hinaus - vorausgesetzt sie wird konsequent gepflegt - den Nachweis organisatorischer Ordnungsmäßigkeit. Dieser Aspekt ist ein von manchen zu gering eingeschätzter Eckpfeiler der Qualität klinischer Prüfungen. Organisatorische Regelungen sind nötig; Unterlas-

sung oder Falschregelung könnte ggf. negative Folgen für das Unternehmen, Mitarbeiter und insbesondere auch für Probanden und Patienten bei klinischen Prüfungen haben.

In der Humanpharmakologie haben wir aus praktischen Erwägungen für die SOPs ein Handbuch mit 10 Fächern zusammengestellt. Zusätzlich gibt es ein Methoden-Handbuch, in dem die pharmakodynamischen und analytischen Methoden beschrieben werden.

SOP-Handbuch

In den Fächern des SOP-Handbuchs wird unterschieden zwischen generellen SOPs und speziellen SOPs. Diese Unterscheidung hat sich bewährt, weil unter den generellen SOPs jeweils die verstanden werden, die für *alle* Abteilungen der Humanpharmakologie gültig sind, während spezielle SOPs nur für *bestimmte* Abteilungen maßgebend sind. In den generellen SOPs werden z.B. die Formalitäten über die Zuständigkeiten bei Erstellung des Prüfplans und den Änderungen des Prüfplans sowie natürlich die Berichterstattungen usw. festgelegt. In den speziellen SOPs werden z.B. die Verfahrensweisen für das Zentrallabor der Humanpharmakologie oder die Sicherung von Prüfungsdaten in verschiedenen Abteilungen beschrieben.

Wichtig ist festzulegen, wer SOPs erhält. Es soll eine ausreichende Anzahl Handbücher geben, damit die Mitarbeiter in den Arbeitsgruppen auch ohne Probleme Zugriff zu den SOPs haben.

Im Inhaltsverzeichnis des SOP-Handbuches der Humanpharmakologie gibt es z.Zt. 9 Fächer sowie ein 10. Fach mit "fremden" SOPs aus organisatorischen Einheiten, die mit der Humanpharmakologie zusammenarbeiten.

Das *Fach 1* enthält SOPs über allgemeine Rahmenbedingungen. Wir verstehen darunter die gesetzlichen Regelungen sowie die prinzipiellen Regelungen im Rahmen der Firma.

Im *Fach 2* sind die organisatorischen Einheiten inklusive ihres Selbstverständnisses dargestellt.

Im *Fach 3* geht es um das Personal; dabei insbesondere um die Personen, die gesetzlich ausgewiesen sind als verantwortlich für den Prüfungsablauf, wie den "Leiter der klinischen Prüfung" und "prüfungsbeteiligten Mitarbeiter" sowie den "Vertriebsleiter". Denn auch bei klinischen Prüfungen werden Arzneimittel in Verkehr gebracht. Ferner geht es um das Führen von Aus- und Weiterbildungsnachweisen. In diesem Zusammenhang wurde eine dem deutschen Recht entsprechende Entscheidung getroffen, daß es bei uns nur einen gibt, der für die Prüfung zuständig ist, nämlich den Leiter der klinischen Prüfung. Alle anderen sind prüfungsbeteiligte Mitarbeiter, die bestimmte Teilaufgaben übernehmen. Sie sind während und in Angelegenheiten der Prüfung an den Leiter der klinischen Prüfung weisungsgebunden. Der Leiter der klinischen Prüfung nimmt alle ihm übertragenen Aufgaben zur klinischen Prüfung nach den Regeln der ärztlichen

Kunst, nach ethischen Grundsätzen und in Übereinstimmung mit den Rechtsvorschriften wahr. Eine Person, die für diese Funktion lediglich ihren Namen zur Verfügung stellt, kann bei uns nicht Leiter der klinischen Prüfung sein.

Nicht verschwiegen werden darf an dieser Stelle, daß natürlich auch andere Mitarbeiter als der Leiter der klinischen Prüfung im Unternehmen Verantwortung übernehmen; so z.B. interne Auftraggeber und Vorgesetzte durch die Formulierung des Prüfziels incl. der damit verbundenen ethischen Betrachtungen, durch die Freigabe des Prüfplans, seiner Änderungen und Ergänzungen, die qualitätsgesicherte Herstellung von Prüfpräparaten usw.

Im *Fach 4* geht es einmal um den Nachweis der Zuordnung der einzelnen Räume innerhalb der Abteilungen, insbesondere aber auch um den prinzipiellen Aufbau einer Geräte-SOP, wie sie von GLP im Bereich der vorklinischen Verträglichkeitsprüfungen lange bekannt ist.

Ein wichtiges Kapitel ist das *Fach 5*. Hier sind alle Fragen, die mit den Probanden zusammenhängen, beschrieben. Hierzu gehört die Standardisierung der allgemeinen Probandeninformation zur Aufnahme in die zentrale Probandendatei, die Probandenauswahl, die spezielle Probandeninformation für eine Prüfung und die Vergabe von Sperrfristen, die Versicherung, die ärztliche Versorgung und die Honorarberechnung. Gerade zu den Honoraren mußten generelle Vereinbarungen getroffen werden, um eine möglichst gerechte Bezahlung für die ganz unterschiedlichen zeitlichen Beanspruchungen und Belastungen bei Prüfungen in der Humanpharmakologie zu erreichen.

Das *Fach 6* enthält SOPs über den Umgang mit Prüf- und Referenzpräparaten bzw. Substanzen und Laborchemikalien.

Im *Fach 7* sind die Abläufe bei humanpharmakologischen Prüfungen geregelt. Besonders wichtig war es, das Verfahren und die Zuständigkeiten bei Erstellung des Prüfplans zu regeln. In diesem Zusammenhang ist ein Prüfplan entwickelt worden, der als Standardprüfplan mit Standardtexten und Gliederung die Grundlage jeder humanpharmakologischen Prüfung ist. Entsprechendes gilt für Prüfplanergänzungen (sog. Amendments). Durch ein derartiges Vorgehen ist sichergestellt, daß nicht nur das Verfassen eines Prüfplans erleichtert wird, sondern auch die Überprüfung des Prüfplans sowohl durch Vorgesetzte als auch durch die Qualitätssicherungseinheit und auch die Ethik-Kommission schnell und einfach erfolgen kann.

Entsprechendes gilt für die schriftliche Probandeninformation und die Case-report-forms (Prüfbögen), die in ihrem prinzipiellen Aufbau festgelegt wurden, um sicherzustellen, daß sie immer vollständig ausgefüllt werden können.

Wegen der Wichtigkeit der Archivierung wurde diesem Kapitel ein eigenes Fach - *Fach 8* - eingeräumt. Es regelt sowohl die allgemeine Ablage als auch die prüfungsbezogene Archivierung von der Vorbereitung bis zum Ende der Prüfung.

Schließlich gibt es noch eine ganze Reihe von allgemeinen Dingen, die geregelt werden müssen, die aber in die einzelnen Fächer nicht zwanglos passen. Diese wurden im *Fach 9* zusammengefaßt, in dem Beschreibungen enthalten sind wie z.B. Anweisungen zur Arbeitssicherheit, zu regelmäßig zu besuchenden Erste-Hilfe-Kursen, Anweisungen für Notfälle usw.

Methoden-Handbuch

Das Methoden-Handbuch muß mit dem gleichen Selbstverständnis wie das SOP-Handbuch bearbeitet und auf dem neuesten Stand gehalten werden. Auch das darin beschriebene Repertoire pharmakodynamischer und analytischer Methoden gilt bei uns als Eckpfeiler der Qualität klinischer Prüfungen.

Das Handbuch gliedert sich folgendermaßen:

Fach 1: Zentrallabor

Fach 2: Dermatologie

Fach 3: Endokrinologie

Fach 4: Herz / Kreislauf

Fach 5: Zentrales Nervensystem

Die einzelne Methodenbeschreibung folgt folgender Gliederung:

1. Ziel des Verfahrens
2. Wissenschaftliche Grundlagen
3. Apparative Voraussetzungen
4. Durchführung
5. Ergebnisse
6. Anhang

Die Form der Methodenbeschreibung folgt der Form der SOPs.

Eine detaillierte Bearbeitung erscheint nur für die pharmakodynamischen Modelle und aufwendige Analyseverfahren notwendig.

Nutzen von SOPs

SOPs müssen die eigene Arbeit praktisch unterstützen und Verantwortungen klar festlegen. Das Ziel, unsere Arbeit nachvollziehbar zu machen, ist mit Sicherheit nicht nur für die Behörden, sondern auch für die eigene Firma selbst von großer Bedeutung und Wichtigkeit.

Die Arzneimittelentwicklung ist heute durch die vielen Rechtsvorschriften, aber auch durch die notwendige und immer stärkere Spezialisierung der Forscher sowie die kontinuierliche Methodenentwicklung unübersichtlich geworden. Der Vorgesetzte einer größeren organisatorischen Einheit hat heute Schwierigkeiten, auf der einen Seite den Überblick zu behalten und auf der anderen Seite für die vielen Fragen des täglichen Firmen-Lebens ansprechbar zu bleiben und kompetent Auskunft zu geben.

Tatsächlich befreit das Festlegen der Arbeitsabläufe alle Mitarbeiter über viele Dinge immer wieder erneut nachzudenken. Allerdings müssen sich die Verantwortlichen in bestimmten zeitlichen Abständen die organisatorischen und anderen Fragen im Rahmen der SOP-Überarbeitung entsprechend dem sich ändernden Umfeld erneut überlegen und Anpassungen vornehmen. Die Festlegung führt dazu, daß die Arbeit und die Entscheidungsmöglichkeiten nicht mehr der persönlichen Einstellung einzelner Personen überlassen werden. Gerade dies ist auch aus juristischen Gründen für eine pharmazeutische Firma von Vorteil. SOPs geben uns auch eine Basis, die die Einarbeitung neuer Mitarbeiter beschleunigt. Sie ermöglichen es, eine ganze Reihe von Kommunikationsproblemen zweifelsfrei zu vermitteln, so daß sich langfristig hoffentlich die Kommunikation auf die wesentlichen Dinge im Rahmen der Arzneimittelentwicklung konzentrieren kann.

Es ist allerdings auch klar, daß mit Hilfe von SOPs die Arbeit der Mitarbeiter wesentlich besser kontrollierbar ist als vorher. Diese Tatsache wird vielleicht nicht von jedem begrüßt werden können, sie sollte aber, solange derartige Kontrollmöglichkeiten nicht mißbraucht werden können, kein Problem sein, sondern als Hilfe für die eigene Arbeit verstanden werden. SOPs werden den Arbeitsprozeß und die Arbeitsergebnisse verbessern, wenn durch regelmäßige und routinemäßige Audits in diesem Sinne und auf Basis der SOPs Qualitätssicherung betrieben wird.

Das SOP-System von L.A.B.

H.D. Plettenberg
L.A.B. Gesellschaft für pharmakologische Untersuchungen mbH & Co, W - 7910 Neu-Ulm

SOPs beruhen auf bereits gemachten Fehlern; es müssen nicht einmal eigene sein.

Die Entstehung des SOP-Systems der L.A.B.

Ein SOP-System ist eine geordnete Sammlung von Standardarbeitsanweisungen. Jede SOP trägt ein eindeutiges Kennzeichen, nach welchem man sie benennen, einordnen und wiederfinden kann. Diese Aufgabe kann von vielerlei Ordnungssystemen übernommen werden.

Wer eine vollständige und endgültige Sammlung von SOPs verfassen will, der sollte sie als Gesamtpaket schreiben, jeder eine Nummer geben, und sie dann verkünden und in Kraft setzen wie Moses die 10 Gebote am Berge Sinai. Man hat aber nie *alle* SOPs, die man benötigt. Es fällt auch schwer, eine als komplett konzipierte Sammlung zu erweitern. (Das elfte Gebot klingt immer weniger wichtig als die ersten zehn.) Dies schließt geschlossene Systeme aus.

Das einfachste offene System ist eine rein historische Aneinanderreihung der SOPs. Die erste erhält die Nummer 1, die fünfzehnte die Nummer 15. Das Numerieren und Einordnen ist also sehr einfach, aber wie sichert man, daß ältere SOPs in Erinnerung bleiben? Nach den ersten 20-30 SOPs braucht man als Mitarbeiter lauter englische Anwälte mit ihrer berufstypischen Erinnerung an Präzedenzfälle. Außerdem hat eine historische Aneinanderreihung von Anweisungen den weiteren Nachteil, daß SOPs mit niedriger Nummer dazu tendieren, nicht mehr ganz aktuell zu sein.

Dennoch sind diese beiden Modelle von SOP-Systemen beliebt und weit verbreitet. Die Firma Schering hat ein anderes System gewählt und die L.A.B. auch, und es ist sicher kein Zufall, daß unabhängig voneinander Systeme mit großer formaler und struktureller Ähnlichkeit entstanden sind.

Anfangs gab es bei der L.A.B. neben guten wissenschaftlichen Arbeitsprinzipien nur informelle Anweisungen. Dieses Verfahren funktioniert vertikal von oben nach unten hervorragend, solange die Befolgung der Anweisung auch persönlich überwacht wird. Es findet jedoch schnell seine Grenze, wenn die Zahl der Arbeitsabläufe und Mitarbeiter zu groß wird. Außerdem ist es für horizontale Ausbreitung guter Arbeitsweisen nicht geeignet: Zwischen den verschiedenen Abteilungen wachsen die Unterschiede bis zur völligen Unübersichtlichkeit, was wo warum wie gemacht wird.

1982 wurde die Funktion einer QAU eingerichtet, deren erste Aufgabe war, bestehende Arbeitsabläufe zu formalisieren und die Dokumentation zu verbessern. Ein Jahr später wurden im Auftrag der Geschäftsleitung die ersten SOPs geschrieben. Sie betrafen Aspekte der klinischen Durchführung von Phase-I-Studien wie solche der Analytik, z.B. den Umgang mit Proben, analytischen Standards usw. Im Laufe der Jahre wurden dann je nach erkanntem Bedarf hier und da weitere SOPs geschrieben.

Diese SOPs hatten einen Titel, aber sonst kein weiteres systematisches Ordnungsmerkmal; rückblickend werden sie heute "informelle SOPs" genannt. Sie wurden geschrieben, bekanntgemacht und verteilt, aber ihre Verfügbarkeit unterlag im Laufe der Zeit einer schnellen Erosion. Jeder Mitarbeiter ging anders damit um: Der eine hatte seinen Ordner, der andere seine Schublade, und der dritte warf sie nach einem Jahr in den Papierkorb mit dem Argument, er kenne sie ja schon und Befolgen sei wichtiger als Aufheben.

1984 wurde in der QAU ein Ablagesystem für Publikationen und Notizen eingerichtet, um die Vielseitigkeit von Tätigkeiten bei pharmakologischen Untersuchungen und von ihren Einflüssen auf die Qualität besser überschauen zu können. Diese Unterlagen sollten helfen, Probleme in der Zukunft zu vermeiden, waren also speziell mit dem Aspekt leichter Wiederfindung geordnet. Nicht zuletzt mit Hilfe der GLP-Richtlinien wurden dafür zunächst Hauptpunkte definiert, wie Umgang mit Probanden, Geräten, Daten usw. Je nach Bedarf, also nach Umfang der Materialsammlung, wurde dann eine in die Tiefe gehende Gliederung entwickelt.

Der bereits geschilderte Erosionsprozeß im Kenntnisstand von SOPs führte dann 1987 dazu, daß in zwei Hauptabteilungen die bis dahin verfaßten SOPs gesichtet, überarbeitet und gesammelt herausgegeben wurden.

1989 waren erstmals alle Abteilungen der L.A.B. in einem Gebäude vereinigt. Die Möglichkeit zu engerer Zusammenarbeit ergab ideale Voraussetzung dafür, firmeneinheitliche Standards zu entwickeln und durchzusetzen.

Anforderungen an das SOP-System und ihre Umsetzung

Unterstützung von der Firmen- bzw. Abteilungsleitung

Die Einführung eines SOP-Systems verlangt aktive Unterstützung durch die Geschäftsleitung bzw. durch den verantwortlichen Leiter des Unternehmensbereiches, für den es gelten soll. Diese Unterstützung drückt sich bei der L.A.B. dadurch aus, daß der für den wissenschaftlich-technischen Bereich verantwortliche Geschäftsführer der L.A.B. das SOP-System angefordert, genehmigt und offiziell bekannt gemacht hat und daß er sämtliche SOPs durch seine Unterschrift in Kraft setzt.

Logische Struktur

• *Inhaltliche Gliederung*

Die nächste Forderung an ein SOP-System ist, daß es logisch strukturiert sein soll. Nach unserer Erfahrung ist eine Gliederung nach Abteilungen deutlich einer inhaltlichen Gliederung unterlegen.

In den Fällen, wo eine bestimmte Tätigkeit nur eine einzige Abteilung betrifft, macht das keinen Unterschied: Ein Beispiel wäre der Teil 3 unseres SOP-Systems, "Probanden und Patienten", der nur das Humanpharmakologische Zentrum (HPZ) betrifft.

Aber der Umgang mit Referenzstandards für analytische Fragestellungen betrifft:

o das klinische Labor (welches organisatorisch Teil des HPZ ist),

o das Kontroll-Labor (welches dem Kontroll-Leiter untersteht),

o die analytischen Abteilungen HPLC, GC, MS, RIA usw. im analytischen Forschungszentrum (AFZ).

Der Umgang mit solchen Standards muß überall nach den gleichen Prinzipien erfolgen, und dies erfordert abteilungsübergreifende SOPs. Ähnlich muß eine Anweisung über "Aufzeichnungen von Beobachtungen und Tätigkeiten (Rohdaten)" in allen Abteilungen gleich befolgt werden.

Da wir die gleiche Systematik auch für unsere ausländischen Tochtergesellschaften einführen wollen, ist das System selbst in englischer Sprache geschrieben. Die neun Teile des Systems sind in Tabelle 1 dargestellt.

Tabelle 1. Die Teile des SOP-Systems von L.A.B.

1. Firmenorganisation, SOP-System, Personal, Einrichtungen
2. Projektdesign, -organisation und -management
3. Probanden und Patienten
4. Arzneistoffe und Arzneimittel, Standards und Chemikalien, Muster und Proben
5. Geräte und Instrumente, Materialien
6. Elektronische Datenverarbeitung: Hardware, Software, Validierung
7. Datenerzeugung, -zusammenstellung, -bearbeitung; statistische Analyse und Berichterstellung
8. Aufbewahrung von Unterlagen (Archiv)
9. [Compliance and Quality-assurance-Program]

Diese Teile haben bis zu neun Abschnitte, in welchen dann weitere Unterteilungen oder SOPs zu finden sind. Tabelle 2 enthält beispielhaft die Untergliederung eines Teiles des SOP-Systems, Tabelle 3 führt einige der darin enthaltenen SOPs auf.

Der letzte Eintrag in Teil 3, also Abschnitt 3.9, reserviert einen ganzen Abschnitt des SOP-Systems für Tätigkeiten, welche bisher ausdrücklich nicht von der Firma L.A.B. geplant werden. Dennoch ist er hier aufgenommen, aufgrund einer anderen Anforderung an unser SOP-System: Vollständigkeit.

Tabelle 2. Die Abschnitte in Teil 3 des SOP-Systems "Probanden und Patienten"

3.1.   Anwerbung von Versuchsteilnehmern und Umgang mit ihnen
3.2.   Information und Einverständnis
3.3.   Ermittlung des Gesundheitszustandes und Absicherung der medizinischen Sicherheit
3.4.   Messung und Beobachtung klinischer Parameter (ohne Laborparameter)
3.5.   Verabreichung von Arzneimitteln
3.6.   Stationärer Aufenthalt und andere Maßnahmen zur Kontrolle der Aktivitäten der Versuchsteilnehmer
3.7.   Probengewinnung
3.8.   Umgang mit personenbezogenen, insbesondere medizinischen Daten
3.9.   reserviert (für biologische Testsysteme)

Tabelle 3. Einige SOPs im Teil 3 des SOP-Systems "Probanden und Patienten"

3.1.1.   "Administrative Maßnahmen zur Anwerbung und Eingliederung von Studienteilnehmern"
3.2.2.   "Ärztliche Aufklärung und Einverständniserklärung von Studienteilnehmern"
3.3.1.   "Ärztliche Auswahl von Studienteilnehmern"
3.3.8.1 "Bereithaltung und Überprüfung der beweglichen Notfallausrüstung"
3.3.9.1 "Verhalten bei einem medizinischen Notfall im Bereich der L.A.B. Neu-Ulm"
3.5.1.   "Prinzipien für die Applikation von Prüfmedikamenten oder anderen Prüfartikeln in klinischen Studien"
3.5.2.   "Orale Verabreichung von Studienmedikamenten"
3.7.1.1 "Gewinnung von peripher-venösen Blutproben"

• *Vollständigkeit*

Ein SOP-System soll alle Tätigkeiten umfassen, welche direkt oder indirekt die Qualität und Zuverlässigkeit von Daten beeinflussen. Die lückenlose Organisation aller Tätigkeitsbereiche und laufend durchgeführter Tätigkeiten im SOP-System kann als Systemanalyse angesehen werden - und ist somit ein wertvolles Instrument, Probleme zu lösen.

Die Forderung nach Vollständigkeit des Systems bedeutet nicht, daß für jede Tätigkeit eine SOP zu schreiben ist, sondern daß für jede auch erst in Zukunft als notwendig erkannte SOP ein Platz im SOP-System antizipiert sein soll.

Praktisch sieht das zum Beispiel so aus, daß es im SOP-System der L.A.B. große und kleine Teile gibt, für die es nur logisch einsichtige Überschriften gibt, während noch keinerlei Details feststehen. Damit sind ausdrücklich auch solche Tätigkeitsbereiche systematisch abgedeckt, die noch nicht realisiert sind, und selbst solche, für die nicht einmal eine Planung vorliegt.

Tabelle 4. Untergliederung des Abschnitts 5.2, "Gebrauch, Wartung und Reparatur von Geräten für Beobachtung und Behandlung von Studienteilnehmern"

5.2.1.	Geräte für *nicht invasive* Beobachtung (Messung) der *physiologischen* Eigenschaften oder Funktion
5.2.2.	Geräte für *invasive* Beobachtung (Messung) der physiologischen Eigenschaften oder Funktion
5.2.3.	Geräte für Beobachtung (Messung) der *psychologischen* Eigenschaften oder Funktion
5.2.4.	Geräte für Behandlung von Studienteilnehmern
5.2.5.	Geräte für die medizinische Sicherheit von Studienteilnehmern

Tabelle 4 zeigt beispielhaft, wie die Vollständigkeit des SOP-Systems für einen noch nicht realisierten Teil gesichert werden kann: Alle Geräte, die für die Beobachtung oder Behandlung von Studienteilnehmern jemals eingesetzt werden könnten, lassen sich in eine der fünf dargestellten Kategorien einordnen.

Unter Geräten für die Behandlung sind dabei nicht nur Infusionsgeräte oder ähnliches zu verstehen, sondern auch solche für eine Begleitbehandlung, wie ein Sonnenlichtgenerator zur Untersuchung der Phototoxizität eines Arzneistoffs.

Von all diesen SOPs gibt es noch keine einzige, und wir sehen zur Zeit auch keinen dringenden Handlungsbedarf: Da die medizinische Geräteverordnung unmittelbar gilt und befolgt wird, ist dieser Bereich gut genug geregelt, um anderen Aspekten Priorität einräumen zu können.

• *Eindeutigkeit*

In einem logisch strukturierten SOP-Systems soll es für jede Tätigkeit exakt einen Platz geben, in der sie geregelt wird. Überlappungen sind zu vermeiden: Man soll nicht im Streben nach Vollständigkeit des Guten zuviel tun und die gleiche Tätigkeit in verschiedenem Zusammenhang mehrmals erfassen. Abgesehen vom Mehraufwand der doppelten oder mehrfachen Beschreibung derselben Tätigkeit, sind Redundanzen gefährlich, weil sie Quellen zukünftiger Widersprüche sind.

Eine klare Definition der Nahtstellen zwischen Tätigkeiten hilft, Verantwortung zu erkennen und zuzuweisen.

Tabelle 5 zeigt an einem Beispiel, wie das SOP-System operationell werden kann, um die Verantwortungsstruktur zu klären: Ist die Gewinnung von Serum- bzw. Plasmaproben eine personenbezogene Tätigkeit unter rein ärztlicher Verantwortung? Wer ist für die Proben zuständig, wenn der Arzneistoff in Blut instabil ist, wenn also der Analytiker spezielle Aufarbeitungsvorschriften gibt oder selbst in die Klinik kommt, um die Proben aufzuarbeiten?

Tabelle 5. Aufgliederung einer komplexen Tätigkeit nach der Verantwortungsstruktur

Vorgabe: Informelle SOP von 1984 "SOP für die Gewinnung von Serum- bzw. Plasmaproben"

Fragen: Lokalisierung im SOP-System ?
          Ärztliche Tätigkeit am Studienteilnehmer ?
          Umgang des Analytikers mit einer Probe ?

Lösung: Aufteilung der SOP
          3.7.1.1 Gewinnung einer peripher-venösen Blutproben
          (4.3.   Erzeugung und Kontrolle von Proben in biologischer Matrix
          4.3.3.   Erzeugung stabiler Proben)

Die personenbezogene Tätigkeit unter ärztlicher Verantwortung endet mit der Entnahme der Blutprobe, die Aufarbeitung erfolgt prinzipiell unter Verantwortung des Analytikers. Mit dieser Klärung verbunden ist hier die Einordnung von zeitlich unmittelbar aufeinander folgenden Tätigkeiten in zwei verschiedene Teile des SOP-Systems.

Die Baumstruktur des SOP-Systems sieht ausdrücklich keine Ausweitung in eine weitere Dimension von Zusammenhängen vor. Aus dieser Beschränkung ergibt sich ein nicht abschaltbarer Zwang, die Verantwortungsstruktur bis ins Detail zu regeln, denn es kann nie für irgendeine Tätigkeit gleichzeitig zwei Verantwortliche geben.

Vollständigkeit und Eindeutigkeit lassen sich also nur durch eine konsequente inhaltliche Gliederung erzielen. Trennlinien der Verantwortung sind Trennlinien zwischen SOPs für einzelne Tätigkeiten.

Flexibilität

Die konsequente logische Strukturierung des SOP-Systems legt einen Nummernrahmen fest, ohne seine Offenheit in der Tiefe einzuschränken (Abb. 1). Das System behält damit die erforderliche Flexibilität; es ist beliebig wachstumsfähig, ohne seine Gesamterscheinung zu ändern.

Formale Geschlossenheit

Die formale Gestaltung des SOP-Systems ist ein wertvolles Instrument, die Beachtung der SOPs zu erleichtern: Formale Geschlossenheit erhöht die Übersichtlichkeit, die Verwaltung vereinfacht sich, und die Verfügbarkeit der SOPs läßt sich leichter überschauen.

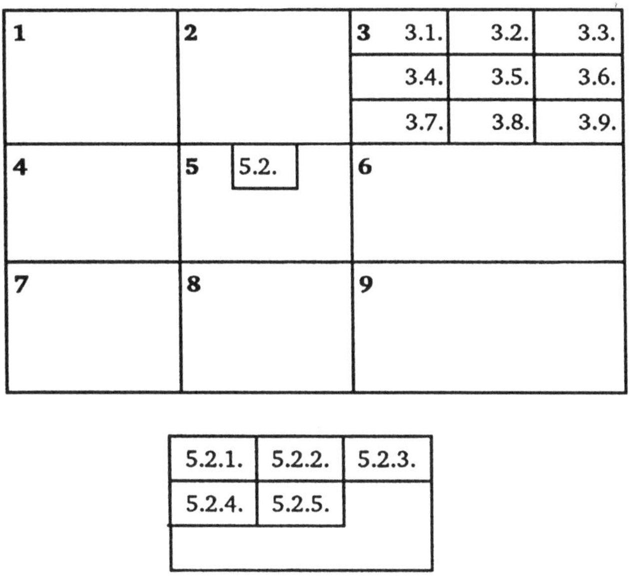

1	2	3	3.1.	3.2.	3.3.
			3.4.	3.5.	3.6.
			3.7.	3.8.	3.9.
4	5 5.2.	6			
7	8	9			

5.2.1.	5.2.2.	5.2.3.
5.2.4.	5.2.5.	

Flexibilität des Systems durch Offenheit in der Tiefe

Abb. 1: Gestaltung eines formal geschlossenen und inhaltlich offenen SOP-Systems durch Öffnung in die Tiefe

Für die SOPs im Rahmen des SOP-Systems wird daher ein Formular verwendet; es enthält Nummer, Titel, Versionsnummer und Datum des Inkrafttretens, die erforderlichen Unterschriften - und den Text.

Die Originale der SOPs werden auf weißem Papier gedruckt und unterschrieben; sie befinden sich an einer zentralen Stelle in der QAU. Für die Arbeitskopien wird Firmenpapier verwendet. Jeder Mitarbeiter mit technisch-wissenschaftlichen Aufgaben hat einen schmalen, weißen Ordner mit der Aufschrift "SOPs" und seinem Namen.

Nach diesen Vorgaben formalisierte SOPs sollen in möglichst kurzer Zeit informelle Arbeitsanweisungen sowie frühere, nicht systematisierte SOPs ersetzen.

Fortdauernde Gültigkeit

Zur Wahrung der fortdauernden Gültigkeit sind zwei Instrumente vorgesehen:

1. SOPs, die aus verschiedenen Gründen nicht exakt befolgt werden können, fehlerhafte oder durch Mißverständlichkeit zu Fehlern provozierende SOPs müssen sofort revidiert werden.

2. Alle Fragen und Anmerkungen aus den Abteilungen, ob sie aus fehlendem Verständnis resultieren oder wertvolle Ergänzungen oder Korrekturen der Prozedur anregen, werden in *ein* Exemplar des kompletten Systems, nämlich die Arbeitskopie der QAU, eingetragen, bzw. wird bei längeren Notizen dort auf deren Existenz in der entsprechenden SOP-Mappe verwiesen.

Spätestens alle zwei Jahre sollen dann *alle* SOPs überprüft werden und entweder überarbeitet oder ausdrücklich als unverändert bestätigt werden.

Organisches Wachstum des SOP-Systems

Anforderung nach SOPs

Das Wachstum eines SOP-Systems soll den Bedürfnissen angepaßt sein; Anforderungen nach SOPs werden von verschiedenster Seite gestellt (Tabelle 6).

Tabelle 6. Anforderung nach neuen SOPs

Herkunft	Beispiele
Intern, prospektiv	Standardisieren bestehender Verfahren (Umstellung von Einzelanweisungen auf eine SOP); Einführen neuer Verfahren oder Techniken
Intern, retrospektiv	Fehleranalyse verlangt Klärung eines Verfahrens oder Präzisierung der Verantwortungsstruktur
Auftraggeber	SOPs auf der Seite des Auftragnehmers vereinfachen Monitoring und Berichterstattung
Behörden/ Vorschriften	Arbeiten nach GLP Organisieren klinischer Prüfungen (Übernahme von Teilen der Verantwortung des Sponsors) Datenverarbeitung (Regelungen für 1992 erwartet)

Entwickeln einer neuen SOP

* *Festlegen des Umfangs*

Die Entwicklung einer neuen SOP beginnt mit der Überlegung, welche Tätigkeiten beschrieben werden sollen.

Dies erfordert zunächst ein logisches Strukturieren des Umfeldes: Bei aufeinanderfolgenden Tätigkeiten müssen die Grenzen zur davor und danach durchzuführenden Aktivität festgelegt werden. Bei der Beschreibung einer von mehreren ähnlichen Aufgaben (z.B. orale, intravenöse, transdermale Medikamentengabe) soll überlegt werden, ob eine allen Alternativen gemeinsame Vorgehensweise herausgeschält werden kann, die in einer generellen SOP zu beschreiben ist, um später Wiederholungen zu vermeiden. Damit ist eine vorläufige Einordnung in das SOP-System und die Zuweisung einer SOP-Nummer möglich.

Nach der Strukturierung des Umfelds folgt das Auflisten der unmittelbar zusammengehörigen Arbeitsschritte. Dabei sind solche Tätigkeiten auszuschließen, die in anderen SOPs geregelt oder zu regeln sind. Auch abteilungstypische, nicht allgemeingültige Details sollen nicht aufgenommen werden.

- *Verfassen eines Entwurfs*

Beim Verfassen eines Entwurfs sind nur folgende formalen Anforderungen zu beachten: Die SOP benötigt einen eindeutigen Titel, die Klärung der Verantwortlichkeiten sowie Vorbereitung bzw. Plan, Durchführung und Dokumentation der Tätigkeit.

Das Schreiben von SOPs ist nicht die alleinige Aufgabe der leitenden Mitarbeiter oder von Spezialisten; jeder Mitarbeiter der L.A.B. kann SOPs schreiben (und wird dort als Autor benannt), auch und gerade Praktiker, die aus ihrer unmittelbaren Erfahrung heraus die Durchführbarkeit einer Anweisung beurteilen können.

- *Diskussion des Entwurfs*

Der Entwurf wird mit den für die Durchsetzung der SOP verantwortlichen Abteilungsleitern diskutiert. Dabei wird noch einmal der inhaltliche Umfang hinterfragt; Vollständigkeit und Korrektheit der Beschreibungen werden geprüft. Die Überlegungen zu Dringlichkeit und Machbarkeit bestimmen den Zeitplan für das Inkrafttreten. Diese Diskussion erfolgt nahezu formlos, entweder im Umlaufverfahren, in Einzelgesprächen oder auf Ad-hoc-Sitzungen; häufig erfährt ein Entwurf eine Reihe von Überarbeitungen, ehe sich ein Konsens herausstellt. Die QAU hat die Aufgabe, die Diskussion voranzutreiben und bei den seltenen inhaltlichen Kontroversen eine Entscheidung der Geschäftsleitung herbeizuführen.

- *Formalisieren und Inkraftsetzen*

Titel, Text der Anweisung und SOP-Nummer werden danach festgelegt und auf das SOP-Formular übertragen. Die Genehmigung erfolgt durch Unterschrift durch den Geschäftsführer, der damit der SOP die nötige Autorität verleiht, und durch den Leiter der QAU, welcher ihre Konsistenz mit dem SOP-System bestätigt. Auch die Abteilungsleiter, welche die SOP einführen und durchsetzen sollen, unterschreiben auf dem Original zur Kenntnisnahme.

- *Verteilen*

Die Verteilung der SOPs erfolgt über die Abteilungsleiter; es müssen genügend Exemplare verteilt werden, um die Bekanntheit sicherzustellen, jedoch nicht mehr als nötig, um nicht die Kontrolle zu verlieren. Jeder Mitarbeiter der L.A.B. hat einen persönlichen Ordner mit SOPs für seinen Tätigkeitsbereich; darüber hinaus sind an einigen Arbeitsplätzen, z.B. bei den Analysenwaagen oder den Zentrifugen, SOPs ausgehängt.

Einführen einer neuen SOP

- *Planen*

Neue SOPs können Beschreibungen von bereits vorliegenden informellen Verfahren sein oder veränderte bis hin zu völlig neuen Arbeitsweisen festlegen.

Nur SOPs, die ein bereits bekanntes Verfahren beschreiben, können unmittelbar in Kraft gesetzt werden; Änderungen können nur planmäßig durchgeführt werden.

So kann das Einführen neuer Arbeitsabläufe von der Verfügbarkeit von Mitarbeitern oder geeigneten Arbeitsmitteln abhängen. Der Plan für das Inkraftsetzen muß also den Zeitaufwand berücksichtigen, der zum Bereitstellen der erforderlichen Mittel benötigt wird.

SOPs, welche nur zukünftige Aktivitäten betreffen (z.B. eine neue Dokumentationsanforderung), werden in Kraft gesetzt, sobald die erforderlichen Mittel zur Verfügung stehen. SOPs, die auch Verbesserungen an früheren Arbeiten erfordern (z.B. eine neue Kennzeichnungspflicht), werden im allgemeinen in zwei Schritten eingeführt; die neue SOP beschreibt in diesem Fall die Prozedur *und* die Übergangsperiode bis zur vollständigen Einführung: Sie verlangt, daß nach Bereitstellen der erforderlichen Arbeitsmittel alle betreffenden neuen Arbeiten unverzüglich nach den neuen Anforderungen durchgeführt werden, sie definiert den Umfang früherer Arbeiten, der nachträglich verbessert werden muß, und sie nennt den Zeitpunkt, bis zu dem die Verbesserung der (wie oben definierten) früheren Arbeiten abgeschlossen sein muß.

Im folgenden Beispiel lassen sich leicht Zeitpunkt der Einführung, Umfang der geforderten Nachbesserungen und das Ende der Übergangszeit ablesen.

Auszug aus SOP 4.1.8. "Erstellen von Rückstellmustern von Test- und Referenzartikeln" (in Kraft ab 1. August 1989):
(1.-8.)....
9. Alle Prüf- und Referenzartikel, welche nach dem 1. August 1989
    eingehen, werden nach dieser Anweisung behandelt.
    Für Eingänge zwischen Anfang 1989 und 31. Juli 1989 werden
    nachträglich bis 31. August 1989 Rückstellmuster nach dieser
    Anweisung angelegt.
    Rückstellmuster von Prüf- und Referenzartikeln, die 1988 oder früher
    eingegangen sind, sind nach Wirkstoffen alphabetisch sortiert und
    verbleiben in dieser Ordnung.

• *Einüben*

Bei neuen Arbeitsweisen beginnt die Einführung in der Regel schon lange,
bevor die SOP formell in Kraft tritt: Es ist dringend empfehlenswert, anhand
eines ausformulierten Entwurfs zu prüfen, ob die exakte Befolgung der SOP
den Vorstellungen des verantwortlichen Abteilungsleiters entspricht.

Akzeptanz von SOPs

• *Das Bewährte erhalten!*

Die Erstellung eines SOP-Systems geht am schnellsten und ist am erfolg-
reichsten, wenn sowenig wie irgend möglich an bewährten Abläufen und
Strukturen geändert wird. Alle bewährten früheren Arbeitsanweisungen und
Formulare, Datenerfassungsbögen und Checklisten sind Kernstücke von SOPs.
Am grünen Tisch geplante SOPs stoßen auf heftigen Widerstand - und zu
Recht.

• *Realistisch bleiben!*

Eine neue SOP darf nicht den Einsatz von Arbeitsmitteln verlangen, die noch
nicht zur Verfügung stehen, oder die Verantwortung für eine bestimmte
Tätigkeit einer Stelle zuschreiben, für die noch nicht einmal eine Stelle-
nausschreibung genehmigt ist. Eine unrealistische SOP untergräbt die
Glaubwürdigkeit des gesamten Systems.

• *Prioritäten setzen!*

Gelegentlich geht einem Autor beim Schreiben einer SOP die Begeisterung
durch, und er verlangt verbindlich eine ideale Arbeitsweise. Doch mit solchem
Idealismus stößt man schnell an die Grenzen der Durchsetzbarkeit: Man
frustriert jene Mitarbeiter, deren im Grunde richtige Arbeit als nicht gut oder

nicht schön genug kritisiert wird, und man legt sich unnötige Beschränkungen auf bei der Auswahl von Mitarbeitern, denn nicht jeder beherrscht die ideale Arbeitsweise auf Anhieb.

Prioritäten setzen heißt dagegen: Das Notwendige verlangen und schnell durchsetzen, statt lange Zeit über das darüber hinaus Wünschenswerte zu verhandeln und die Durchsetzung einer Arbeitsanweisung insgesamt zu verzögern.

Besonderheiten bei einem Auftragsforschungsinstitut

Verschiedene humanpharmakologische Forschungseinrichtungen haben den jeweiligen Bedürfnissen entsprechend unterschiedliche SOP-Systeme und SOP-Typen entwickelt.

Forschende Unternehmen der pharmazeutischen Industrie können sehr effektive SOP-Systeme aufbauen, weil sie auf ein bestimmtes Produktspektrum und die für seine Untersuchung typischen Aktivitäten perfekt zugeschnitten werden können. Ein Auftragsforschungsinstitut wird dagegen bei der Ausgestaltung seines SOP-Systems einschränkende Spezialisierungen vermeiden; seine SOPs müssen für sehr verschiedenartige Projekte gelten.

Für manche Tätigkeiten wird die SOP sogar - vorsätzlich - keine Festlegungen enthalten, obwohl sie für jedes einzelne Projekt benötigt werden, damit berechtigte Wünsche des Auftraggebers berücksichtigt werden können. Das folgende Beispiel demonstriert, auf welche Weise die erforderliche Flexibilität in eine SOP eingebracht werden kann.

Ausschnitt aus SOP 4.2.8.1 "Rückstandsgewinnung von transdermalen therapeutischen Systemen"
(....)
1. Vor Beginn jeder Studie müssen die erforderlichen Informationen bezüglich der Abschnitte
    2   (Aufbewahrungsgefäß)
    4   (Reinigungsmaterial)
    8, 9   (Einbeziehung von Tupfern und zusätzlichem Verband)
    10   (Lagerungsbedingungen) und
    12   (Anzahl und Vorgehensweise für Referenzpflaster)
    vom jeweiligen Analytiker eingeholt werden.

Diese Flexibilität muß jedoch auf ein wohldefiniertes Fenster beschränkt bleiben (Tabelle 7), für dessen studienspezifische Ausgestaltung die Verantwortung klar zugewiesen ist, im Beispiel dem Analytiker.

Tabelle 7. Begrenzung der Flexibilität in SOP 4.2.8.1 "Rückstandsgewinnung von transdermalen therapeutischen Systemen"

Fix	Flexibel
Aufbewahrungsgefäß	welches
Eindeutige Kennzeichnung	-------
Aufbewahren der Schutzfolie	-------
Aufbewahren des Pflaster	-------
Reinigungsmaterial	welches
Reinigung der Haut mit angefeuchteten Tupfern	-------
Aufbewahrung der Tupfer	wo
Dokumentation des Zustandes von Pflaster und Haut	-------
Referenzpflaster	wieviele

Eigene Forschungseinrichtungen der pharmazeutischen Industrie können ihren Qualitätsstandard zumindest mittelfristig autonom festlegen, solange er die Minimalforderungen von gesetzlicher bzw. behördlicher Seite erfüllt. Ein international tätiges Auftragsforschungsinstitut besitzt diese Autonomie nicht oder nur in sehr beschränktem Maße: Die jeweils weitestgehenden Richtlinien von Gesundheitsbehörden der ganzen Welt sind zu berücksichtigen. Man kann zwar kurzfristig, mit entsprechend hohem Aufwand, jede speziell erhobene Qualitätsforderung einmalig erfüllen, mittelfristig ist es jedoch wirtschaftlich unverzichtbar, mit immer dem gleichen Standard zu arbeiten: Es bietet keinerlei ökonomischen Vorteil, gleiche Tätigkeiten je nach Herkunftsland des Auftraggebers oder je nach Gesundheitsbehörde nach verschiedenen Qualitätsstandards durchzuführen! Die SOPs müssen dem Rechnung tragen.

Darüber hinaus kann das Qualitätssicherungssystem in einer Auftragsforschungseinrichtung, von dem die SOPs ja nur einen Teil darstellen, nicht "zur Konsolidierung" auf einem bestimmten Niveau eingefroren werden, weil stets neue Anforderungen einzelner Auftraggeber zu bedenken sind. Jede qualitätsrelevante Anforderung eines einzigen Auftraggebers löst eine weitere differentielle Änderung des Gesamtsystems aus; das SOP-System wird also niemals fertig.

Das Qualitätsmanagement muß dafür sorgen, daß aus diesem "niemals fertig werden" keine Resignation erwächst, sondern daß die Mitarbeiter die dem System innewohnende Flexibilität dazu nutzen, ihren Ehrgeiz nach Spitzenleistungen zu entfalten und ihre eigenen Vorstellungen einzubringen.

Qualitätssicherung in der Humanpharmakologie

H.D. Plettenberg

L.A.B. Gesellschaft für pharmakologische Untersuchungen mbH & Co, W - 7910 Neu-Ulm

Eine Erörterung zum Begriff "Qualitätssicherung"

Seit Generationen haben ärztliche Forscher und forschende Ärzte mit wissenschaftlichen Arbeitsweisen neue Erkenntnisse, neue Verfahren und neue Arzneistoffe entwickelt. Auch nichtärztliche Forscher haben dazu Beiträge geleistet - Pasteur war nicht Arzt, sondern "nur" Chemiker und Biologe.

In Kliniken, Praxeń und Labors gab es *persönlich geschulte Mitarbeiter* und *klare Arbeitsanweisungen*. Über hundert Jahre alte Hefte mit *detaillierten Aufzeichnungen* unterscheiden sich wenig, und wenn, dann positiv, von heutigen Laborjournalen. Zusammen mit dem *hippokratischen Eid* als Ausdruck einer ethisch begründeten Berufsauffassung haben wir somit eine lange Tradition wesentlicher Elemente der Qualitätssicherung in der klinischen Forschung. In dieser langen Tradition wurde nur der Begriff 'Qualitätssicherung' nicht verwendet.

Vor fast genau 11 Jahren, am 20. Juni 1979, traten die GLP-Vorschriften der Food and Drug Administration der USA in Kraft, in denen unter anderem die Notwendigkeit einer unabhängigen "Quality Assurance Unit" für Studien im Bereich der präklinischen Forschung festgestellt wurde. Die Aufgaben dieser QAU wurden deutlich beschrieben. Ähnlich verlangen die GLP-Vorschriften der OECD von 1981 ein "Quality Assurance Programme", welches in der offiziellen deutschen Übersetzung "Qualitätssicherungsprogramm" genannt wird.

Das Konzept hat sich bewährt, und mehrere Betriebe der pharmazeutischen Industrie und der Auftragsforschung haben seitdem auch für den Bereich der klinischen Prüfung Arbeitsgruppen für "Quality Assurance" eingerichtet. Die klare Darstellung von Funktion und Aufgaben der "Quality Assurance Unit" in den zuerst englischsprachigen Dokumenten zu GLP hat dazu geführt, daß auch in vielen deutschen Betrieben diese Arbeitsgruppe QAU und nicht "QSE" genannt wird.

Bis vor etwas mehr als einem Jahr begriffen damit viele Qualitätssicherung als die Tätigkeit einer nur der Geschäftsleitung unterstehenden, von Planung und Durchführung der Studien unabhängigen "Quality Assurance Unit".

Am 11. Juli 1990 dieses Jahres verabschiedete das "Committee for Proprietary Medicinal Products" eine Richtlinie mit dem Titel "Good Clinical

Practice for Trials on Medicinal Products in the European Community".[1]
Vorausgegangen waren ein erster Entwurf vom Dezember 1988 und in
schneller Folge fünf Revisionen des Entwurfs mit beträchtlichen Umarbei-
tungen. Die Revision 1 des Entwurfs, datiert mit 17. Februar 1989, enthielt
erstmals eine Definition des Begriffs "Quality Assurance":

*All those planned and systematic actions necessary to provide adequate confidence that
the generated data will satisfy the requirements for quality.*

Diese Definition folgte fast wörtlich der international standardisierten Definition[2] des Begriffs, nur daß dort das Produkt anstelle von "generated data"
allgemeiner mit "product or service" beschrieben wird.[3] Aufbauend auf dieser
frühen Definition wurde der Begriff "Quality Assurance" von Revision zu
Revision erweitert und präzisiert, bis zum jetzt beschlossenen Wortlaut:

*Systems and processes established to ensure that the trial is performed and the data are
generated in compliance with Good Clinical Practice including procedures for ethical
conduct, SOPs, reporting, personal qualifications etc. This is validated through in-process
quality control and in- and post-process auditing, both being applied to the clinical trial
process as well as to the data.*

*Personnel involved in Quality Assurance audit activities must be independent of those
involved in or managing a particular trial.*

In einer freien Übersetzung steht der Begriff 'Quality Assurance' also für
Systeme und Verfahren, die eingerichtet werden, um sicherzustellen, daß die
Durchführung der Prüfung und die Erzeugung von Daten in Übereinstimmung
mit GCP erfolgen; enthalten sind dabei Richtlinien für ethisches Vorgehen,
SOPs, Berichterstattung, Qualifikation der Beteiligten usw. Dies wird validiert
durch Qualitätskontrolle im Verlauf und durch Audits während und nach der
Studie; beides ist auf das Vorgehen bei der klinischen Prüfung wie auf die
Daten anzuwenden.

Solche Systeme und Verfahren sind nichts Neues. In der Einleitung wurden
als Grundlage erfolgreicher Forschung unserer Vorgänger und Vorbilder der
Eid des Hippokrates, klare Arbeitsanweisungen, Laborhefte und persönlich
geschulte Mitarbeiter hervorgehoben.

Die Beschreibung von 'Quality Assurance' führt weiter aus: Personen, welche
mit Auditaktivitäten im Rahmen der Qualitätssicherung befaßt sind, müssen
unabhängig sein von Personen, welche an der Durchführung oder Organisation einer besonderen Studie beteiligt sind.

---

1 Zum Symposium lag eine Version der Richtlinie vom 4. Mai 1990 vor, die sich in den hier
diskutierten Teilen nicht von der Fassung vom 11. Juli 1990 unterscheidet.
2 International Organization for Standardization. Quality - Vocabulary. ISO 8402.
3 Die deutsche Übersetzung der ISO-Norm lautet:
*Alle geplanten und systematischen Tätigkeiten, die notwendig sind, um hinreichendes Vertrauen
herzustellen, daß ein materielles oder immaterielles Produkt die Qualitätsforderung erfüllen wird.*
DIN 55350 Teil 11 prägt für 'Quality Assurance' den unhandlichen Begriff 'QS-Nachweisführung',
also 'Qualitätssicherungsnachweisführung'.

An dieser Stelle drückt sich also jenes Konzept aus, welches sich bei der GLP so bewährt hat: die Unabhängigkeit des Beobachters und Gutachters von den an Planung und Durchführung Beteiligten.

Mit dieser Erläuterung im Glossar der Richtlinie wird dem Begriff 'Quality Assurance' bzw. 'Qualitätssicherung' im Rahmen von GCP eine sehr breite Bedeutung zugewiesen. Nach der gültigen deutschen Norm[4] steht 'Qualitätssicherung' für die übergreifende Gesamtheit aller Aspekte zum Erzielen und Einhalten von Qualität, nämlich für die *"Gesamtheit der Tätigkeiten des Qualitätsmanagements, der Qualitätsplanung, der Qualitätslenkung und der Qualitätsprüfungen"*.

Stellt man diese sehr umfassende, ganz allgemeine Definition neben die sachlich konkrete Erläuterung im Glossar der EG-Richtlinie zu GCP, so findet man eine große begriffliche Übereinstimmung.

Aus diesem Grunde kann für die Übertragung der EG-Richtlinie ins Deutsche das Einfache, Naheliegende vorgeschlagen werden: "Qualitätssicherung" im Zusammenhang von GCP sei das deutsche Synonym zu "Quality Assurance" im Zusammenhang von GCP.

Qualitätssicherung im Rahmen von GCP

Nach der weiten Begriffsbestimmung der EG-Richtlinie umfaßt Qualitätssicherung im Rahmen von GCP Vorgaben für ethisches Vorgehen, SOPs, die Berichterstattung und die Qualifikation der Beteiligten. Zur Überwachung der Vorgaben und zum Nachweis ihrer Einhaltung dienen Qualitätskontrolle und Audit.

Bei den Richtlinien für ethisches Vorgehen handelt es sich formal um drei Forderungen, nämlich:

o Befolgen der Deklaration von Helsinki
o Befragen einer Ethikkommission ("request the opinion") und deren Zustimmung ("favourable opinion")
o Umfassende Information der Patienten oder Probanden und deren Einverständniserklärung zur Teilnahme

Änderungen durch die neue Richtlinie ergeben sich durchaus, aber weniger für den Auftraggeber einer klinischen Prüfung oder den untersuchenden Arzt, sondern für manche Ethikkommissionen: Die Beachtung der gültigen Fassung der Deklaration von Helsinki von 1989 und der GCP-Richtlinie von 1990 wird zu einer Bereinigung der verwirrenden und belastenden Meinungsvielfalt über die Ethikkommissionen führen.

Was beinhaltet die EG-Richtlinie zu Standardarbeitsanweisungen?

---

4 Begriffe der Qualitätssicherung und Statistik. Grundbegriffe der Qualitätssicherung. DIN 55350 Teil 11

Die GCP-Richtlinie enthält im Vorwort einen Satz, der die Bedeutung der SOPs hervorhebt: "Vorgegebene, systematische schriftliche Anweisungen sind erforderlich für Organisation, Durchführung, Datensammlung, Dokumentation und Datenkontrolle klinischer Prüfungen, um sicherzustellen, daß die Rechte und die Unversehrtheit von Versuchsteilnehmern geschützt sind, um die Glaubwürdigkeit der Daten herzustellen, und um die ethische, wissenschaftliche und technische Qualität von Prüfungen zu verbessern."

Dieser Satz hat besondere Bedeutung für die Humanpharmakologie, da hier eine allgemeine Anforderung nach systematischen, schriftlichen Anweisungen ausgedrückt wird, die nicht nur auf den Auftraggeber der Prüfung beschränkt ist.

Im Glossar sind SOPs nur beschrieben als: "standardisierte, detaillierte, schriftliche Anweisungen des Sponsors für die Steuerung klinischer Prüfungen. Sie schaffen einen allgemeinen Rahmen, der die erfolgreiche Ausfüllung und Durchführung all jener Aufgaben und Tätigkeiten für eine bestimmte Studie ermöglichen, wie sie in diesem Dokument beschrieben sind".

Damit wird weltweit erstmals in einer Richtlinie gefordert, für die klinische Prüfung SOPs oder Standardarbeitsanweisungen zu erstellen.

Die wichtigste prospektive Maßnahme zur Sicherung der Qualität einer klinischen Prüfung sind allerdings nicht die SOPs, sondern die Auswahl der richtigen Personen. Im Glossar und im Abschnitt über Verantwortung enthält die GCP-Richtlinie zahlreiche wichtige Anforderungen bzw. Klärungen.

o Die Forderung aus dem AMG nach einem verantwortlichen "Leiter der klinischen Prüfung" ist zwar in der Richtlinie nicht enthalten, ihr ist aber auch keinesfalls widersprochen.

o Der Realität entsprechend wird davon ausgegangen, daß der Prüfarzt Mitarbeiter hat, welche ihn bei der Durchführung der klinischen Prüfung unterstützen. Diese müssen angemessen über die Einzelheiten der Prüfung informiert sein.

o Der Begriff des Monitors verschiebt sich im Qualifikationsspektrum nach oben. Es ist durchaus vorstellbar, daß der Monitor nach GCP mit dem Leiter der klinischen Prüfung nach AMG identisch sein kann.

o Der Monitor kann durch ausgebildete technische Mitarbeiter unterstützt werden - diese heißen jedoch nicht "Monitor".

o Der Auftraggeber der Studie trägt die Verantwortung zur Auswahl geeigneter Personen und/oder Arbeitsgruppen für die Aufgaben der Vorbereitung und Überwachung einer Studie sowie für die Datenbearbeitung, statistische Auswertung und Berichterstellung.

SOPs und persönliche Qualifikation sind prospektive Elemente zur Qualitätssicherung, sie betreffen vor allem die an der Prüfung Beteiligten. Umfassende Qualitätssicherung verlangt jedoch auch die retrospektive Bewertung einer klinischen Prüfung.

Im Glossar der EG-Richtlinie zu GCP wird das Audit beschrieben als: "Vergleich von Rohdaten und zugehörigen Unterlagen mit dem Zwischen- oder Abschlußbericht, um festzustellen, ob die Rohdaten korrekt berichtet sind und ob die Prüfung in Übereinstimmung mit Prüfplan und Standardarbeitsanweisungen (SOPs) durchgeführt wurde, um zusätzliche, nicht im Abschlußbericht angeführte Informationen zu erhalten und um zu überprüfen, ob Arbeitsweisen während der Bearbeitung von Daten angewendet wurden, welche deren Zuverlässigkeit beeinträchtigen könnten.

Die Durchführung eines Audits muß entweder durch eine interne Einrichtung des Auftraggebers erfolgen, welche unabhängig von den für die klinische Forschung verantwortlichen Einheiten ist, oder durch einen externen Auftragnehmer.

Ein Auditzertifikat ist ein Dokument mit der Bestätigung, daß ein angemessenes Audit stattgefunden hat.

Übereinstimmend mit dem Konzept der Qualitätssicherung im Sinne von GLP soll also eine unabhängige Arbeitsgruppe die Übereinstimmung zwischen Bericht und den zugrundeliegenden Unterlagen überprüfen. Anders als in den GLP-Richtlinien wird dabei ausdrücklich die Möglichkeit angeboten, die Ausführung des Audits nach außen zu verlagern.

Besonderheiten der Qualitätssicherung in der Humanpharmakologie

Die Qualitätssicherung in der Humanpharmakologie verdient eine gesonderte Betrachtung, weil die Humanpharmakologie sich in einigen Punkten von der übrigen klinischen Pharmakologie unterscheidet, welche für die Qualitätssicherung von Bedeutung sind:

o Es gibt besondere ethische Aspekte bei Prüfungen an Probanden, denn ein gesundheitlicher Nutzen für den Versuchsteilnehmer ist nicht beabsichtigt.[5]

o Die Besonderheiten der Aufgabenstellung verlangen andere Ansätze in Planung, Durchführung und Auswertung der Prüfung.

Explorative Fragestellungen müssen anders angegangen werden als vergleichend-testende.

Untersuchungen über die Verträglichkeit eines neuen Arzneistoffs und die Art und Weise der Wirkung beinhalten häufig eine außerordentliche Belastung der Versuchsteilnehmer, nicht nur körperlich, sondern auch psychisch. Freiwilligkeit der Versuchsteilnahme bedeutet durchaus nicht Begeisterung über diese Belastung. Probanden sind auch keine Pharmakologen; sie sind am Erfolg der Prüfung nicht interessiert, und viele halten sich nur an solche Vorschriften des Prüfplans, die erkennbar kontrolliert und durchgesetzt

---

5 Siehe die Beiträge von Rijs und Würmeling in diesem Band.

werden. Die Versuchsbedingungen müssen also eng kontrolliert werden -
nicht nur aus Gründen der medizinischen Sicherheit, sondern vor allem, um
die Aussagekraft einer Prüfung nicht zu gefährden.

o   Die Besonderheiten der Untersuchungsmethoden in der Humanphar-
     makologie müssen beachtet werden.

Objektive Messungen überwiegen; Meßgerät und Meßmethode sind für den
Erfolg einer Prüfung genauso wichtig wie die Befunde des Arztes über den
Gesundheitszustand. Dabei enstehen riesige Datenmengen. Wer den Ausdruck eines Pharmako-EEGs oder einer 24-Stunden-EKG-Aufzeichnung
gesehen hat, wer die Datenmenge eines einzigen Chromatogramms aus der
Analyse einer Blutprobe einer pharmakokinetischen Studie begutachtet hat,
der weiß, daß hier besondere Vorgaben für die Datenbearbeitung und die
statistische Auswertung vorliegen.

*Diesen Merkmalen von humanpharmakologischen Untersuchungen muß die
Qualitätssicherung Rechnung tragen*: An erster Stelle steht die Forderung nach
Standardisierung der Beobachtungen bzw. Tätigkeiten. Die logische Konse-
quenz ist die Forderung nach SOPs, auch und gerade beim Untersucher - im
Sinne des Vorworts der GCP-Richtlinie. Dazu kommt die Forderung nach
Validierung der verwendeten experimentellen Verfahren und der benutzten
Geräte. Die Arzneimittelprüfrichtlinien verlangen validierte analytische
Methoden, und das Bundesgesundheitsamt ist erfolgreich dabei, diese For-
derung durchzusetzen. Pharmakodynamische Messungen vertragen keine
niedrigere Qualitätsanforderung.

Erfolgreich werden Bemühungen um Qualitätssicherung jedoch erst durch
den Einsatz von besonders qualifizierten, häufig von spezialisierten Mitarbeitern. In der Humanpharmakologie sind die geplanten Maßnahmen zur
Gesundheitsfürsorge allenfalls vorsorglich, nicht heilend. Therapie ist die
Extremsituation, für die Vorkehrungen zu treffen sind, auch personell. Im
Regelfall kann und soll sich aber das Augenmerk der Untersucher ganz auf
die Vorbereitung und Durchführung der Prüfung konzentrieren.

Wenn diese Forderungen erfüllt sind, findet ein Audit vollständige Übereinstimmung von Studiendurchführung und Daten mit dem Bericht.

Diese Forderungen zur Qualitätssicherung in der Humanpharmakologie
sind als Programm zu verstehen, an dem jeder Beteiligte arbeiten soll: Qualitätssicherung ist kein irgendwann einmal erreichbarer Endzustand, sondern
ein Verfahren, das immer anzuwenden ist.

Praxis der QAU bei Schering

J. Lange

Ph-Entwicklungssekretariat, Schering Forschungslaboratorien, Schering AG, Berlin

Einführend werden Definitionen zu wichtigen Begriffen der Qualitätssicherung gegeben, die der deutschen Übersetzung der EG-Guidelines (Good Clinical Practice for Trials on Medicinal Products in the European Community, III/3976/88 EN, 11.07.90) entnommen wurden. Anschließend wird über die praktische Umsetzung der aus den EG-Richtlinien zu GCP entstehenden Anforderungen an eine Qualitätssicherungseinheit (QAU = Quality Assurance Unit) bei der Schering AG berichtet.

Definitionen

Qualitätskontrolle

Arbeitstechniken und Aktivitäten, die innerhalb des Systems der Qualitätssicherung unternommen werden, um zu bestätigen, daß die Anforderungen an die Qualität der Studie erfüllt worden sind.

Qualitätskontrolle betrifft alle Stellen, die in Planung, Durchführung, Monitoring, Bewerten und Berichten einer Studie involviert sind - auch die Mitarbeiter des Sponsors oder des Auftragsforschungsinstitutes -, eingeschlossen die Verarbeitung der Daten, mit dem Ziel zu vermeiden, daß Personen, die in die Studie einbezogen sind, unnötigen Risiken ausgesetzt sind oder daß falsche Schlußfolgerungen aus unkorrekten Daten gezogen werden.

Qualitätssicherung

Systeme und Vorgehensvorschriften, aufgestellt um sicherzustellen, daß die Studie und die Erhebung der Daten in Übereinstimmung mit der Guten Klinischen Praxis einschließlich der Vorgehensweisen für die ethische Durchführung, SOPs, Bericht, persönliche Qualifikation etc. durchgeführt werden. Dies wird bestätigt durch In-Prozeß-Qualitätskontrolle und In- sowie Post-Prozeß-Auditing, beides angewendet auf die Durchführung der klinischen Prüfung wie auch die Daten.

Personal, das mit dem Auditing zur Qualitätssicherung beauftragt ist, muß unabhängig sein von dem Personal, das in den Aktivitäten für eine bestimmte klinische Prüfung involviert ist.

Audit

Vergleich der Rohdaten und hierzu gehörenden Niederschriften mit dem Zwischenbericht oder dem Abschlußbericht, um festzustellen, ob die Rohdaten korrekt berichtet wurden, ob die Durchführung in Übereinstimmung mit dem Prüfplan und den Standard Operating Procedures (SOP) vorgenommen wurden, um zustätzliche Information, die nicht im Abschlußbericht enthalten ist, zu erhalten und um zu erkunden, ob bei der Erstellung der Daten Praktiken angewendet wurden, die deren Validität beeinträchtigen könnten.

Ein Audit muß entweder von einer internen Einheit des Sponsors, die jedoch unabhängig von der Einheit tätig wird, welche verantwortlich für die klinische Forschung ist, oder durch ein externes Auftragsunternehmen durchgeführt werden.

Eine Qualitätssicherungsgruppe erbringt - aus der Sicht der Autorin - eine Serviceleistung. Im Rahmen dieser Serviceleistung werden der Leiter der klinischen Prüfung und seine Mitarbeiter bei der Prüfplanung, Durchführung der Prüfung und Berichterstattung kritisch unterstützt. Die Qualitätssicherungsgruppe richtet dabei ihr Hauptaugenmerk auf die Einhaltung vorgeschriebener Abläufe und Formalien und selbstverschriebener SOPs.

Es soll hier ausdrücklich betont werden, daß eine gut fundierte Vertrauensbasis zwischen der Qualitätssicherungsgruppe und dem Leiter der klinischen Prüfung als sehr wichtig erachtet wird.

Wichtig ist zudem, sich immer bewußt zu sein, daß es normal ist, Fehler zu machen. Es ist aber auch wichtig, Fehler und/oder Abweichungen zu dokumentieren und beim Korrigieren dieser Fehler bestimmte Korrekturregeln einzuhalten.

Aufgaben der Qualitätssicherung

Die Aufgaben der Qualitätssicherungsgruppe - GCP/QAU (= Quality Assurance Unit) - liegen in der Gewährleistung der Einhaltung von Good Clinical Practice durch Prä-, In- und Post-Prozeß-Auditing.

Aufgaben der Qualitätssicherung sind:

o   Audit der Vollständigkeit der Prüfungsvoraussetzungen (SOP, Protokoll der Ethik-Kommission, Hinterlegung, Antrag auf firmeninterne Prüfgenehmigung)
o   Audit von Prüfplan, Prüfbogen, Probanden- bzw. Patientenaufklärung
o   Audit der Prüfungsdurchführung
o   Audit auf Vollständigkeit der Dokumentation (vor Archivierung)
o   Audit des Abschlußberichtes

Audit von Prüfplan, Prüfbogen und Probandeninformation

Als erster Schritt erfolgt das Auditing des Prüfplanes, der Prüfbogen und der Probandeninformation. Dieses Audit kann man z.b. anhand von Checklisten vornehmen. Ein Beispiel soll dies verdeutlichen: Die Checkliste orientiert sich an den "Grundsätzen für die ordnungsgemäße Durchführung der Klinischen Prüfung von Arzneimitteln" vom 09.12.1987, die sehr ausführlich auf den Prüfplan eingehen. Die Prüfplandurchsicht beginnt mit der Feststellung, ob GCP/QAU den Prüfplan vor Prüfungsbeginn erhalten hat, geht über Zielsetzung und Begründung der Prüfung, das Prüfungsdesign, die Prüfpräparate-verwendung, -lagerung, -verpackung, -beschriftung bis zur Rückgabe der Prüfpräparate.

Weiterhin wird z. B. nachgelesen: Sind die zulässigen und unzulässigen Begleittherapien genannt? Wie steht es mit den Einschluß- und Ausschluß-kriterien? Was für Aussagen sind zur Methodik der Probanden- und Patien-tenauswahl vorhanden? Ist die Statistik genau beschrieben? Handelt es sich um eine randomisierte Doppelblindprüfung? Es wird überprüft, ob das Randomisierungsverfahren genau beschrieben wurde, welche Aussagen zur Dekodierung im Prüfplan stehen und wie z. B. die Zuteilung der Probanden erfolgen soll. Wichtig ist es auch zu kontrollieren, ob Angaben zur Ermittlung, Bewertung und Dokumentation unerwünschter Begleiterscheinungen vor-handen sind, ob möglicherweise notwendige Vorsichtsmaßnahmen angege-ben wurden und ob Kriterien zum Abbruch der klinischen Prüfung im Einzelfall oder zum Abbruch der klinischen Prüfung insgesamt genannt wurden. Ein sehr wichtiger Aspekt ist außerdem die Dokumentation der Befunde. Wird dazu eine genaue Anleitung gegeben? Liegen die Prüfbögen bei? Wird eine Anleitung zur Archivierung gegeben? Und es werden wichtige Fragen abgeklärt: Wo findet die Prüfung statt? In welcher Art von Einrichtung findet die Prüfung statt? Wer ist für die Prüfung verantwortlich, wie ist seine Ausbildung? Und nicht zuletzt: Ist der Prüfplan auch vom Leiter der klinischen Prüfung unterzeichnet? Insgesamt werden 45 Einzelfragen berücksichtigt (Abb. 1).

Zu einem Prüfplan gehört eine Probandeninformation. Auch diese Pro-bandeninformation wird auf Vollständigkeit durchgesehen. Es wird z.B. geprüft, ob der Proband über Zielsetzung und Ablauf der Prüfung ausreichend aufgeklärt wurde. Wurde dem Probanden die Art der Behandlung und die Zuordnung der einzelnen Probanden zu einzelnen Behandlungsgruppen genau beschrieben? Wurden ihm die zu erwartenden Wirkungen mitgeteilt? Erhielt er einen Hinweis auf den Datenschutz? Hat er mitgeteilt bekommen, daß er einen besonderen Versicherungsschutz genießt und unter welchen Umständen er diesen Versicherungsschutz gefährdet? Ist der Hinweis an den Probanden, daß er jederzeit die Möglichkeit hat, seine Einwilligung zur

Durchsicht des Prüfplans auf Vollständigkeit	**SCHERING**
	GCP/QAU Good Clinical Practice/ Quality Assurance Unit

Grundsätze für die ordnungsgemäße Durchführung der klin. Prüfung von Arzneimitteln, 09.12.87

Phase:	☐ I	☐ II	☐ III	☐ IV

Prüfungs-Nr.:	SH-Nr.:	
Projekt-Code:	ZK-Nr.:	
Generic Name:	Leiter d. klin. Prüf.:	
Titel der Prüfung:		
Indikation:		
Prüfplan vom:	liegt GCP vor seit:	
Bearbeiter:	Datum:	PC:

	Prüfplan	V	E	Bemerkungen
1	Hat GCP den **Prüfplan vor Prüfungsbeginn erhalten?**			
2	Sind **Zielsetzung und Begründung** der Prüfung genannt?			
3	Ist das **Hauptkriterium** festgelegt?			
4	Liegt eine **Begründung** vor, inwieweit es für die Erreichung des Hauptziels geeignet ist?			
5	Sind alle **Ziel- und Begleitvariablen** aufgelistet?			
6	Ist das **Prüfdesign** beschrieben?			
7	Ist die vorgesehene **Gesamtdauer der Prüfung** angegeben?			
8	Sind Angaben zur **Prüfpräparateverwendung und -lagerung** vorhanden?			
9	Sind Angaben zur **Prüfpräparateverpackung und -beschriftung** vorhanden?			
	1 = o.k. *2 = nicht o.k.* *3 = nicht zutreffend*			

Fragen 10 - 47 auf den Folgeseiten (ohne Abb.)

Abb. 1:

Durchsicht der Probanden-/Patienteninformation auf Vollständigkeit	**SCHERING**
	GCP/QAU
	Good Clinical Practice/ Quality Assurance Unit

(1-8) Grundsätze für die ordnungsgemäße Durchführung der klin. Prüfung von Arzneimitteln, 09.12.87 (9) C.AMG Erl. §40, Zu Absatz 1 Nr.2

Prüfungs-Nr.:	SH-Nr.:
Projekt-Code:	ZK-Nr.:
Generic Name:	Leiter d. klin. Prüf.:

Probanden-/Patienteninformation	V	E	Bemerkungen
1 Wird der Proband / Patient über **Zielsetzung und Ablauf** der Prüfung aufgeklärt?			
2 Sind Art der Behandlung und **Zuordnung** der Patienten zu den einzelnen Behandlungsgruppen (z.B. Randomisierung) beschrieben?			
3 Wird auf mögliche **Belastungen und Risiken** für den Probanden / Patienten hingewiesen?			
4 Im Falle einer Schwangerschaft: sind mögliche Belastungen und Risiken für das ungeborene Kind genannt?			
5 Werden die zu erwartenden **Wirkungen** genannt?			
6 Wird auf **andere therapeutische Möglichkeiten** hingewiesen?			
7 Erfolgt das Angebot einer weiteren **Unterrichtung** des Probanden/Patienten?			
8 Wird auf die Möglichkeit des **Zurückziehens der Einwilligung** zur Teilnahme an der Prüfung ohne Nachteile für den Probanden/Patienten hingewiesen?			
9 Erfolgt ein Hinweis auf den **Datenschutz?**			
10 Erfolgt ein Hinweis auf den bestehenden **Versicherungsschutz?**			
11 Stimmt der **Inhalt** der Probanden-/Patienteninformation mit dem Inhalt des Prüfplanes überein?			
1 = o.k. 2 = nicht o.k. 3 = nicht zutreffend			

Abb. 2

Teilnahme an der Prüfung ohne Nachteile für ihn zurückzuziehen, vorhanden? Abschließend erfolgt eine Einschätzung, ob der Inhalt der Prüfplanes mit dem Inhalt der Probandeninformation übereinstimmt (Abb. 2).

Da das Dokument "Prüfplan" erst mit Probandeninformation und Prüfbogen vollständig ist, erfolgt auch eine Überprüfung der Prüfbogen. Der Prüfbogen muß ermöglichen, daß die Daten, die durch die Prüfung gewonnen werden sollen, auch dokumentiert werden können. Zusätzlich ist es wichtig sicherzustellen, daß der Proband mit Hilfe von demographischen Daten genau beschrieben wird.

Die Checkliste enthält deswegen Fragen wie: Können Angaben zu Alter, Größe, Gewicht, Geschlecht gemacht werden? Sind Angaben zur Erfüllung der Einschlußkriterien bzw. zum Nichtvorliegen der Ausschlußkriterien vorgesehen? Ist es möglich, die Einzeldosis, die Tagesdosis, das Verabreichungsschema und die Art der Anwendung des Arzneimittels anzugeben? Es ist besonders darauf zu achten, ob unerwünschte Begleiterscheinungen mit Art, Zeitpunkt des Auftretens, Dauer, Intensität, Maßnahmen und Folgen sowie Zusammenhang dokumentiert werden können. Ist es später nachzuvollziehen, wann der Proband z. B. die Tablette eingenommen hat und ob er sie überhaupt eingenommen hat (Abb. 3) ?

Dieser Check ist sehr ausführlich. Die Ergebnisse des Audits werden dem Leiter der klinischen Prüfung schriftlich in Form eines Auditberichtes mitgeteilt (Abb. 4).

Auf der Vorderseite dieses Formulars sind die offiziellen Angaben zur Prüfung einzutragen, so daß man diesen Auditbericht jederzeit auch einer bestimmten Prüfung zuordnen kann. Des weiteren befinden sich auf der Vorderseite Eingangsvermerke, z.B. wann dieses Formular an GCP/QAU zurückkam. Es ist auf einen Blick zu sehen, wer den Auditbericht zur Kenntnis genommen hat und ob alle erforderlichen Unterschriften geleistet wurden.

Auf der Rückseite des Formulars werden unter der Spalte "Anmerkungen" die Abweichungen aufgezeigt. In der Spalte "Anmerkungen" steht auch vermerkt, mit wem die Abweichungen besprochen wurden. In der rechten Spalte kommentiert der Leiter der klinischen Prüfung die Anmerkungen der Qualitätssicherungseinheit. Jede Anmerkung muß auch mit einem Kommentar versehen werden.

Aufgabe der Qualitätssicherung ist es, auf Abweichungen hinzuweisen. Die Entscheidung, ob alle oder gegebenenfalls welche Anmerkungen berücksichtigt werden, liegt beim Leiter der klinischen Prüfung.

Der Auditbericht soll nicht kopiert und nicht abgelegt werden, d.h., es soll sich keine Kopie in der Dokumentation (Trial Master File), die zu einer klinischen Prüfung gehört , befinden. Er wird nur in der Qualitätssicherungseinheit archiviert. Dafür gibt es verschiedene Gründe. Zum einen sind idealerweise am Ende der Prüfung die Mängel beseitigt, so daß es unnötig wird, sie später noch einmal aufzuzeigen. Zum anderen sind diese Auditberichte sehr vertrauliche Unterlagen. Um zu verhindern, daß die Auditberichte

Durchsicht des Prüfbogens (CRF) auf Vollständigkeit	**SCHERING**
	GCP/QAU Good Clinical Practice/ Quality Assurance Unit

Grundsätze für die ordnungsgemäße Durchführung der klin. Prüfung von Arzneimitteln, 09.12.87

Phase: ☐ I   ☐ II   ☐ III   ☐ IV

Prüfungs-Nr.:	SH-Nr.:
Projekt-Code:	ZK-Nr.:
Generic Name:	Leiter d. klin. Prüfung:
Titel der Prüfung:	
Indikation:	

Prüfplan vom:	liegt GCP vor seit:		CRF liegt vor seit:
Bearbeiter:	Datum:	PC:	

	Prüfbogen (CRF)	V	E	Bemerkungen
1	Sind Angaben vorhanden zur Identifizierung unter Berücksichtigung des Datenschutzes?			
2	Können Angaben gemacht werden zu - Alter			
3	- Größe			
4	- Gewicht			
5	- Geschlecht			
6	- prognostischen Faktoren, z.B. Raucher, Diät, Krankheitsdauer?			
7	Sind Angaben zu evtl. Schwangerschaft möglich?			
8	Sind Angaben zur Erfüllung der Einschlußkriterien vorgesehen?			
9	Sind Angaben zum Nichtvorliegen der Ausschluß- kriterien vorgesehen?			
10	Sind Angaben zur Diagnose möglich?			
	1 = o.k. 2 = nicht o.k. 3 = nicht zutreffend			

Fragen 11 - 35 auf den Folgeseiten (ohne Abb.)

Abb. 3

AUDITBERICHT I Prüfplanendfassung	SCHERING
	GCP/QAU
	Good Clinical Practice/ Quality Assurance Unit

Durchsicht der Prüfplanendfassung auf Vollständigkeit Phase: [x] I [ ] II [ ] III [ ] IV	
Prüfungs-Nr.:	SH-Nr.:
Projekt-Code:	ZK-Nr.:
Generic Name:	Leiter d. klin. Prüfung:
Titel der Prüfung:	
Prüfplan vom:	liegt GCP vor seit:
Bearbeiter:	Datum:

BEFUNDE / ANMERKUNGEN: siehe Rückseite

UMLAUF:	Datum	Unterschrift
Leiter d. klin. Prüfung Departmentsleiter Hauptdepartmentsleiter **Zurück an GCP**		
Eingangsvermerk Humanpharmakologie/Klinische Forschung	Eingangsvermerk GCP	

Abb. 4

GCP (Rückseite vom Auditbericht)

Phase: *I*	ZK-Nr.:	Prüfungsnr.:
Anmerkungen		Kommentar

AUDITSBERICHT - BITTE NICHT KOPIEREN, BITTE NICHT ABLEGEN !!!

aus Versehen doch zwischen den Unterlagen verbleiben, werden sie auf farbigem Papier ausgedruckt. Dabei wurden verschiedene Farben gewählt, und zwar je nachdem, um welchen Auditbericht es sich handelt, d.h. um einen Auditbericht eines Prüfplanes, einer laufenden Prüfung oder eines Abschlußberichtes einer klinischen Prüfung.

Audits der Prüfung

Während der Durchführung der klinischen Prüfung werden zur Zeit zumindest zwei Audits durchgeführt. Das erste deckt dabei die praktische Durchführung ab, während sich das zweite auf die Vollständigkeit der Dokumentation konzentriert. Üblicherweise wird das erste Audit an einem der ersten Prüfungstage durchgeführt, um zu Beginn der Prüfung Klarheit darüber zu bekommen, ob auch alle Mitarbeiter ihre Aufgaben kennen und SOP-gemäß durchführen.

Während dieses Audits wird insbesondere auf die 100%ige Vollständigkeit der Einverständniserklärungen geachtet, die Randomisierungsliste wird angesehen, es wird festgestellt, ob die Prüfplanendfassung verwendet wird und ob die Ein- und Ausschlußkriterien eingehalten werden (Abb. 5).

| Checkliste eines Audits - interne Phase I | SCHERING |
| | GCP/QAU
Good Clinical
Practice/ Quality
Assurance Unit |

Prüfungs-Nr.:		Leiter der klin. Prüfung:	
Ort: I II		anwesend: I II	

Bearbeiter: I
          II
	Datum: I
	          II		

I Audit zu Beginn der Prüfung (Prüfungsbedingungen)   ok   nicht ok

1. Probandenliste
2. Datum des Prüfplans / Amendments
3. Einverständniserklärungen
4. Approval - Letter
5. Verwendete Geräte / Ausstattung der Untersuchungsplätze
6. Probenentnahme
7. Beschriftung der Probenbehältnisse
8. Probenaufbereitung und -lagerung
9. Lagerung der Prüf- und Vergleichspräparate
10. Beschriftung der Prüf- und Vergleichspräparate / Chargennummer
11. Dokumentation der Befunde
12. Behandlung der Probanden lt. Prüfplan

II Abschlußaudit (Prüfungsdokumentation)

13. Hinterlegungsnummer und Datum der Hinterlegung
14. Antrag auf Durchführung einer klinischen Prüfung
15. Anmeldung bei der Behörde
16. Anmeldung zur Versicherung (Stempel)
17. IRB-Protokoll mit Anmerkungen
18. Anmerkungen der Ethikkommission der Ärztekammer
19. Randomisierung: Liste, Zuständigkeit
20. Prüfpräparate: Bestellung / Verbrauch / Rückgabe
21. Vollständigkeit der Probandendaten / Ein- und Abschlußuntersuchungen
22. Dokumentation der Befunde
23. Berichte von unerwünschten Ereignissen
24. Abzeichnung durchgeführter Aktivitäten
25. Vorgehen bei Korrekturen
26. Liste der Initialien der Prüfungsbeteiligten

Abb. 5

Es wird auf sehr viele praktische Aspekte eingegangen, z. B.: Wie werden die Prüf- und Vergleichspräparate gelagert, geschieht das entsprechend dem in den SOPs beschriebenen Vorgehen? Wie sind die Untersuchungsplätze ausgestattet? Sind die im Prüfplan genannten Geräte an Ort und Stelle? Wie wird die Probenentnahme, die Probenaufbereitung und -lagerung durchgeführt? Wie steht es mit der Dokumentation dieser Aufgaben? Stichprobenartig erfolgt eine Durchsicht auf einzelne Probanden bezogen, ob die Kontinuität der Kenndaten geleistet ist, wie die Prüf- und Vergleichspräparate beschriftet sind, wie die Probenbehältnisse beschriftet werden und ob alle durchgeführten Aktivitäten auch abgezeichnet werden. Ein sehr wichtiger Aspekt ist das Vorgehen bei Korrekturen und das Berichten von unerwünschten Ereignissen.

Auch zu diesem Audit gibt es wieder einen Bericht, der schon an Ort und Stelle mit den Mitarbeitern besprochen wird. Zweck dieses Audits und dieses Auditberichtes ist die Unterstützung des Leiters der klinischen Prüfung. Die GCP/QAU macht auf Abweichungen aufmerksam, damit diese Abweichungen korrigiert oder nötigenfalls auch noch einmal geklärt werden können. Da die Qualitätssicherungseinheit am Schluß der Prüfung bestätigen soll, daß die GCP-Richtlinien eingehalten wurden, muß sie sich selber vor Ort einen Eindruck verschaffen.

Bevor die vollständigen Prüfungsunterlagen dem Archiv übergeben werden, werden sie noch einmal - und zwar abhängig von der Größe der Prüfung, d.h., von der Anzahl der Probanden und Meßzeitpunkte - zu 100% (bei sehr kleinen Probandenzahlen) oder stichpunktartig auf Vollständigkeit überprüft.

Audit des Abschlußberichtes

Die Aktivitäten hinsichtlich einer Einzelprüfung werden damit abgeschlossen, daß der Abschlußbericht in seinem Entwurf auf innere Stimmigkeit und auf Übereinstimmung mit den Rohdaten überprüft wird.

Die Durchsicht des Abschlußberichtes wird in 2 Abschnitte gegliedert:

1. Vergleich Prüfplan-Endfassung / Abschlußbericht
   o Stimmen alle Angaben zum Ablauf der Prüfung überein?
   o Wurden alle geforderten Untersuchungen durchgeführt?
   o Wurde etwas geändert?

2. Vergleich Originaldaten / Angaben im Abschlußbericht
   o Direkter quantitativer und qualitativer Vergleich aller Daten
     (oder bei großer Prob.-/Pat.-Zahl entsprechende Stichprobengröße)

Dies ist natürlich ein sehr arbeitsaufwendiges Audit und verlangt höchste Konzentration. Je nach Umfang der Daten nimmt es 1-2 Wochen in Anspruch. Auch zur Durchsicht des Abschlußberichtes ist eine Checkliste sehr hilfreich (ohne Abb.).

Abschließend wird ein QAU-Statement erstellt, auf dem zu ersehen ist, an welchen Tagen Audits stattgefunden haben und zu welchem Datum der Auditbericht dem Leiter der klinischen Prüfung zugegangen ist.

Zusammenfassung

Zusammenfassend soll noch einmal auf einige wesentliche Aspekte einer Qualitätssicherung hingewiesen werden.

Eine Qualitätssicherung kann nur durchgeführt werden, wenn bestimmte Vorarbeiten geleistet worden sind:

o   Es müssen zum einen SOPs vorhanden sein, denn diese SOPs stellen den Standard dar, an dem die durchgeführten Arbeiten gemessen werden. Auch die Prüfpläne müssen einem ganz bestimmten Standard genügen, und für die Dokumentation muß ein standardisierter "Trial Master Plan" vorgesehen sein. Ohne diese Vorgaben kann eine QAU nicht arbeiten.

o   Es muß eine interne Verlaufskontrolle = Qualitätskontrolle durchgeführt werden, d.h., der Prüfungsverlauf und die -dokumentation sollen durch die organisierende Abteilung selbst kontrolliert werden. (Der Leiter der klinischen Prüfung zeichnet dafür verantwortlich.)

o   Eine Qualitätssicherung ist dann ein weiteres internes Kontrollsystem, das bestätigen soll, daß die Prüfung den Grundsätzen von GCP entsprechend durchgeführt wurde.

Wenn es dem Leiter der klinischen Prüfung möglich ist, die Qualitätssicherung als Unterstützung, als Serviceabteilung zu akzeptieren, kann eine deutliche Verbesserung der Qualität der Daten und der Dokumentation erreicht und somit das Ziel der Nachvollziehbarkeit gewährleistet werden. Es muß jedoch auch von Seiten des Managements darauf geachtet werden, die Qualitätssicherungseinheit nicht als "Polizei" zu mißbrauchen, d. h. sie immer nur dorthin zu schicken, wo man glaubt, daß irgendetwas nicht in Ordnung ist. Es muß genaue Absprachen möglichst in Form von SOPs geben, die festlegen, ob alle und, wenn dies nicht möglich ist, welche Prüfungen durch die Qualitätssicherungseinheit betreut werden. Die Einbeziehung der GCP/QAU-Einheit sollte eine Selbstverständlichkeit werden.

Praxis der QAU bei L.A.B.

H.D. Plettenberg

L.A.B. Gesellschaft für pharmakologische Untersuchungen mbH & Co, W - 7910 Neu-Ulm

1 Struktur der Quality Assurance Unit der L.A.B.

Angeregt durch Regelungen in der präklinischen Forschung hat die Geschäftsleitung der L.A.B., einer Auftragsforschungseinrichtung für pharmakologische Untersuchungen, 1982 eine "Quality Assurance Unit" (QAU) eingerichtet und sie zunächst als Einpersonenabteilung mit einem Naturwissenschaftler besetzt.

Die steigenden Qualitätsforderungen der Auftraggeber, ausgelöst von entsprechenden Erwartungen der Gesundheitsbehörden überall auf der Welt, und der wachsende Umfang der in der L.A.B. durchgeführten pharmakologischen Untersuchungen führten auch zu einem Wachstum der QAU: Bis 1990 ist die QAU der L.A.B. auf eine Arbeitsgruppe von fünf Personen gewachsen.

Die Arbeitsschwerpunkte der Mitarbeiter sind:

o Audit im Humanpharmakologischen Zentrum (HPZ),
o Audit von klinischen Prüfungen der Phasen II-IV,
o Audit im Analytischen Forschungszentrum,
o Arbeitsabläufe in der QAU, Verwaltung des SOP-Systems, Sammlung von Gesetzen, Richtlinien und Empfehlungen zu GLP und GCP aus Deutschland, Europa, USA usw.

Die QAU führt eigene Unterlagen für jede einzelne Studie, und sie ist durch Kopien der (wöchentlich oder vierzehntäglich fortgeschriebenen) Planungsdaten über Start und Verlauf von allen Prüfungen informiert.

Die QAU auditiert sowohl studienbezogene Unterlagen als auch die für verschiedene Abteilungen bzw. Funktionen typischen Arbeitsabläufe. Weiterhin wird die QAU häufig um Rat gefragt, wenn Entscheidungen anstehen, die auf die Qualität der Arbeit Rückwirkungen haben, und die QAU ist aktiv an der Gestaltung von Qualitätssicherungssystemen beteiligt.

Der Aufgabenbereich der QAU in der L.A.B. enthält also mehrere der Funktionen, die den erweiterten Begriff von Qualitätssicherung in der EG-Richtlinie zu GCP ausmachen. Dennoch bedeutet dies keinen Eingriff in die Studien, die Unabhängigkeit der QAU von den an der einzelnen Prüfung Beteiligten bleibt stets gewahrt.

Die im folgenden geschilderte Praxis der QAU bei L.A.B. stellt eine Momentaufnahme für die Mitte des Jahres 1990 dar. Die Veröffentlichung einer EG-Richtlinie zu GCP und die Diskussion darüber werden das Verhältnis zwischen Auftraggeber einer klinischen Prüfung und Auftragsforschungs-einrichtung mit Sicherheit beeinflussen. Damit wird sich die Struktur der Aufträge verändern, und mit ihnen die Aufgaben und die Praxis der QAU.

2 Audit

Die Arbeit einer Quality Assurance Unit läßt sich nicht durch ein starres Arbeitsprogramm beschreiben, welches immer vollständig abzuarbeiten wäre und das zu überschreiten nie notwendig ist. Ein hohes Maß an Flexibilität heißt aber nicht Willkür. Jede Studie wird auditiert, das Audit erfolgt jedoch in recht verschiedener Tiefe.

2.1 Stoppstellen und Freigabe: Das Minimalprogramm

In jede pharmakologische Studie sind auf dem Weg von der Studienvorbe-reitung bis zum Abschlußbericht einige wenige Stoppstellen eingebaut. Die QAU wird eingeschaltet, und die Studie "hängt" bis zur Freigabe zur Weiterbearbeitung. Die betroffenen Abteilungen haben Bringschuld, d.h., die Initiative geht von denen aus, deren Arbeit zu auditieren ist.

Für die Freigabe ist jedoch kein tiefgehendes Audit erforderlich, vielmehr wurde dafür ein ausgesprochenes Minimalprogramm festgelegt, um zu ver-meiden, daß die Qualitätssicherungseinheit zum Engpaß für die gesamte Firma wird. Dieses Minimalprogramm läßt sich abarbeiten, ohne den Ablauf der Studien zu verzögern - zumindest in aller Regel.

Die Anforderungen an die personelle Qualifikation ist für dieses Minimal-programm relativ begrenzt. Formale Fachkenntnisse sind durchweg nicht erforderlich, wohl aber Intelligenz und Erfahrung.

2.1.1 Freigabe des Prüfplans

Jeder Prüfplan ist daraufhin zu überprüfen, ob die vorgesehenen Bestandteile[1] enthalten sind. Er muß innere Konsistenz zeigen, und alle für die Durch-führung Verantwortlichen müssen ihm zugestimmt haben.

Lücken oder Diskrepanzen in einem Prüfplan werden vom Autor und den für die Durchführung der Prüfung Verantwortlichen gelegentlich einfach deswegen übersehen, weil sie durch ihr Engagement, ihre innere Beteiligung das Bild der geplanten Studie allzu genau vor Augen haben: Sie können sich

---

1 vgl. EG-Richtlinie zu GCP, Annex, Abschnitt 6

aus Lücken und Diskrepanzen keimende Fehler in der Durchführung einer klinischen Prüfung einfach nicht vorstellen - sonst wären sie zuallererst interessiert, sie zu verhindern.

Vor allem von außen herangetragene Prüfpläne sind darauf zu überprüfen, ob die Durchführbarkeit exakt nach Wortlaut möglich ist und ob Prozeduren vorgesehen sind, welche sich nicht mit den Standardarbeitsanweisungen der L.A.B. decken.

Bedauerlicherweise werden noch immer Prüfpläne geschrieben, in welchen der geplante experimentelle Ablauf mit exakten Uhrzeiten dargestellt wird. Sobald mehrere Studienteilnehmer am gleichen Tag behandelt werden, läßt sich solch ein Prüfplan entweder nicht mehr exakt einhalten, oder es werden (mindestens) genauso viele Betreuer wie Teilnehmer benötigt, die dann synchron die geplanten Tätigkeiten durchführen. Erforderlich ist stattdessen die Vorgabe eines Zeitfensters für die Applikation des Arzneimittels und die Festlegung von Relativzeiten für die experimentellen Tätigkeiten bzw. Beobachtungen nach diesem Startpunkt.

Die Vielfalt der Auftraggeber bringt es mit sich, daß sie verschiedene Vorstellungen haben, wie bestimmte Tätigkeiten durchzuführen sind. Wenn es dabei zu Diskrepanzen mit Standardprozeduren der L.A.B. kommt und der Auftraggeber eine Notwendigkeit sieht, exakt seinen Vorgaben zu folgen, dann müssen besondere Warn-Prozeduren in Gang gesetzt werden, damit nicht "wie immer", sondern nach dem Prüfplan gearbeitet wird. Die QAU wird sich solche Punkte für ein Audit vormerken.

2.1.2 Freigabe des Berichts über die klinische Durchführung

Jeder klinische Bericht ist auf seine Vollständigkeit, seine innere Konsistenz und auf die Übereinstimmung mit den in der QAU geführten Studienunterlagen zu überprüfen.

Auch wenn die Daten eines klinischen Berichts einer hundertprozentigen Kontrolle unterliegen, sind Lücken nicht ausgeschlossen; Text und Tabellen können einen unterschiedlichen Stand der Daten und ihrer Bewertung reflektieren.

2.1.3 Freigabe von Analytikdaten vor der biometrischen Auswertung

Alle analytischen Ergebnisse sind vor der Weiterbearbeitung in der Biometrie formal zu überprüfen.

o Hat die erforderliche 100 %ige Rohdatenkontrolle stattgefunden?
o Sind die Ergebnisse der Qualitätskontrollproben akzeptabel?
o Ist der Kalibrierungsbereich angemessen?
o Wurden die Prozeduren für Wiederholungsmessungen eingehalten?
o Liegen externe Vorgaben vor und wurden diese beachtet?

Das Minimalprogramm zur Begutachtung analytischer Daten verlangt demnach kein Audit der Rohdaten oder von sonstigen Originalunterlagen. Aber
es verhindert, daß aufwendige Berechnungen mit Daten durchgeführt werden,
über deren Qualität keine Aussagen gemacht werden können.

2.1.4 Freigabe des Abschlußberichts

Jeder Abschlußbericht ist darauf zu überprüfen, ob sein Aufbau hinsichtlich
der Anordnung seiner Teile und der Vollständigkeit den Vorgaben entspricht,
ob sämtliche Daten erkennbar kontrolliert sind und ob die Auswertung nach
dem Prüfplan erfolgt ist.

2.2 Audit "aus Anlaß"

Die meisten Fragen im Minimalprogramm der QAU-Überprüfung können in
wenigen Stunden, für bestimmte Aspekte gelegentlich sogar in Minuten
beantwortet werden. Doch nicht jede Begutachtung ist positiv: Lücken, Fehler,
Diskrepanzen, Unklarheiten und Formfehler kommen vor. Nur selten sind
dabei die Probleme so offensichtlich, daß die Unterlagen zur Nachbesserung
sofort an den Verantwortlichen zurückgeschickt werden können. Bei Ergebnissen und Berichten wird meist ein Audit der Rohdaten erforderlich, das
üblicherweise   spontan,   ohne   Vorankündigung   durchgeführt   wird:
Laborergebnisse, Aufzeichnungen der Studienbetreuer und Einzelchromato-
gramme werden überprüft.

Je nach Ergebnis werden die Unterlagen dann den Verantwortlichen zur
nochmaligen Kontrolle, zur Ergänzung oder zur Präzisierung zurückgeschickt.

2.3 Vertieftes Audit einer Stichprobe

Ein Audit "aus Anlaß" geht gezielt auf jene Daten zu, in denen ein Problem
(oder seine Lösung) vermutet wird. Damit bleibt jedoch die Frage unbeant-
wortet, wie die tatsächliche Qualität von Unterlagen ist, die auf den ersten
Blick   vollständig   und   konsistent   erscheinen   sowie   den   formalen
Qualitätsforderungen entsprechen. Die Beantwortung verlangt das vertiefte
Audit einer Studie.

Als Auslöser für ein vertieftes Audit kommt der Wunsch eines Auftraggebers
in Frage oder eine Häufung von Problemen während einer Studie. Doch
unabhängig von solchen Auslösern darf eine bestimmte Frequenz nicht
unterschritten werden.

So wird spätestens jeder zehnte klinische Bericht in dieser Form auditiert:
25 % der Prüfbögen werden als Stichprobe herangezogen, in welcher 100 %
aller Einträge nachkontrolliert werden, bei Rohdaten auf Vollständigkeit und

Angemessenheit der Form, bei Abschriften auf Übereinstimmung mit den Rohdaten bzw. sonstigen Originaldaten. Mit gewissen Schwankungen erfolgt somit eine 5-10%ige Nachkontrolle der Eintragungen in Prüfbögen.

Die weiteren studienbezogenen Unterlagen des Prüfarztes und seiner Mitarbeiter werden vollständig überprüft.

Der Sinn dieses vertieften Audits ist die Untersuchung, ob die Kontrollprozeduren der Verantwortung der Beteiligten angemessen sind. Die Konsequenz einer zu hohen Fehlerfrequenz wäre daher nicht eine Vergrößerung der Stichprobe, welche die QAU auditiert, sondern eine Anforderung an die Verantwortlichen, die Kontrollprozeduren zu verbessern.

2.4 QAU-Berichte

Beobachtungen der QAU werden in allen Fällen schriftlich festgehalten, doch nicht immer löst eine Beobachtung einen Bericht aus. Kleine Abweichungen werden nicht berichtet.

Beispielsweise ist bekannt, daß die Korrektur von Fehlern in Rohdaten, Abschriften und Auswertungen nicht in jedem Fall sachgemäß erfolgt. Mitarbeiter, welche die entsprechenden Anforderungen kennen und in aller Regel beachten, werden bei einer vereinzelten unsachgemäßen Korrektur auf ihr Versehen aufmerksam gemacht - ohne daß ein formeller QAU-Bericht geschrieben würde.

Auf der anderen Seite werden besonders wichtige Beobachtungen, welche dringend ein Eingreifen erfordern, unmittelbar bei der Geschäftsleitung vorgetragen. Wenn ein verantwortlicher Mitarbeiter bewußt von den Regeln abweichen will, z.B. ohne Prüfplan eine Pilotstudie im "heroischen Selbstversuch" durchführen will, ist keine Zeit für einen formellen Bericht mit Umlauf und Stellungnahme.

In der Regel wird jedoch zu den Beobachtungen ein QAU-Bericht geschrieben. Der Bericht geht zur Stellungnahme an die betroffenen verantwortlichen Personen und mit deren Stellungnahme zur Geschäftsleitung. Der Geschäftsleitung liegt somit Beobachtung und Reaktion vor, und sie kann entsprechend handeln: Wenn ein Problem angemessen angegangen wurde, ist kein weiteres Eingreifen erforderlich. Erscheint dagegen die Reaktion unangemessen, so ist es Sache der Geschäftsleitung (und nicht der QAU), Qualitätsmaßstäbe klarzumachen und durchzusetzen.

Eine wichtiger Aspekt im Zusammenhang mit QAU-Berichten ist die Frage nach deren Vertraulichkeit. Die EG-Richtlinie zu GCP läßt offen, ob die Ergebnisse eines Audits einer behördlichen Inspektion unterliegen oder ob die Vertraulichkeit solcher Unterlagen respektiert wird. Die Food and Drug Administration der USA hat z.B. das Recht, sämtliche Unterlagen im Zusammenhang von klinischen Prüfungen zu inspizieren; es wurde jedoch eine interne Verfahrensrichtlinie erlassen und der Öffentlichkeit bekannt gemacht, daß Unterlagen der QAU zu klinischen Prüfungen im Regelfall *nicht* inspiziert werden[2]. Ein Verzicht der Behörden auf Inspektion von Audit-Unterlagen entspricht dem Grundgedanken von GCP: Im Audit aufgedeckte, nicht behebbare Mängel sind bei einer Inspektion der Studiendokumentation auch ein zweites Mal zu finden. Der Wunsch nach einer Absicherung der Vertraulichkeit von QAU-Unterlagen kann also nicht als Absicht zur Verschleierung von Informationen verstanden werden.

Umgekehrt ist nämlich für die Aussagekraft eines Abschlußberichtes unerheblich, ob bei einem Audit Mängel und Lücken aufgedeckt wurden, welche anschließend behoben werden konnten.

In Anlehnung an die Regelung für GLP werden daher bei der L.A.B. Auditberichte getrennt von den Studienunterlagen durch die QAU aufbewahrt.

Der Respekt vor der Vertraulichkeit ihrer Berichte gibt der QAU die Chance, sich in aller Deutlichkeit auszudrücken. Würden Auditberichte einer behördlichen Inspektion unterliegen, so würden sie statt in klaren Worten in undurchschaubaren Euphemismen geschrieben und somit ihren Wert verlieren.

2.5 Die Initiative ergreifen oder Reagieren ?

Die Arbeit einer Qualitätssicherungseinheit ist zu einem wesentlichen Teil eine Reaktion auf externe oder firmeninterne Anforderungen: Wenn von einer Auftragsforschungseinrichtung Projekte bearbeitet werden sollen, die nach GLP durchzuführen sind, dann hat die QAU die Pflicht zur Inspektion jeder Studie. Ähnlich wird die Forderung der EG-Richtlinie zu GCP nach einem unabhängigen Audit der klinischen Prüfungen in der Regel von der QAU zu erfüllen sein. Zusammen mit firmeninternen Abläufen, wie der geschilderten Freigabe von Studien(teilen) zur Weiterbearbeitung oder zur Übermittlung an den Auftraggeber, lösen diese Anforderungen rein mengenmäßig einen beträchtlichen Teil der QAU-Arbeit aus.

---

2 Compliance Policy Guide 7151.02, in der revidierten Fassung vom 3 Juni 1989, "FDA Access to Results of Quality Assurance Program Audits and Inspections":
"FDA will not review or copy reports and records that result from audits and inspections of a written quality assurance program. ... This policy applies to any regulated entity which has a written quality assurance program that provides for periodic audits or inspections.
FDA may seek written certification that such audits and inspections have been implemented, performed, and documented and that any required corrective action has been taken. ...
In addition, FDA may seek access to reports and records of such audits and inspections during a "directed" or "for-cause" inspection of a sponsor or monitor of a clinical investigation, during litigation (under applicable procedural rules), or by an inspection warrant where access to records is authorized by statute. ..."

Eine QAU darf sich daher für diese Pflichtaufgaben nicht zuviel vornehmen, sonst wird sie schnell in die Enge getrieben und kann nur noch reagieren, das heißt: Probleme werden erst gefunden, wenn es bereits zu spät ist. Eine QAU, die sich hinter Aktenbergen vergräbt (oder vergraben läßt) wird ineffektiv.

Die QAU benötigt einen zeitlichen Freiraum, damit sie beobachten, untersuchen und Schwachstellen aufspüren kann. Dies erfordert eine interne Planung, welche Zeit vorsieht für interne Inspektionen von Arbeitsabläufen und Abteilungen.

3 Gutachter in Fragen der Qualität

Die QAU kann und soll ihre Stellung der strikten Unabhängigkeit von Planung, Durchführung oder Organisation von Studien dazu nutzen, zu Fragen der Qualität allgemein Stellung zu nehmen. Dabei geht es nicht um die Erstellung formeller Gutachten, vielmehr sind konkrete Fragen zu Qualitätsrichtlinien zu beantworten. Mit konkreten Antworten kann die QAU ihren Beitrag zur Verdeutlichung dieser Richtlinien leisten.

3.1 Prospektive Beratung

Nicht selten wird ein Vertreter der QAU bei einem Gespräch mit dem Auftraggeber über den Prüfplan hinzugezogen. Die QAU kann in vielen Fällen die Begründung von Standardprozeduren geben und ihren Einfluß auf die zu erwartende Qualität erläutern. Sie kann auch auf den Aufwand bei der korrekten Durchführung bestimmter Passagen im Prüfplan hinweisen und somit zur Klärung beitragen, ob darin für das Studienziel wesentliche Dinge geregelt werden oder ob eine Standardfloskel ohne Notwendigkeit Kosten für irrelevante Tätigkeiten hervorruft.

QAU-Mitglieder werden auch häufig zu Besprechungen in den Abteilungen eingeladen, denn es gibt recht heterogene Vorstellungen, wie Qualitätsstrukturen zu erhalten oder auszubauen sind. Hier ist die QAU gefordert, bei der Festlegung von Prioritäten, bei der Abschätzung von Aufwand und Risiken mitzuwirken. Häufig ist es hilfreich, den Mitarbeitern vorzutragen, auf welche Dinge bei Inspektionen durch die FDA das größte Augenmerk gerichtet wird: Die Richtlinien, nach denen Inspektionen erfolgen sollen, sind durchaus bekannt.

Ihrer Aufgabe, Gutachter in Fragen der Qualität zu sein, kann die QAU freilich nur gerecht werden, wenn sie nicht als "Hilfspolizei" oder "Agententruppe" verstanden wird. Es spricht für das Vertrauen, welches sich die QAU erworben hat, daß kaum ein Tag ohne einen Anruf vergeht, in dem völlig informell nach der Meinung der QAU gefragt wird.

3.2 Fehleranalyse

Wenn man bei einem Audit Probleme beobachtet, muß man sich fragen: "Wie ist es dazu gekommen?" Eine Abweichung, ein Versäumnis oder ein Irrtum mag für die aktuelle Studie von untergeordneter Bedeutung sein, aber jeder konkrete Fehler ist auch als Ausdruck einer allgemeinen Fehlerquelle aufzufassen. Qualitätssicherung heißt im Zusammenhang mit Fehlern also: Suche nach Systemen, welche dafür sorgen, daß in Zukunft weniger Fehler gemacht werden.

Die Frage nach der Fehlerquelle erhebt sich bei spontan gemeldeten Problemen. Die spontane Meldung jeder Abweichung vom Plan ist für die Durchführung der klinischen Prüfung seit Jahren in der L.A.B. institutionalisiert; die Mitarbeiter *müssen* unaufgefordert und schriftlich berichten. Sollten der QAU Probleme "zu Ohren" kommen, für die noch keine schriftliche Notiz vorliegt, wird dies als wesentliche Verletzung der Meldepflicht verstanden.

Spontanmeldung von Problemen
Beispiel 1:
Notiz von U.V. vom 14. Januar 1989
> Als ich am Samstag, 11.02.89 in der Zeit von 7.00 Uhr im Speisesaal der Probanden einen Früchtetee aufbrühen wollte, entdeckte ich zwischen den Beuteln des Früchtetees einen Beutel Schwarztee (Ceylon englisch broken orange tea). Mit anwesend waren vier Mitarbeiter. Auch im Papierkorb fand ich verwendete Teebeutel. ....

Betroffene Studie: Wahrscheinlich 88.449 *Theophyllin*

Studienbezogene Reaktion:
Nur die Wiederholung des Prüfungsteils konnte sicherstellen, daß zuverlässige Daten gewonnen werden.

Fehleranalyse:
Für Diätstudien wird zwar eine unmittelbare Aufsicht der Essenseinnahme organisiert, aber es fehlt an der *allgemeinen* Aufsicht über die Küche, die von einem externen Unternehmen geleitet wird.
Es wurde eine Vereinbarung getroffen, daß neues Küchenpersonal von der L.A.B. über die Regeln bei der Essensausgabe an Probanden geschult wird.

Beispiel 2:
Notiz von G.B. vom 6. Mai 1987
> Bei der Medikamenteneinnahme 12d 12h (12 Tage, 12 Stunden nach Beginn der Behandlung in einer multiple dose-Studie) verabreichte ich dem #2 durch eine kurze Unaufmerksamkeit die Medikation des #3.
> Da ich zu diesem Zeitpunkt noch nicht wußte, daß es Ersatzmedikationen gibt, ließ ich kurzentschlossen den #3 die Medikation des #2 schlucken.

Studienbezogene Reaktion:
Ausschluß der beiden Probanden aus der Auswertung. Die bis dahin erzeugten Daten wurden separat berichtet, und es wurden zwei weitere Probanden in die Studie einbezogen.

Fehleranalyse:
Eine Vorschrift, wie man Medikamente zu geben hat, ist keine Garantie dafür, daß keine Fehler mehr stattfinden. Es gab jedoch keine Richtlinie, wie im Fall einer falschen Medikamentengabe zu verfahren ist.

Man benötigt also nicht nur SOPs, wie richtig vorzugehen ist, sondern auch Anweisungen über das Vorgehen bei dennoch auftretenden Fehlern.

Die Meldung erfolgt formlos an den Prüfarzt und an die Leitung des Humanpharmakologischen Zentrums, wenn eine Planabweichung zu analysierende Proben betrifft, gegebenenfalls auch an den Analytiker; sie geht an den Projektleiter, der den Auftraggeber informiert, und sie geht an die QAU.

Die für die Studie Verantwortlichen müssen über die konkrete Reaktion entscheiden, während die Leitung des HPZ gemeinsam mit der QAU eine Fehleranalyse vornimmt.

4 Mitgestaltung von Qualitätssicherungssystemen

Qualitätssicherung im weiteren Sinne, wie sie in der EG-Richtlinie zu GCP verstanden wird, beinhaltet auch die Einführung von Qualitätssicherungssystemen; die Verantwortung dafür trägt die Geschäftsleitung. Eine unabhängige Qualitätssicherungseinheit, eine QAU, ist dabei nur eines von mehreren erforderlichen Instrumenten zur Sicherung der Erfüllung von Qualitätsforderungen. Wegen der Fachkenntnis in der QAU ergibt sich jedoch fast zwangsläufig, daß diese Arbeitsgruppe auch andere Qualitätssicherungssysteme mitgestaltet.

Ohne die Kenntnis der Qualitätsanforderung ist Qualitätssicherung eine verschwommene Wunschvorstellung. Eine gegenwärtig recht wichtige Aufgabe der QAU ist daher, von außen herangetragene Qualitätsanforderungen zu sammeln, zu systematisieren und sie den Betroffenen bekannt zu machen. Viele solche Anforderungen sind nur mittelbar anwendbar, zum Beispiel Richtlinien von Gesundheitsbehörden oder Industrieverbänden des Auslands. Doch für bestimmte Aufträge können die Qualitätsforderungen unmittelbar anwendbar werden. Die QAU muß dann ihre Einhaltung überprüfen und bestätigen.

Die gegenwärtige Projektorganisation der L.A.B. wurde wesentlich durch die QAU mitgestaltet: Ein einheitliches System von Studiennummern für alle Aufträge hilft, den Überblick über alle Projekte zu wahren. Es erleichtert die Zuordnung von Dokumenten zu einer Studie; auf Prüfplan, Rohdaten und Bericht dient eine einheitliche Studiennummer als notwendiges und ausreichendes Identifikationsmittel und als primäres Ordnungskriterium für die Dokumentation.

Eine weitere Aufgabe der QAU bei der L.A.B. ist die Entwicklung und Ausgestaltung des SOP-Systems, über welches an anderer Stelle berichtet wurde (s. "Das SOP-System von L.A.B.").

Ein weiteres Qualitätssicherungssystem, an dessen gegenwärtigem Aufbau die QAU von vornherein mitbeteiligt wird, ist ein umfassendes EDV-System. Die Forderung der EG-Richtlinie zu GCP nach validierten Programmen verlangt die Zusammenarbeit von EDV-Fachleuten mit Kennern der Strukturen und der Besonderheiten der klinischen Prüfung. Die Mitwirkung der QAU bei der Gestaltung des EDV-Systems kann und soll das Risiko verringern, daß Qualitätsforderungen nicht oder ungenügend beachtet werden.

5 Inspektionen durch Behörden

Das Qualitätssicherungsprogramm der L.A.B. wurde im Herbst 1989, recht überraschend, einem Tauglichkeitstest unterworfen: Wir wurden zweimal, nach sehr kurzfristiger Ankündigung, von FDA-Inspektoren besucht. In beiden Fällen war die Inspektion der L.A.B. ausgelöst worden durch Ergebnisse von Inspektionen bei den Auftraggebern der betroffenen Studien.

Die Inspektionen verliefen sehr systematisch: Die Inspektoren folgten dem "Compliance Program Guidance Manual" in seinen Teilen "Biopharmaceutics" und "Clinical Investigator". (Diese Inspektionsrichtlinien sind interessierten Fachkreisen zugänglich.) Aufgabe der QAU war, die Inspektoren zu begleiten und bei der Beantwortung ihrer Fragen sowie bei der Erläuterung der Studiendokumentation zu helfen. Es wurde kein Mängelbericht (Form FD 483) ausgegeben.

Auch die EG-Richtlinie der GCP sieht die Möglichkeit behördlicher Inspektionen von klinischen Prüfungen vor. Für den schon länger durch Richtlinien geregelten Bereich GLP gibt es "Leitlinien für die Durchführung von Inspektionen einer Prüfeinrichtung und die Überprüfung von Prüfungen".[3] Entsprechende Leitlinien für GCP-Inspektionen wären begrüßenswert, weil sich aus ihnen die behördlichen Qualitätsforderungen ablesen lassen.

Die Qualitätssicherung hat dann Vertrauen darein herzustellen, daß diese Qualitätsforderungen stets erfüllt werden.

---

3 Vgl. Anhang zu "Allgemeine Verwaltungsvorschrift zum Verfahren der behördlichen Überwachung der Einhaltung der Grundsätze der Guten Laborpraxis (ChemVwV - GLP)" vom 29. Oktober 1990. BAnz., S. 5-15, Nr. 204a vom 31.10.1990.

Rechtliche Fragen und Ethik

Rechtliche Aspekte der Humanpharmakologie

G. Knorr

Anwaltskanzlei Pluta & Knorr, W - 7900 Ulm

1 Die rechtlichen Beziehungen zwischen Proband und Prüfer

Ethik ist in vielen Fällen schwer in die Praxis umzusetzen. Es fehlt eine genügende Zahl sicherer und abstrahierbarer Maßstäbe. Daß in Ethik-Kommissionen regelmäßig ein Jurist vertreten ist, spricht dafür, daß auch rechtliche Erwägungen ethische Erwägungen stützen müssen.

Zudem ist es für die unternehmerische Praxis des Arzneimittelprüfers wesentlich, die zivilrechtlichen Grundlagen zwischen dem Träger der Prüfung und dem Probanden zu kennen.

1. Die Vorschriften des Arzneimittelgesetzes (AMG) in den §§ 40/41 besagen noch nichts über die zivilrechtlichen Beziehungen zwischen Proband und dem Rechtsträger der Prüfung.

   In diesen Vorschriften werden lediglich die öffentlich-rechtlichen Zulässigkeitsvoraussetzungen für solche Prüfungen festgelegt.

   Die zivilrechtlichen Beziehungen sind aber für den täglichen Umgang mit Probanden von besonderer Bedeutung, weil sie die Rechtsquelle sind für

   o Ansprüche des Probanden gegen den Rechtsträger der Prüfung,
   o Ansprüche des Prüfers gegenüber dem Probanden.

   Wie sich zeigt, hilft die zivilrechtliche Sicht auch, Probleme zu lösen, die sich aus der doppelten Stellung Proband/Patient ergeben.

2. In der klinischen Prüfung ist regelmäßig nicht bloß ein Erdulden durch den Probanden gefragt und erforderlich, sondern ein aktives Mitarbeiten des Probanden daran, daß die Ziele der Prüfung erreicht werden.

   Vom Gesetz wird mit der Einwilligung eine Willenserklärung des Probanden verlangt. Für den Prüfer ist darüber hinaus die Mitarbeit des Probanden wichtig. Da darüber Absprachen getroffen werden, stellt sich die Frage, welche gesetzlichen Regelungen des Vertragsrechts angewendet werden sollen (oder müssen). Wo die Willenserklärung "Angebot" auf die Willenserklärung "Einwilligung" oder "Annahme" stößt, entsteht schließlich auch ohne Papier ein Vertrag.

   Um die vertragsrechtlichen Beziehungen nicht dem Zufall zu überlassen, ist es deshalb ratsam, Absprache mit Probanden im Bereich der klinischen Prüfung nicht bloß in Form einer schriftlichen Einwilligung, sondern durch einen (Formular-)Vertrag zu regeln, der beide Seiten berücksichtigt.

3. Bleibt es bei mündlichen Absprachen oder hat ein schriftliches Dokument
   Regelungslücken, stellt sich die Frage, welchem gesetzlichen Vertrags-
   typus eine solche Absprache regelmäßig entspricht.
   Da der Proband ein bestimmtes Verhalten schuldet und nicht nur duldet,
   gelten die Regeln des *Dienst*vertrages (§ 611 ff. BGB). In § 611 BGB ist
   ausdrücklich geregelt:
   "Gegenstand des Dienstvertrages können Dienste aller Art sein".
   Wesentliche Merkmale, soweit sie hier interessieren, sind die Pflicht des
   Dienstleistenden (Probanden), die vereinbarten Leistungen auch tatsächlich zu erbringen, ferner die Pflicht des Dienstherrn, eine Vergütung
   zu zahlen.
   Die Möglichkeit des Probanden, die Prüfung abzubrechen, spricht nicht
   gegen die Annahme eines Dienstverhältnisses. Das BGB kennt bei
   besonderen Dienstverhältnissen, den sogenannten Diensten höherer Art,
   das Recht der freien fristlosen Kündigung (§ 627 BGB). Ob Probanden
   Dienste höherer Art leisten, ist fraglich, aber sicher leisten sie Dienste
   besonderer Art. Die Folgen solcher freien Kündigungen, etwa für die
   Vergütung, werden am besten vertraglich geregelt.

2 Der Patient als Proband

Die Situation des Patienten, an dem ein Arzneimittel getestet wird, ist rechtlich
komplexer als die Situation des gesunden Probanden.

Welche Rechtsbeziehungen zivilrechtlicher Art hier anzuwenden sind, muß
differenziert betrachtet werden. Da zudem Rechtsgeschäfte, also auch Ver-
träge, die gegen ein gesetzliches Verbot verstoßen, nichtig sind (BGB § 134)
und die Anforderungen an die Zulässigkeit solcher Prüfungen durch § 41 AMG
höher sind, stehen Abreden über solche Prüfungen nach zivilrechtlichen
Gesichtspunkten stets unter dem Damoklesschwert der Nichtigkeit.

1. Kein Unterschied zu der oben geschilderten Situation besteht dann, *wenn
   der Proband zwar an einer Krankheit leidet, diese Krankheit jedoch mit den
   klinischen Prüfungen in keinem unmittelbaren Zusammenhang steht.* In
   diesem Falle können sich aber für beide Parteien aus der dienstvertrag-
   lichen Verpflichtung zusätzliche Neben- und Hauptpflichten ergeben. Für
   den Prüfer zum Beispiel, angesichts der ihm bekannten Krankheit das
   Risiko für den Probanden mit erhöhter Sorgfalt zu evaluieren; für den
   Probanden, Umstände seiner Krankheit, die etwa den Verlauf der Prüfung
   stören könnten, dem Prüfer im vorhinein mitzuteilen.

2. Denkbar ist ein Fall, *in dem das getestete Präparat nicht für Therapiezwecke
   einer Krankheit in Betracht kommt, an der ein Proband leidet, jedoch gerade
   eine Probandengruppe mit dieser Krankheit und wegen dieser Krankheit
   zusammengestellt wird,* um die Verträglichkeit zu testen.

In diesen Fällen gibt es keinen therapeutischen Zweck der Prüfung - eine Linderung oder Heilung der Krankheit wäre ein Zufallsprodukt, wenn sie auf das eingesetzte Präparat zurückgeht. Selbst im Rahmen einer Arztpraxis, neben einer therapeutischen Behandlung eingesetzt, gibt es keinen Zielkonflikt zwischen dem Behandlungsvertrag des Patienten mit dem Arzt und Abreden zwischen Arzt und Patient zur Prüfung, die wissenschaftlichen Zwecken dient.

Sind solche Prüfungen überhaupt zulässig? Restriktionen könnten, wenn die Voraussetzungen von § 40 AMG allgemeiner Art erfüllt sind, aus § 41 AMG zu gewärtigen sein. Diese Vorschrift deckt ihrem Wortlaut nach aber nur Prüfungen ab, bei denen der Proband "an einer Krankheit leidet, zu deren Behebung das zu prüfende Arzneimittel eingesetzt werden soll." Dies ist gerade nicht der Fall. Besonderen Zulässigkeitsvoraussetzungen des § 41 AMG unterliegen solche Prüfungen also nicht.

3. Liegt ein Fall des § 41 AMG vor, nämlich *die klinische Prüfung bei einer Person, die an einer Krankheit leidet, zu deren Behebung das zu prüfende Arzneimittel eingesetzt werden soll,* konkurriert das Ziel der Prüfung mit dem Ziel einer ärztlichen Behandlung.

   a) Auch der Behandlungsvertrag des Arztes mit dem Patienten ist ein Dienstvertrag, aber mit umgekehrten Vorzeichen: hier schuldet der Arzt die Dienste. Zielvorstellung der Tätigkeit ist die Heilung des Patienten oder die Linderung seiner Krankheit.

   b) Die Problematik wird dadurch nicht vereinfacht, daß legal nur dann Prüfungen gemacht werden dürfen, wenn die "Anwendung des zu prüfenden Arzneimittels nach den Erkenntnissen der medizinischen Wissenschaft angezeigt ist, um das Leben des Kranken zu retten, seine Gesundheit wieder herzustellen oder sein Leiden zu erleichtern." Diese Vorschrift (§ 41 Ziff. 1 AMG) legt auch für die Prüfung so etwas wie ein therapeutisches Ziel nahe.

   Nur solche Prüfungen dürfen stattfinden; die Zuwiderhandlung steht nach § 96 AMG unter der Drohung von Geldstrafe oder Freiheitsstafe bis zu einem Jahr.

   Zivilrechtliche Nichtigkeit und strafrechtliche Sanktion - es wäre zu wünschen, daß es so etwas nur bei klaren Vorschriften gibt. Die Bestimmung des § 41 Ziff. 1 AMG ist jedoch mißraten. Sie ist in der Logik nur schwer nachzuvollziehen. Nach ihr darf es eine Prüfung gänzlich außerhalb eines therapeutischen Effekts nicht geben. Zudem muß die Anwendung des zu prüfenden Präparates für diesen therapeutischen Zweck angezeigt sein. Angezeigt, indiziert sind aber Therapien, wenn ein starker Grund vorliegt, gerade diese Therapie zu versuchen. Nun dient die Prüfung aber gerade erst der Gewinnung der Erkenntnis, ob die Anwendung des zu prüfenden Arzneimittels angezeigt sein kann. Nach dem Wortlaut des Gesetzes sind Prüfungen von Präparaten an Patienten mit Krankheiten, für die diese Präparate gut sein sollen, eigentlich überhaupt nicht erlaubt - gewiß das Produkt gesetzgeberischer Schludrigkeit.

c) Anders als der ärztliche Behandlungsvertrag hat die klinische Prüfung nicht das Ziel, den Patienten zu therapieren, sondern Erkenntnisse über das Präparat zu gewinnen. Die Gewinnung solcher Erkenntnisse paßt nur schlecht in das Regelungswerk des ärztlichen Behandlungsvertrages.

Ziel der Forschung ist es, Ergebnisse unter bestimmten, wohldefinierten Voraussetzungen zu gewinnen - die in allen Deklarationen betonte Notwendigkeit eines Prüfprotokolls dient nicht nur der Risikoverminderung für den Probanden, sondern ist Voraussetzung für jeden wissenschaftlichen Charakter. Die Prüfung wäre mit Sicherheit nicht ethisch, wenn nicht alle Beteiligten die notwendigen Vorkehrungen träfen, daß ein Ziel überhaupt erreicht werden kann - andernfalls wäre die Prüfung ohne Erkenntniskraft und demzufolge auch bei nur geringen Risiken nicht mehr vertretbar.

Zu den definierten Voraussetzungen gehört auch, daß der Patient das Medikament einnimmt, und zwar so, wie es dem Prüfprotokoll entspricht, und daß er sonstige Handlungen unterläßt, die den Versuchserfolg schädigen können. In dem Rahmen, in dem es auch bei gesunden Probanden geschieht, sollte dem Patienten dies ebenso als Verpflichtung auferlegt werden. Solche Pflichten des Patienten gibt es im herkömmlichen Behandlungsvertrag mit dem Arzt nicht. Da wirkt der Patient auf eigene Verantwortung mit oder nicht - lediglich die Haftung des Arztes wird durch ein Mitverschulden des Patienten, der ärztliche Anordnungen nicht beachtet, gemildert oder gar aufgehoben. Der Patient leistet in der Arzneimittelprüfung also mehr, als er es im gewöhnlichen Verhältnis zu seinem Arzt rechtlich tun müßte.

3 Der Zielkonflikt von Prüfung und Therapie

Bei aller Unklarheit von § 41 Ziff. 1 AMG steckt hinter seiner Formulierung der erkennbare Sinn, den Patienten nicht Experimenten auszusetzen, die seiner Gesundheit eher schaden als nützen. Wir müssen die Vorschrift wahrscheinlich restriktiv so auslegen, daß die Anwendung des zu prüfenden Arzneimittels nach den Erkenntnissen der medizinischen Wissenschaft wahrscheinlich zu einer Indikation dieses Mittels für die betreffende Krankheit führen wird. Damit steckt die Vorschrift Grenzen einer Prüfung, trägt aber zur Lösung des Zielkonfliktes von Prüfung und Therapie nicht bei.

Dieser Konflikt entsteht unter den folgenden Idealvoraussetzungen nicht: a) Einmal wird die Therapie der Krankheit neu begonnen (und nicht durch den wissenschaftlichen Versuch durch Änderung des Präparates verändert), und b) der Therapieerfolg muß innerhalb der vom Prüfprotokoll vorgesehenen Dauer der Prüfung und im Rahmen dieses Protokolls erreichbar sein - denn nach Abschluß des Versuchs steht das Präparat mangels Zulassung ja erst einmal nicht mehr zur Verfügung.

Solche Idealvoraussetzungen wird es selten geben. Liegen sie aber vor, kann durch bloße Erweiterungen der Verpflichtungen des Patienten nach dem Behandlungsvertrag rechtlich die nötige Klarheit geschaffen werden. Hier ist auch das Prinzip noch nicht durchbrochen, daß der Arzt die Dienste leistet und der Patient dafür bezahlen muß.

Anders sieht es immer dann aus, wenn diese Idealvoraussetzungen nicht vorliegen. Dann ist die Behandlung mit einem Prüfpräparat, die später nicht mehr fortgesetzt werden kann und die eine schon begonnene Behandlung mit dem herkömmlichen Präparat zeitweise substituiert, therapeutisch mit einer gewissen Wahrscheinlichkeit kontraproduktiv. Wird der Patient dabei in Pflicht genommen, leistet er in Wahrheit die Dienste, muß sie womöglich noch bezahlen, während der Arzt sich seine Bemühungen auch noch von dritter Seite honorieren läßt - ein weder rechtlich noch ethisch befriedigendes Ergebnis.

4 Ergebnis

Die Schlußfolgerung ist simpel: Um dem - rechtlich wenig bekömmlichen - Gemenge zu entgehen, daß in einem Dienstverhältnis wie der Heilbehandlung und einem Dienstverhältnis wie dem zwischen Proband und Prüfer im Rahmen klinischer Prüfungen Dienstleistender und Dienstberechtigter nicht mehr klar geschieden werden können und die rechtlichen Pflichten, um die es geht, nicht kompatibel sind, sollten Behandlung und Prüfung zeitlich sorgsam getrennt werden - die Behandlung durch Prüfung ist nur beim Vorliegen idealer Voraussetzungen, also im Ausnahmefall, denkbar. Der Patient, der an einer Prüfung teilnimmt, muß regelmäßig für den Zeitraum der Prüfung - möglichst ausdrücklich - auf seine Heilbehandlung verzichten.

Wie ich höre, wird derzeit heiß diskutiert, ob es ethisch vertretbar sei, dem Patienten für die Prüfungsteilnahme ein Honorar zu zahlen. Bei sauberer rechtlicher Betrachtungsweise, abgeleitet aus dem Recht der Dienstleistung, ist dies sogar geboten und kann nur ausnahmsweise entfallen. Ein ethisches Problem stellt sich dabei eigentlich nur dann, wenn der Patient, der Pflichten auf sich nimmt und Behandlungsverzicht übt, an den Erträgnissen, die solche Studien den Ausführenden bringen, nicht beteiligt wird.

Regelung der Verantwortungen: Auftraggeber

L. Lange

HD Humanpharmakologie, Schering Forschungslaboratorien, Schering AG, Berlin

In Deutschland ist die deutsche Gesetzgebung maßgebend und soll deshalb zunächst dargestellt werden. Anschließend wird auf die Richtlinien zu Good Clinical Practice für Arzneimittelprüfungen in der Europäischen Gemeinschaft in der Fassung vom 11.07.90 eingegangen.

Die deutsche Gesetzgebung

Die deutschen Gesetze und Verordnungen, die im Rahmen von klinischen Prüfungen zu berücksichtigen sind, definieren die einzelnen Begriffe relativ verstreut und eingebettet im Text. Gerade auf die Verantwortung des Auftraggebers - oder Sponsors - kann häufig nur indirekt geschlossen werden.

Auftraggeber

Das Arzneimittelgesetz kennt folgende Definitionen, die in Zusammenhang mit dem Auftraggeber stehen.

Pharmazeutischer Unternehmer ... ist, wer Arzneimittel unter seinem Namen in den Verkehr bringt [AMG § 4 (18)].

Im Falle der Humanpharmakologie bei Schering ist der Leiter der Humanpharmakologie mit der Ausführung der damit zusammenhängenden Aufgaben beauftragt.

Herstellungsleiter ... ist eine Person, die dafür verantwortlich ist, daß die Arzneimittel entsprechend den Vorschriften über den Verkehr mit Arzneimitteln hergestellt, gelagert und gekennzeichnet werden sowie mit der vorgeschriebenen Packungsbeilage versehen sind [AMG § 19 (1)].

In der Humanpharmakologie ist ein Herstellungsleiter im Sinne des AMG nicht notwendig. Er arbeitet im übergeordneten Sinne für die gesamte Firma.

Kontrolleiter ... ist eine Person, die dafür verantwortlich ist, daß die Arzneimittel entsprechend den Vorschriften über den Verkehr mit Arzneimitteln auf die erforderliche Qualität geprüft sind [AMG § 19 (2)].

In der Humanpharmakologie selbst ist ein Kontrolleiter im Sinne des AMG nicht notwendig; er arbeitet im übergeordneten Sinne für die gesamte Firma und alle Prüfpräparate.

Vertriebsleiter ... ist eine Person, die dafür verantwortlich ist, daß die Arzneimittel entsprechend den Vorschriften über den Verkehr mit Arzneimitteln in den Verkehr gebracht und die Vorschriften über die Werbung auf dem Gebiet des Heilwesens beachtet werden [AMG § 19 (3)].

In der Humanpharmakologie bei Schering ist der Leiter der Humanpharmakologie der gegenüber den zuständigen Behörden benannte Vertriebsleiter. Somit ist hier der Leiter der Humanpharmakologie Auftraggeber bzw. Sponsor als pharmazeutischer Unternehmer und Vertriebsleiter.

Der Leiter der klinischen Prüfung sollte unbedingt entsprechend dem gesetzlichen Rahmen definiert sein. Korrekterweise will die Ethik-Kommission mit ihm - und nur mit ihm - sprechen, denn er verantwortet die Prüfung. Somit ist auch ein Arzt, der im Rahmen einer klinischen Prüfung mithilft, selbst wenn er im Prinzip Leiter der klinischen Prüfung sein könnte, solange er nicht dafür ernannt ist, lediglich betreuender Arzt, also prüfungsbeteiligter Mitarbeiter, der den Weisungen des Leiters der klinischen Prüfung unterliegt.

Die Aufgaben des Auftraggebers oder Sponsors einer klinischen Prüfung sind in den Gesetzen und Verordnungen meist nicht direkt angesprochen. Trotzdem ist klar, daß der Auftraggeber, also der pharmazeutische Unternehmer, eine große Zahl von Pflichten im Rahmen von klinischen Prüfungen hat und für eine ordnungsgemäße Abwicklung sorgen muß. Das fängt an beim "In-den-Verkehr-Bringen" der Arzneimittel entsprechend den Vorschriften, geht weiter über die Unterrichtung der Landesbehörde, die Hinterlegung beim BGA und die Sicherstellung, daß der beauftragte Leiter der klinischen Prüfung tatsächlich dazu befähigt ist. Insofern sind die Verantwortlichkeiten in der Bundesrepublik im Prinzip klar geregelt, wenn auch z.T. nur indirekt angesprochen.

GCP-Richtlinien der EG

Mit den neuen Europäischen Richtlinien zu GCP ist abzusehen, daß die Art, wie wir klinische Prüfung durchführen müssen, sich deutlich von der heute üblichen Praxis unterscheiden wird. Diesen Richtlinien sind eindeutige Begriffsdefinitionen vorangestellt. Denn nur derartige Begriffsdefinitionen ermöglichen eine eindeutige Kommunikation. Diese Begriffsdefinitionen und Vorschriften werden von den europäischen Ländern - und somit auch von Deutschland - übernommen und sollen hier zusammenfassend dagestellt werden.

Sponsor

Dies ist ein Individuum oder eine Organisation, die die Verantwortung übernimmt für das Initiieren, Organisieren und/oder Finanzieren einer klinischen Prüfung.

Im wesentlichen und zusammenfassend gilt folgendes:

1. Der Sponsor muß detaillierte SOPs erstellen, die beschreiben, wie nach den Richtlinien von Good Clinical Practice gearbeitet werden soll. Er ist verpflichtet, Audits, d.h. Inspektionen durch eine unabhängige Qualitätssicherungseinheit, bei seinen klinischen Prüfungen durchführen zu lasen. Der Sponsor muß außerdem mit dem Leiter der klinischen Prüfung genaue Vereinbarungen über die Verteilung der Verantwortlichkeiten im Rahmen einer Prüfung treffen.

2. Der Auftraggeber muß sich mit dem Leiter der klinischen Prüfung über den Prüfplan einigen und ihn unterschreiben im Sinne eines Vertrages, in dem die Details der klinischen Prüfung und die Art und Weise, wie die Daten dokumentiert werden, festgelegt sind. Für jede Prüfplanergänzung bzw. -änderung (Amendment) zum Prüfplan muß Einigkeit zwischen dem Auftraggeber und dem Leiter der klinischen Prüfung hergestellt werden, bevor die Prüfplanergänzung in Kraft tritt. Jede Ergänzung/Änderung muß schriftlich dokumentiert werden.

Diese Zusammenfassung der Verantwortlichkeiten des Sponsors, wie sie in der Verordnung zu GCP der Europäischen Gemeinschaft definiert sind, stimmen im Prinzip mit unseren deutschen Verordnungen überein. Sie sind aber wesentlich deutlicher und klarer in der Aussage, was tatsächlich getan werden muß. Ganz deutlich wird, daß der Auftraggeber verpflichtet wird, den Leiter der klinischen Prüfung zu kontrollieren. Tatsächlich bedeuten diese Passagen, daß der Auftraggeber für das, was nachher getan wird, bis ins Detail verantwortlich ist. Die sog. gestalterische Freiheit eines Leiters der klinischen Prüfung wird damit nach Prüfplanerstellung beendet. Der Prüfplan mit seinen Prüfplanergänzungen ist die detaillierte Arbeitsanweisung für die Durchführung der klinischen Prüfung, von der ohne schriftliche Dokumentation und Einverständnis des Sponsors nicht abgewichen werden darf.

Im einzelnen erwähnen die Richtlinien für den Auftraggeber folgende Verantwortlichkeiten, die hier stichpunktartig zusammengefaßt sind:

1. Bei der Wahl eines Leiters der klinischen Prüfung muß sichergestellt sein, daß er im Hinblick auf seine Qualifikation und im Hinblick auf seine räumlichen und personellen Gegebenheiten in der Lage ist, eine entsprechende Prüfung tatsächlich nach den Guidelines von Good Clinical Practice durchzuführen. Er muß sich außerdem mit den Prozeduren zur Qualitätskontrolle und Qualitätssicherung sowie Inspektionen der Behörde einverstanden erklären.

2. Eine *investigator's brochure* (Wirkstoffinformation) muß vom Auf-
    traggeber erstellt werden und kontinuierlich auf den neuesten Stand
    gebracht werden. Diese Broschüre soll den Leiter der klinischen
    Prüfung über alle chemischen, pharmazeutischen, toxikologischen und
    pharmakologischen Daten unterrichten. In den weiteren Phasen der
    klinischen Prüfung muß über die bereits durchgeführten und in der
    Durchführung befindlichen Prüfungen unterrichtet werden. Diese
    Wirkstoffinformation muß deutlich machen, daß die Durchführung
    einer entsprechenden Prüfung gerechtfertigt ist.

3. Sicherstellung der
    o Benachrichtigung der Behörden,
    o Unterrichtung des Ethik-Komitees,
    o Information aller Beteiligten, wenn Prüfplanänderungen, -ergän-
       zungen und -verletzungen vorliegen, insbesondere, wenn sie die
       Sicherheit der Teilnehmer einer Prüfung in Frage stellen.

4. Ferner muß eine GMP-gerechte Herstellung der Prüfpräparate gesi-
    chert sein. Außerdem muß sichergestellt werden, daß der Leiter der
    klinischen Prüfung die Prüfpräparate korrekt verwendet, aufbewahrt
    und verteilt.

5. Schließlich müssen die Verantwortlichkeiten und die fachgerechte
    Bearbeitung der Daten, der statistischen Analysen sowie der Bericht-
    terstellung und Publikationspolitik klar sein. Diesem Fragenkomplex
    sind noch weitere detaillierte Abschnitte gewidmet.

6. Die Organisation des Komplexes "schwere unerwünschte Ereignisse"
    wird ebenfalls gefordert, um sowohl die Sicherheit der Teilnehmer zu
    gewährleisten als auch die Behörden entsprechend den Vorschriften
    benachrichtigen zu können.

7. Die zeitgerechte Berichterstellung einer jeden Prüfung ist gefordert,
    unabhängig davon, ob eine Prüfung für eine Registrierung benutzt
    werden soll oder nicht.

8. Versicherungsfragen.

9. Der Sponsor darf nur validierte, fehlerfreie Softwareprogramme mit
    adäquater Nutzerdokumentation verwenden.

10. Erinnert werden sollte noch einmal, daß auch in diesen Richtlinien die
    Hinzuziehung eines Biometrikers als unabdinglich angesehen wird,
    und zwar vom Beginn der Planung bis zum Bericht.

Ein weiteres Kapitel beschäftigt sich mit dem Monitor, der für die Verbindung
zwischen Auftraggeber und dem Leiter der klinischen Prüfung an einer

externen Stelle verantwortlich ist. Dies entfällt, wenn Untersuchungen an Probanden im eigenen Hause durchgeführt werden, und soll hier nicht diskutiert werden.

Schlußfolgerung

Die europäischen Richtlinien stehen unserer Durchführungsverordnung nicht entgegen. Sie sind im Hinblick auf den Sponsor wesentlich umfassender und eindeutig formuliert. Ganz entscheidend ändert sich seine Aufgabe in bezug auf eine Verpflichtung: Die explizite Forderung nach Qualitätssicherung. Der Auftraggeber wird nicht nur verpflichtet, SOPs zu schreiben, sondern insbesondere verpflichtet, ein System zur Qualitätssicherung aufzubauen und durchzuführen. Hierbei ist zu unterscheiden zwischen der internen sog. Qualitätskontrolle des Leiters der klinischen Prüfung und der externen, vom Prüfer unabhängigen Qualitätssicherung. Dies bedeutet, daß der Auftraggeber Audits, d.h. Inspektionen, von nicht an der Prüfung beteiligtem Personal durchführen lassen muß, um sicherzustellen, daß im Hinblick auf Planung, Durchführung und Berichterstattung sowie Archivierung nach den Richtlinien von Good Clinical Practice verfahren wird. Diese Forderung wird unsere Arbeit erheblich ändern.

Auftragnehmer

Im Rahmen der Durchführung von klinischen Prüfungen an gesunden Probanden haben wir entsprechend dem Arzneimittelgesetz unseren Sprachgebrauch geändert. Für uns gibt es als Auftragnehmer, also denjenigen, der die Prüfung durchführt, nur den "Leiter der Klinischen Prüfung" und die "prüfungsbeteiligten Mitarbeiter".

Sie sind folgendermaßen definiert:

1. Leiter der Klinischen Prüfung

   Der Leiter der klinischen Prüfung wird mit einer einzelnen, aber gesamten Prüfung beauftragt und ist zuständig für Planung, Durchführung, Auswertung und Berichterstattung. Die Funktion ist zeitlich auf jeweils eine Prüfung beschränkt. Dabei wird beachtet, daß eine derartige Person für die Übernahme dieser Aufgaben folgende Voraussetzungen erfüllt (§ 40 AMG):
   Sie muß eine 2jährige Erfahrung in der Durchführung klinischer Prüfungen nachweisen können. Sie muß Arzt sein und für die Durchführung qualifiziert sein (s. Grundsätze für die ordnungsgemäße Durchführung des BMJFFG).

2. Prüfungsbeteiligte Mitarbeiter

Dies sind alle weiteren Mitarbeiter der Humanpharmakologie sowie ggf. auch weitere beteiligte Stellen, die definierte Aufgaben bei einer klinischen Prüfung der Humanpharmakologie ausfüllen. Sie können wissenschaftliche, technische aber auch Sekretariats-Mitarbeiter sein. Für bestimmte wichtige Aufgabenteile im Bereich der Durchführung einer klinischen Prüfung werden einige dieser Personen im Prüfplan namentlich genannt. Auch die Funktion dieser Mitarbeiter ist zeitlich auf jeweils eine Prüfung beschränkt.

Regelung der Verantwortungen: Auftragnehmer

I. Klingmann

L.A.B. Gesellschaft für pharmakologische Untersuchungen mbH & Co, W - 7910 Neu-Ulm

Die ärztliche Verantwortung im AMG

Nach der Darstellung der Verantwortungsbereiche des Auftraggebers werden im folgenden die Regelung der Verantwortung für den Auftragnehmer und die Verteilung der Verantwortung in Auftragsinstituten erläutert.

Der Prüfarzt:
In Deutschland regelt das Arzneimittelgesetz, unter welchen Bedingungen klinische Studien am Menschen durchgeführt werden dürfen.
§ 40
"Die klinische Prüfung eines Arzneimittels darf bei Menschen nur durchgeführt werden, wenn und solange
Abs. 4
... sie von einem Arzt geleitet wird, der mindestens eine zweijährige Erfahrung in der klinischen Prüfung von Arzneimitteln nachweisen kann."
Das AMG bezeichnet diesen Arzt als "Leiter der Klinischen Prüfung".

Die Verantwortungen des Prüfarztes werden indirekt ausgedrückt:
Er muß eine Nutzen-Risiko-Analyse durchführen;
§ 40 Abs. 1
"... die Risiken, die mit ihr für die Person verbunden sind, bei der sie durchgeführt werden soll, gemessen an der voraussichtlichen Bedeutung des Arzneimittels für die Heilkunde *ärztlich vertretbar* sind."

Er muß für Aufklärung und Einwilligung des Studienteilnehmers sorgen.
§ 40 Abs. 2
"... die Person, bei der sie durchgeführt werden soll, ihre Einwilligung hierzu erteilt hat, nachdem sie *durch einen Arzt* über Wesen, Bedeutung und Tragweite der klinischen Prüfung aufgeklärt worden ist."

Alle anderen Voraussetzungen für die Durchführung einer klinischen Studie sind allgemein gehalten, sagen nicht explizit, *wer* dafür verantwortlich ist. Andererseits darf ein Prüfarzt nur eine Studie beginnen, wenn alle Voraussetzungen erfüllt sind.

Die ärztliche Verantwortung in den GCP-Richtlinien der EG

Die endgültige Version der EG-GCP-Guidelines, ist die Richtschnur, nach der alle Studien bemessen werden, die europäischen Zulassungsbehörden vorgelegt werden. Sie werden in eine EC-Directive eingehen, also ein EG-Gesetz, das nach 1992 in nationales Recht eingearbeitet wird. In einem langen Diskussionsprozeß mit Klinikern, Industrie und Verbänden hat sich die Arbeitsgruppe, die die Guidelines ausgearbeitet hat, darum bemüht, die Anforderungen so praxisnah wie möglich zu gestalten und trotzdem die Anforderungen so hoch wie ethisch, wissenschaftlich möglich zu heben. In vielen Bereichen ist der Arbeitsgruppe dies gelungen.

Am Beispiel eines Auftragsforschungsinstitutes wird erläutert, wie die Vielzahl der Verantwortungen des Prüfarztes, weitgehend wie in den EG-Guidelines vorgegeben, in die Praxis umgesetzt werden, wobei der Prüfarzt auch der Leiter der klinischen Prüfung nach AMG sein kann.

Die EG-Guidelines geben eine ausführliche Definition des Prüfarztes und eine lange Liste seiner Verantwortungen:

Definition des Prüfarztes

o Eine oder mehrere Personen, die für die praktische Durchführung einer Studie verantwortlich sind und für das Wohlergehen der Studienteilnehmer.
o Der Prüfarzt muß qualifiziert und approbiert sein.
o Er muß Erfahrung in klinischer Forschung haben, vor allem auf dem Gebiet der geplanten Studie.
o Er muß mit Hintergrund und Anforderungen der Studie vertraut sein.
o Er muß für sein ethisches Vorgehen und seine ärztliche Integrität bekannt sein.
o Bei multizentrischen Studien kann ein Principle Investigator benannt werden. Er ist aber lediglich für die Koordination der Studie verantwortlich. Die Verantwortung für den Studienteilnehmer behält der Prüfarzt.

Verantwortung des Prüfarztes

o Der Prüfarzt muß mit dem Produkt vertraut sein, soweit es in der Investigator's Brochure beschrieben ist.
o Er muß genügend Zeit, Personal und geeignete Einrichtungen für die Durchführung der Studie haben und sicherstellen, daß keine anderen Studien diese Kapazität vermindern.
o Er muß eine ausreichende Rekrutierung von Studienteilnehmern gewährleisten können.
o Er muß dem Auftraggeber ein aktuelles Curriculum vitae vorlegen.
o Er muß mit dem Protokoll übereinstimmen, es unterschreiben und befolgen, vor allem bezüglich Monitoring und Kontroll-Prozeduren sowie Publikationen.

o Er muß (falls erforderlich) einen lokalen Studien-Koordinator benennen, der ihm bei der Organisation der Studie hilft.

In dem Beispiel-Auftragsinstitut spielt dieser Studien-Koordinator eine große Rolle. Er heißt dort Studienbetreuer. Der Leiter der klinischen Prüfung delegiert an ihn den gesamten technischen Ablauf der Studie.

o richtige und vollständige Probandenrekrutierung
o persönliche Betreuung der Probanden
o Medikamenten-Applikation
o Blutabnahmen und Urinsammlung
o Proben-Aufbereitung
o korrekte Nahrungsaufnahme
o pharmakodynamische Untersuchungen, soweit kein Arzt erforderlich
o Erfassung und Berichten der spontan genannten Beschwerden
o Dokumentation des Studien-Verlaufs und Verfassen eines klinischen Vor-berichts
o Der Prüfarzt muß die Studie nach länderspezifischen Verpflichtungen bei Behörden, Ethik-Kommissionen etc. anmelden, auch zusammen mit dem Auftraggeber, wo erforderlich.
o Er muß alle Informationen zur Studie an das in die Studie involvierte Personal weitergeben.

Diese beiden Aufgaben übernahm in dem Beispiel-Auftragsinstitut bis-lang die Abteilung Klinische Pharmakologie bzw. der Referent aus dieser Abteilung, der für die Vorbereitung, Verfolgung und Berichterstattung der Studie verantwortlich war. Es wurde dort jedoch umstrukturiert, so daß der Arzt, der die Studie vorbereitet, auch die Überwachung im Human-pharmakologischen Zentrum übernimmt und damit verantwortlicher Prüfarzt wird. Damit werden auch die Punkte Anmeldung der Studie und Information der Mitarbeiter guidelinekonform laufen.

o Der Prüfarzt muß die Studienteilnehmer schriftlich und mündlich über die Studie aufklären und das Einverständnis von Probanden immer schriftlich, von Patienten schriftlich einholen oder mündlich mit der Unterschrift eines *unabhängigen* Zeugen.
o Er muß die Prüfmuster zuverlässig und nachweisbar verwalten und darf die Prüfmedikamente nur an Studienteilnehmer abgeben.

An diesen beiden Punkten verhält sich das Beispiel-Auftragsinstitut nicht guidelinekonform. Die Aufklärung der Probanden erfolgt turnusmäßig durch einen der Ärzte im Humanpharmakologischen Zentrum. Selbstverständlich hat sich der aufklärende Arzt mit Studie und Prüfmedikation sehr gut vertraut gemacht, um alle Fragen beantworten zu können. Es wird definiert, daß der Prüfarzt diese Verantwortung delegieren kann.

Die Verwaltung der Prüfmuster erfolgt durch die hausinterne Prüfmusterverwaltung, die unter der Aufsicht eines Kontroll- und Herstellungsleiters
steht. Hier werden die Prüfmuster in Empfang genommen, registriert,
aufbewahrt, individuell verpackt, abgegeben, übriggebliebene Muster
zurückgenommen, Rückstellmuster aufbewahrt und restliche Medikation an
den Auftraggeber zurückgeschickt. Bei der Vielzahl an Studien, die in diesem
Haus laufen, wären die Prüfärzte mit dieser Aufgabe absolut überlastet. Der
Aufwand für die Prüfmusterverwaltung ist so groß, daß eine Spezial-Abteilung
notwendig ist. Hier wird wirklich deutlich, daß die Guidelines hauptsächlich
für die Phase-II/III-Studien entwickelt wurden, mit wenigen oder nur einer
Studie pro Prüfstelle.

o Der Prüfarzt muß Randomisierungs-Codes sehr genau beachten.
o Er muß Daten sorgfältig sammeln, aufzeichnen und berichten.
o Er muß den Auftraggeber, die Ethik-Kommission und, falls erforderlich,
   die zuständigen Behörden über schwere Nebenwirkungen informieren und
   Maßnahmen zum Schutz des Probanden ergreifen.
o Er muß Monitoring, Audits und Inspektionen von Auftraggebern und
   Behörden akzeptieren.
o Der Prüfarzt muß Prüfbögen, Analysen und Berichte dem Auftraggeber
   zukommen lassen.
o Er muß mit dem Abschlußbericht einverstanden sein und ihn unterschreiben.
o Er muß versichern, daß die Vertraulichkeit aller Probanden-Daten und der
   Informationen vom Auftraggeber gewahrt wird.

*Der Prüfarzt muß folgende Punkte zur Betreuung der Studienteilnehmer
beachten:*
o Es muß eine funktionierende Notfall-Ausrüstung vorhanden sein.
o Er ist für die Dauer der Studie medizinisch für die Studienteilnehmer
   verantwortlich und muß dafür sorgen, daß die medizinische Versorgung
   auch nach Abschluß der Studie aufrecht erhalten bleibt.
   Dies ist eine unrealistische Forderung, da die Medikamente meist noch
   nicht zugelassen sind und damit den Patienten nicht unkontrolliert zur
   Verfügung stehen. Das Beispiel-Auftragsinstitut gibt den Patienten einen
   Brief an den Hausarzt mit, in dem die erhobenen Befunde, die verabreichte
   Therapie und deren Wirksamkeit beschrieben werden und bittet den
   Hausarzt, eine adäquate Therapie einzuleiten.
o Pathologische Laborwerte am Ende der Studie müssen nachverfolgt werden.
o Der Prüfarzt muß dafür sorgen, daß die Studienteilnehmer einen Studienpaß tragen mit der Information, daß sie an einer Studie teilnehmen
   und daß im Notfall weitere Informationen eingeholt werden können.

Die Problematik des Studienpasses wurde im Beispiel-Auftragsinstitut schon längere Zeit diskutiert. Die Probanden finden es eher lästig, einen Ausweis auch in der Wash-out-Phase herumtragen zu müssen, vor allem, da er so gut wie nie gebraucht wird. Andererseits, in den wenigen Fällen, in denen er benötigt wird, ist er sehr hilfreich. Der Studienpaß wurde vor kurzem für die In-house-Studien eingeführt.

o Der Prüfarzt muß dafür sorgen, daß in den Patienten-Unterlagen die Studienteilnahme vermerkt wird.

Die Forderung nach dem Vermerk der Studienteilnahme ist wieder ein typisches Beispiel dafür, daß die GCP-Guidelines primär für Patienten-studien im Klinik-/Niedergelassenen-Bereich gelten.

o Er muß dafür sorgen, daß der Hausarzt über die Studienteilnahme infor-miert wird, falls der Patient einverstanden ist.

Die Verteilung der Verantwortung in einem Auftragsinstitut

Die Abgrenzung der Verantwortung des Auftraggebers von der des Prüfarztes ist in den GCP-Guidelines für humanpharmakologische Studien nicht aus-reichend erfolgt, denn humanpharmakologische Studien werden in sehr verschiedenartigen Institutionen durchgeführt: a) In Kliniken, b) in humanpharmakologischen Zentren von pharmazeutischen Firmen, c) in Auftragsforschungsinstituten.

Während in Kliniken das Auftraggeber-Prüfarzt-Verhältnis noch sehr klar ist, ist die Trennung bei humanpharmakologischen Zentren von Pharma-Firmen schon schwieriger.

Wirklich klarer Definitionen der Verantwortungsverteilung bedarf es in Auftragsinstituten. Einerseits führen sie die Studien selbst durch, andererseits übernehmen sie gewisse Aufgaben und Verantwortungen des Auftraggebers, z.B.:

o Zusammenstellen der Investigator's Brochure.
o Erstellen von Prüfplan und Informed Consent.
o Einfuhr, Verwaltung und Verpackung der Prüfmuster.
o Hinterlegung beim BGA, Anmeldung der Studie beim Regierungspräsi-dium.
o Vorlage der Studie bei der Ethik-Kommission.
o Meldung schwerer Nebenwirkungen an Behörden und Ethik-Kommission.
o Auswertung der Daten.
o Verfassen des Abschlußberichts und der Publikation etc.

Alle diese Aufgaben kann das Auftragsinstitut gut übernehmen. Das SOP-System des Instituts legt fest, wie diese Aufgaben zu erfüllen sind. Häufig wird auch das Monitoring der Studie an ein Auftragsinstitut vergeben, eine Verantwortung, der das Institut bei auswärtigen Prüfzentren durch seine Unabhängigkeit vom Auftraggeber sehr gut gerecht werden kann.

Ein Konflikt entsteht, wenn auch die Studien-Durchführung an das Institut vergeben wird. Das Beispiel-Auftragsinstitut hat zwar eine hausinterne Überwachung, die vor allem bei Patienten-Studien und je nach Absprache mit dem Kunden - "monitoringhafte" Ausmaße annehmen kann, aber man ist sich darüber klar, daß der "Monitor" trotz aller Bemühungen nicht wirklich unabhängig ist. Es ist jedoch die Meinung vertretbar, daß ein Institut für humanpharmakologische Studien, das GCP-gerecht arbeitet, auch gar keinen Monitor benötigt, denn ein solches Institut ist wesentlich studiengerechter organisiert als eine Klinik oder eine Praxis, und ein gutes SOP-System mit einer QAU, die die Einhaltung der SOPs überwacht, gewährleistet die korrekte Durchführung der Studie. Die Forderung der GCP-Guidelines nach Benennung eines Monitors ist wieder ein Beispiel dafür, daß die Guidelines den Bedürfnissen humanpharmakologischer Studien nicht gerecht werden. Die Forderung der Guidelines nach Durchführung eines internen Audits der Studie kann für humanpharmakologische Studien - in humanpharmakologischen Zentren durchgeführt - auch so interpretiert werden, daß ein Auftraggeber nur die QAU des Instituts inspizieren und allenfalls stichpunktartig eine Rohdatenkontrolle durchführen muß. Unabhängig davon wird es aber von Auftragsinstituten gerne gesehen, wenn Monitore des Auftraggebers die Studien überwachen. Wenn man selbst gesehen hat, wie die Daten korrekt entstehen, ist das Vertrauen in die Daten größer.

Ganz wichtig für die gute Organisation einer humanpharmakologischen Studie und zur Vermeidung von Mißverständnissen ist die genaue Absprache zwischen Auftraggeber und Auftragsinstitut, wer welche Aufgaben und Verantwortungen übernimmt.

o Es muß klar sein, wer die Verantwortung für den Prüfplan hat, auch wenn beide Teile sinnvollerweise daran arbeiten.

o Es muß klar sein, wer die Verantwortung für die Prüfbögen hat, auch wenn beide Teile sinnvollerweise daran arbeiten.

o Es muß klar sein, wer die Studie bei welchen Behörden und Ethik-Kommissionen vorlegt.

o Es muß klar sein, wer die Verantwortung für Einfuhr und Qualität der Prüfmedikamente trägt.

o Es muß klar sein, wer die Studienteilnehmer versichert.

o Es muß klar sein, wer der Leiter der klinischen Prüfung ist.

o Es muß klar sein, wer die Studie wie überwacht.

o Es muß klar sein, wer die Nebenwirkungen meldet.

o Es muß klar sein, wer die Prüfbögen wie unterschreibt.

o Es muß klar sein, wie die Daten erfaßt und verarbeitet werden.

o Es muß klar sein, wer den Abschlußbericht schreibt.

o Es muß klar sein, wer publiziert.

So vorbereitet kann eine humanpharmakologische Studie optimal laufen und die zuverlässigen Ergebnisse liefern, die für die Beurteilung der Weiterführbarkeit der Arzneimittel-Entwicklung notwendig sind.

Ethical Aspects of Phase I Studies

P. Riis
D. of Medical Gastroenterology, Herlev University Hospital, Denmark

To ease the mutual understanding it seems appropriate to start by defining the key words of the title.

Ethics are defined here as the overall principles governing morality, and *morality* is defined as the sum of our daily value judgements.

Aspects means components of the primary decision-making of the procedures applied in a given research situation.

Phase I deals almost exclusively with healthy volunteers. Such volunteers comprise the following subgroups:

o *Citizens "from the street"*, approached through announcements. As an *ad hoc* procedure it is usually not recommendable. One can, however, gather a group of selected citizens, who accept to go through medical examinations, interviews etc. before entering a corps of professional healthy volunteers.

o *Subjects from the health education systems*, for instance medical students, nurse students etc. Such healthy volunteers are more often used in biomedical research on human subjects in clinical physiology, and fundamental studies in clinical medicine, but sometimes they enter phase I studies in highly specialized departments.

o *Employees from the drug industry*, usually from the firm that tests a new substance. The necessary independence of such healthy volunteers has often been questioned. The suggested measures applied to avoid undue dependence will be mentioned later.

o *Prisoners:* The usual attitude to prisoners as healthy volunteers in biomedical research is that prisoners cannot *freely* give informed consent, because they are in a dependent position to authorities, even if this dependence is not necessarily to prison physicians and other parts of the prison health system. Prisoners themselves, however, have expressed as their view that, despite society's imprisoning their bodies, they still have their human rights as being able to decide on for instance participation or non-participation in medical studies. The balance between these two points of view are at present not clear and undoubtedly varies from country to country. In Denmark the official attitude is still that prisoners can be accepted in studies related to their special situation, for instance long-term isolation, whereas their function as healthy volunteers in phase I studies has not yet been accepted as a right, because scientific history contains several examples of unethical experiments on especially prisoners.

o *Patients with diseases unrelated to the project.* Whereas such patients sometimes serve as healthy volunteers in clinical and clinical physiological studies, their participation in phase I studies of new drugs does not seem to be ethically acceptable.

o *Patients with a disease related to the project* may sometimes enter phase I studies. It is especially true for phase I studies of very potent anti-neoplastic drugs. It would be unethical to expose healty volunteers to such a test intervention, whereas cancer-patients under certain restricted conditions, primarily their potential personal gain from the experiment, can be accepted.

All biomedical studies involving human subjects have to be ethically analysed in a way that risks are related to potential benefits. I recapitulate that such risk evaluations are *relative* in patients with a disease relevant for the project, and that they are *absolute* in healthy volunteers. The absolute level will have to approximate zero. My usual comparison is that such risks must be no greater than for a trained bicyclist to go through a European capital during rush hours on a bicycle.

The question of *payment* often appears in relation to healthy volunteers. The Danish committee system has laid down guidelines for such payment.

They comprise three subgroups:

o reimbursement of expenses to transport, meals etc.;
o covering of lost salary during participation in the study;
o a honorarium based on the official salary of Danish unskilled workers, in order to follow inflation etc. This basic sum can be multiplied by a factor 2-4 or even more, according to the time and inconvenience related to the experiment;

The security measures are different within two subgroups: employees of the drug industry, and patients with diseases unrelated to a given project.

Employees of the drug industry will, according to the Danish research ethical committee system necessitate an upgrading of additional security measures:

o consenting addressed to an external independent physician, under special circumstances appointed by the Regional Ethical Committee;
o the introductory evaluation of the subject to be supplemented by information from the subject's own doctor, under special circumstances even an introductory health evaluation carried out by an external independent physician;
o special monitoring and intensive care facilities procured, or the experiments to be transferred to a hospital department;
o an external independent and competent physician to survey the experiments.

The committee system judges, case by case, which of these extra secruity measures are necessary in a given project;

Patients with a disease unrelated to a project will normally be excluded from phase I experiments, as mentioned before.

If such patients, or patients with a relevant disease, are included in exceptional cases, the following additional measures are applied stepwise:

o   an obligatory fixed period for patients' consideration;
o   obligatory answering a person outside any responsibility and/or decision-making related to the project, and the presence of a witness, not being a member of the research team, and thus having preserved a certain independence;
o   restrictions of recruitment to patients outside the investigators' own institution;
o   *ad hoc* appointment of an independent "guardian" from outside the institution.

The ethics of *auto-experimentation* relate to the subject's feeling of having the personal freedom to do such experiments. On the other hand this personal freedom will have to be balanced towards the risk taken voluntarily by a stoic investigator and the risk for projection, i.e. that such an investigator later concludes from experiments in him- or herself, that such experiments would be acceptable in other healthy volunteers.

Last, but probably most important, such experiments have consequences, for instance, for the responsibility of a drug firm, a research institution, and society as such. For this reason the Danish research ethical committee system demand that such experiments are evaluated in the committee system as other experiments on human subjects.

Lastly *the insurance aspects* will have to be commented on briefly. In countries with no legal demand for insurance of healthy volunteers or patients entering biomedical research projects, there are different ways to go. One can arrange *ad hoc* insurances, or an institution can have general insurances, for instance a drug company or a public hospital system.

In countries with a legal protection of workers, but no specific insurance system or demand for healthy volunteers participating in research, the solution will sometimes be to appoint healthy volunteers *ad hoc* for the period of the experiments, thereby insuring their rights in respect to laws on occupational hazards. This last solution is not acceptable in the long run.

Each society ought to have an insurance obligation and a legal protection of both healty volunteers and patients entering biomedical research projects.

Ethische Erwägungen für Grenzbereiche der Humanpharmakologie

H.-B. Wuermeling

Institut für Rechtsmedizin, Universität Erlangen-Nürnberg

Der mit diesem Symposium gemachte Versuch einer Standortbestimmung über Konzepte in der Humanpharmakologie legt es nahe, mit einem Rückblick zu beginnen. Dieser soll der Frage nach den ethischen Prinzipien beim Versuch mit und an Menschen gelten. Das Ergebnis soll dann auf das Thema - Grenzbereiche der Humanpharmakologie - angewendet werden.

Symbolisch für den Beginn der experimentellen Medizin steht die Entdeckung des Blutkreislaufes durch William HARVEY (1628). Diese war der Anlaß für René DESCARTES, in seiner Abhandlung "Über die Methode des richtigen Vernunftgebrauchs und der wissenschaftlichen Wahrheitsforschung" (1637) alle Erscheinungen in zwei Gruppen zu teilen, deren eine die *res extensa*, also das Zähl- und Meßbare umfaßte, während der nicht zählbare und nicht meßbare Rest als *res cogitans* bezeichnet wurde. Für den Menschen bedeutete das, daß sein Körper und dessen Funktionen dem Bereich des Meßbaren zugewiesen wurde. Damit wurde der Weg für systematische Versuche am menschlichen Körper und mit ihm freigemacht. Michel FOUCAULD beschreibt in "Die Geburt der Klinik" die darauf folgende Ablösung der spekulativen Medizin, die seit Jahrhunderten tradiert worden war, durch eine experimentell arbeitende, naturwissenschaftlich begründete Medizin. Danach waren es die Militärärzte Ludwigs XIV, die in den bis dahin für die Ärzte uninteressanten Hospitälern Kranke vorfanden, an denen sie die naturwissenschaftlich erdachten und experimentell begründeten Heilmethoden ausprobieren konnten. Auch die akademische Medizin machte in zunehmenden Maße von diesen Möglichkeiten Gebrauch. Kranke wurden zu therapeutischen und auch zu nichttherapeutischen Versuchen benutzt.

Dabei muß es wohl zu Mißbräuchen gekommen sein. Dennoch dauerte es bis zur Jahrhundertwende vom 19. zum 20. Jahrhundert, bis staatliche Reaktionen auftraten. Wir befinden uns hier in Berlin in dieser Beziehung auf historischem Boden. Am 29.12.1900 gibt der preußische Kultusminister einen Erlaß heraus, der sich an alle Vorsteher von Kliniken, Polikliniken und sonstigen Krankenanstalten wendet. Diese werden darauf hingewiesen, daß klinische Forschung unter allen Umständen immer dann zu unterbleiben habe, wenn die betreffende Person nicht in unzweideutiger Weise ihre Zustimmung gegeben habe. Hier finden wir erstmals das Element "Consent", das seither maßgeblich ist. Der Zustimmung habe aber, so der preußische

Kultusminister, "eine sachgemäße Belehrung über die aus dem Eingriff möglicherweise hervorgehenden nachteiligen Folgen" vorauszugehen. Hier finden wir erstmals die Qualität "informed" für den Consent, die seither gefordert ist. Die Durchführung der Versuche war dem Vorsteher der Anstalt oder einem von ihm ausdrücklich dazu Bevollmächtigten persönlich und selbstverantwortlich vorbehalten. Damit wurde der Kreis der Verantwortlichen - der alten hierarchischen Ordnung und der Übersehbarkeit der Anstalten entsprechend - eingegrenzt. Schließlich waren "alle näheren Umstände auf dem Krankenblatte" zu vermerken. Damit ist die bis heute gültige Dokumentationspflicht beschrieben [zitiert nach H.-M. SASS, Schleswig-Holsteinisches Ärzteblatt 12 (1989), 725].

Die Wirkung des Erlasses dürfte nicht allzu groß gewesen sein. Gegen Ende der zwanziger Jahre kam es in Lübeck zu einem Skandal: Impfversuche an Kindern hatten Todesfälle zur Folge. Diese wurden in der Presse breit dargestellt. Es herrschte Empörung in der Bevölkerung. Man fragte, welche Rechte die Ärzte denn hätten. Der Reichsgesundheitsrat - wiederum in Berlin - wurde mit der Frage der Menschenversuche beschäftigt. Er legte schließlich einen "Entwurf von Richtlinien für neuartige Heilbehandlung und für die Vornahme wissenschaftlicher Versuche am Menschen" vor. Dieser wurde vom Reichsminister des Inneren am 28.02.1931 bekannt gemacht. Es wurde auch mitgeteilt, daß alle in Anstalten der geschlossenen und offenen Krankenbehandlung oder Krankenfürsorge tätigen Ärzte bei Ihrem Eintritt auf die Beachtung dieser Richtlinien unterschriftlich verpflichtet werden sollten. Die Richtlinien beginnen mit der Feststellung, daß die ärztliche Wissenschaft, wenn sie nicht zum Stillstand kommen soll, nicht darauf verzichten könne, in geeigneten Fällen eine Heilbehandlung mit neuen, noch nicht ausreichend erprobten Mitteln und Verfahren einzuleiten. Ebensowenig könne die Wissenschaft wissenschaftliche Versuche am Menschen als solche völlig entbehren, da sonst Fortschritte in der Erkennung, der Heilung und der Verhütung von Krankheiten gehemmt oder sogar ausgeschlossen würden. Es ist von den hiernach dem Arzt einzuräumenden Rechten die Rede, denen allerdings die besondere Pflicht des Arztes gegenüberstünde, sich der großen Verantwortung für Leben und Gesundheit jedes Einzelnen, den er neuartig behandelt oder an dem er einen Versuch vornimmt, stets bewußt zu bleiben.

Der wissenschaftliche Versuch wird definiert als Eingriff oder Behandlungsweise am Menschen, die zu Forschungszwecken vorgenommen wird, ohne der Heilbehandlung im einzelnen Falle zu dienen, und deren Auswirkungen und Folgen aufgrund der bisherigen Erfahrung noch nicht ausreichend zu übersehen sind.

Schäden und zu erwartender Nutzen müßten im richtigen Verhältnis stehen. Belehrung und Einverständnis des Betroffenen werden gefordert. Ärztliche Ethik verwerfe jede Ausnutzung der sozialen Notlage für die Vornahme einer neuartigen Heilbehandlung oder von Versuchen. Nur der leitende Arzt selbst oder ein ausdrücklich beauftragter anderer Arzt unter der vollen Verantwortung des leitenden Arztes dürfe die Versuche ausführen. Dokumentationspflicht und Respekt vor dem Kranken bei der Veröffentlichung der Ergebnisse werden gefordert. Wissenschaftliche Versuche seien bei fehlender Einwilligung unter allen Umständen unzulässig. Versuche an Kindern oder jugendlichen Personen unter 18 Jahren seien unstatthaft, wenn auch nur im geringsten eine Gefährdung vorliege. Auch Versuche an Sterbenden seien mit den Grundsätzen der ärztlichen Ethik unvereinbar und darher unzulässig.

Diese Richtlinien gelten auch heute noch. Sie galten auch in der Zeit des Dritten Reiches. Dies wiederum war für den Nürnberger Prozeß des US-amerikanischen Militärgerichts gegen deutsche Ärzte wegen Verbrechen gegen die Menschlichkeit durch Forschung in den Konzentrationslagern von Bedeutung (1947, vgl. A. MITSCHERLICH und F. MIELKE, Medizin ohne Menschlichkeit, Fischer TB 332). Aufbauend auf den Richtlinien des Reichsgesundheitsrates von 1931 hat das Nürnberger Gericht versucht, 10 Grundsätze über die Zulässigkeit medizinischer Versuche zu formulieren. Auch diese werden eingeleitet durch die Feststellung, daß gewisse medizinische Experimente am Menschen, wenn sie innerhalb ziemlich klar festgelegter Grenzen bleiben, der ärztlichen Ethik entsprechen. Allerdings gebe es Übereinstimmung darin, daß gewisse Grundprinzipien befolgt werden müssen, um mit moralischen, ethischen und juristischen Grundregeln im Einklang zu stehen. Die Regeln des Nürnberger Gerichtes gehen insofern über die Richtlinien des Reichsgesundheitsrates hinaus, als die Pflicht und Verantwortlichkeit, den Wert der Zustimmung festzustellen, jedem obliegt, der den Versuch anordnet, leitet oder durchführt. Es sei dies seine persönliche Pflicht und persönliche Verantwortung, welche nicht ungestraft auf andere übertragen werden könne. Weiter wird die Freiwilligkeit der Versuchsperson in dem Sinne verdeutlicht, daß es ihr jederzeit freigestellt bleiben muß, den Versuch zu beenden. Auch vom Versuchsleiter wird verlangt, daß er jederzeit bereit bleiben muß, den Versuch einzustellen, wenn er Grund hat anzunehmen, daß eine Fortsetzung eine Verletzung, bleibende gesundheitliche Schädigung oder gar den Tod der Versuchsperson herbeiführen könnte.

Der Nürnberger Prozeß hatte aber zuvor gezeigt, daß sich die angeklagten Ärzte sowohl auf die Unkenntnis der bestehenden Vorschriften als auch auf die Unkenntnis der ethischen Grundsätze beriefen. In ihrer Verteidigung wiesen sie auf die weltweite Verbreitung von Menschenversuchen hin und brachten dafür sogar Beispiele aus der Zeit nach dem Dritten Reich. Die Nürnberger Verteidigung zitierte ein Schreiben des Headquarters Military Goverment North-Rhine-Region vom 22. Juni 1946 an den Oberpräsidenten der Nord-Rheinprovinz:

"1. Prof. McCance und die Mitglieder seiner medizinischen Forschungsabteilung wünschen darüber informiert zu werden, ob und wann Kinder in Wöchnerinnen-Heimen oder Frauen-Abteilungen in Krankenhäusern mit

Meningozele oder anderen Abnormitäten geboren werden, die es unwahr-
scheinlich oder unmöglich machen, daß die Kinder mehr als eine kurze Zeit
leben.

2. Prof. McCance und seine Abteilung wünschen einige Versuche an diesen
Kindern zu machen, die diesen nach ihrer Erfahrung keinerlei Schmerzen
bereiten, aber sie fühlen sich nicht berechtigt, diese Versuche an normalen,
gesunden Kindern zu machen. Wenn die Geburt dieser Kinder bekannt wird,
muß eine Benachrichtigung sofort durch Fernsprecher an Prof. McCance,
Wuppertal Nr. 36665, gemacht werden."

Die vom Nürnberger Gericht entworfenen Leitsätze waren darum keines-
wegs nur für das Nürnberger Verfahren von Bedeutung. Vielmehr sollten sie
einen ethischen Standard für alle Ärzte setzen.

Es stellte sich aber als schwierig heraus, den Ärzten in der ganzen Welt
diese Grundsätze zu vermitteln und ihre Beachtung oder wenigstens doch
ihre Erwägung im Einzelfall sicherzustellen. Aus diesem Grunde hat der
Weltärztebund, eine private Vereinigung, 1964 in Helsinki (mit den Revisionen von Tokio, Venedig und Hongkong) die "Empfehlung für Ärzte, die in
der biomedizinischen Forschung am Menschen tätig sind" beschlossen. Die
Deklaration von Helsinki verpflichtet den Arzt, sich wegen der ethischen
Aspekte seines Vesuchsvorhabens anderen, etwa Kollegen, Laien, in jedem
Falle Unabhängigen, zu stellen:

"Die Planung und Durchführung eines jeden Versuches am Menschen sollte
eindeutig in einem Versuchsprotokoll niedergelegt werden; dieses sollte
einem besonders berufenen unabhängigen Ausschuß zur Beratung, Stellungnahme und Orientierung zugeleitet werden."

Die Deklaration von Helsinki, die vom Gesundheitsminister im Bundesan-
zeiger bekannt gemacht worden ist, ist zwar das Produkt einer privaten
Organisation; sie stellt aber eine allgemein und offiziell anerkannte
Formulierung von "Geboten der ärztlichen Sitte" dar, deren Einhaltung die
Berufsordnung für die Ärzte bei der Erfüllung von ärztlichen Aufgaben
berufsrechtlich verlangt.

Darüber hinaus sehen die Berufsordnungen für die Ärzte in den verschiedenen deutschen Kammerbezirken vor, daß der Arzt sich vor Versuchen an
oder mit Menschen von einer Ethikkommission über die mit seinem Vorhaben
verbundenen berufsethischen und berufsrechtlichen Fragen beraten lassen
muß und soll.

Die Entstehungsgeschichte der Helsinki-Deklaration läßt aber noch nicht
die Prinzipien erkennen, die in ihr wirksam sind. Der US-amerikanische
Kongreß hat 1974 die NATIONAL COMMISSION FOR THE PROTECTION OF
HUMAN SUBJECTS OF BIOMEDICAL AND BEHAVIORAL RESEARCH einge-
richtet, die nach solchen Prinzipien suchen sollte. Sie wurden 1979 von dieser
Kommission im sogenannten BELMONT-REPORT vorgelegt.

Nach diesem Bericht sollen bei Versuchen am und mit Menschen beachtet werden:

1. AUTONOMY, also das Selbstbestimmungsrecht der Versuchsperson. Dieses erfordert die informierte Zustimmung des Probanden oder Patienten für die Teilnahme am Versuch.
2. BENEFICIENCE, was mit "Wohlwollen" ungenügend übersetzt ist und mehr die Fürsorgepflicht des Arztes meint. Diese Fürsorgepflicht soll dem Probanden oder Patienten das bessere Wissen des Arztes zu seinem Schutz zugute kommen lassen.
3. Schließlich nennt der BELMONT-REPORT als gefordertes Prinzip JUSTICE, also Gerechtigkeit. Diese Forderung erscheint auf den ersten Blick überraschend: was hat Gerechtigkeit mit der Ethik von Menschenversuchen zu tun?

Doch ist das Prinzip der Gerechtigkeit auf das folgende Problem anzuwenden: Alle, die nach meiner Darstellung zum Verhalten des Arztes bei Menschenversuchen Stellung genommen haben, also der preußische Kultusminister 1900, der Reichsminister 1931, das Nürnberger Gericht 1947 und die Helsinki-Deklaration 1964, haben festgestellt, daß es eine Berechtigung zur Durchführung von Experimenten mit dem Menschen gibt, um die Wissenschaft voranzutreiben. Als Gegenstück dazu könnte man eine moralische Pflicht für die Menschen annehmen, sich an der Fortsetzung dieses Fortschrittes zu beteiligen, dessen Früchte sie ja aus vorausgegangener Beteiligung früherer Generationen genießen. Haben wir also auf der einen Seite die Berechtigung zum Experiment zugunsten des Fortschrittes und auf der anderen Seite die moralische Pflicht zur Teilnahme an solchen Experimenten zugunsten des Fortschrittes, was hindert dann den Arzt, das zu tun, was nötig ist ? Was ihn hindert ist nun in der Tat das Prinzip JUSTICE, Gerechtigkeit, denn diese gebietet, die Lasten, die durch solche Beteiligung am Fortschritt einer Versuchsperson auferlegt werden, nicht willkürlich, sondern gleichmäßig, eben gerecht, zu verteilen. Eine solche *gerechte* Verteilung als Konkretisierung des Rechtes zum Experiment und der moralischen Pflicht zur Teilnahme daran ist aber unmöglich. Es gibt keinen Grund, den einen in einen Versuch einzubeziehen, den anderen unter sonst gleichen Umständen aber nicht. Zwar fällt es bei einem therapeutischen Versuch leichter, das Interesse des Kranken an seiner Heilung in die Erwägung einzubeziehen. Beim nichttherapeutischen, nur fremdnützigen Versuch fehlt dieses Interesse aber. Es kann nur durch eine idealistische oder durch Honorar erkaufte Freiwilligkeit der Versuchsperson ersetzt werden.

Für die konkrete Fragestellung in bezug auf den symptomatischen Probanden ist also festzuhalten: Von seiner Seite liegt kein unmittelbares therapeutisches Interesse vor. Allenfalls kann geltend gemacht werden, daß er allgemein zum Fortschritt der Medizin beitragen mag, um insgesamt auch davon zu profitieren. Doch überbrückt letztlich nur seine freiwillige Zustimmung die Kluft, die zwischen dem allgemeinen Experimentierrecht und der allgemeinen moralischen Pflicht zum Beitrag einerseits und der konkreten Situation andererseits besteht.

Dies schließt nicht Willensfähige und noch nicht Geschäftsfähige vom nur fremdnützigen wissenschaftlichen Versuch praktisch aus, wo nicht eine gänzlich gefahrlose und nur geringfügig belästigende Einwirkung vorliegt. Es ist sehr zweifelhaft, ob die Zustimmung zur Teilnahme an einem wissenschaftlichen Versuch durch die Zustimmung der Eltern ersetzt werden kann. Häufig befinden sich diese in solchen Fragen in einem Konflikt zwischen dem Interesse des Kindes und dem eigenen Interesse. In den letzten Monaten ist dies an der Diskussion der Zustimmung zur Knochenmarkentnahme für die Knochenmarktransplantation bei Kindern sehr deutlich geworden.

Bei Häftlingen und behördlich eingewiesenen Anstaltsinsassen ist eine besondere sorgfältige Beachtung der Autonomie der Versuchspersonen erforderlich. Bei symptomatischen Probanden gilt dies in verstärktem Maße, weil sie dazu neigen, ihre Situation falsch zu verstehen. Aber auch die beteiligten Ärzte glauben, in ihren Probanden Patienten zu sehen. Die Zahlung eines Honorars an den Probanden kann erheblich zur Klarheit der Situation beitragen, weil die Umkehrung der Dienstleistung erkennbar wird: der Proband stellt sich mit seinem Körper in den Dienst des forschenden Arztes. In den konkreten Fällen der Ethikkommissionen erweist es sich immer wieder als notwendig, in dieser Beziehung Klarheit zu schaffen. So hat eine Ethikkommission für Versuche mit systematischer Schmerzerzeugung bei Schmerzpatienten im Rahmen der Erforschung der Pathophysiologie des Schmerzes geraten, den Patienten, richtiger den Probanden, ein Honorar zu zahlen, um klarzustellen, daß eine Umkehrung des Dienstleistungsverhältnisses stattgefunden hat. In gleicher Weise hat eine Ethikkommission für aus rein wissenschaftlichen Gründen durchgeführte Operationen am amblyopen Auge, die keinerlei Heilungsaussichten versprachen, verlangt, daß die Patienten über ihre Rolle als Probanden richtig informiert wurden. So bedürfen Kranke einer besonders eingehenden Aufklärung über den Grund der bei ihnen anzuwendenden Maßnahmen. Schließlich bedürfen Kranke einer besonderen Rücksicht im Hinblick auf das Verhältnis zum behandelnden Arzt (s. Beitrag Molz, "Der symptomatische Proband"). Dies ist nicht nur im Interesse des Kranken, sondern auch im Interesse der von der Berufsordnung geforderten Kollegialität von Bedeutung.

Schließlich gibt es die Ungeborenen als Gegenstand oder Randerscheinung von Versuchen am oder mit dem Menschen. Ganz gleich, wie man zur Abtreibung steht: eine Verfügungsberechtigung über das ungeborene Kind steht äußerstenfalls und allenfalls der Frau in ihrer besonderen Lage zu, nicht aber dem Arzt oder Forscher.

Schließlich wird der extrakorporal erzeugte Embryo als Mittel zur Forschung gefordert, doch setzt das derzeit im Stadium der Beratung befindliche Embryonenschutzgesetz dem eine absolute Grenze.

Generell läßt sich zu den angeschnittenen Fragen sagen, daß sich für den Versuch am und mit dem Menschen Grauzonen anbieten, die leicht als Freiräume mißverstanden werden können. Wann etwa der Mensch exakt beginnt, läßt sich naturwissenschaftlich nicht sagen, ebensowenig, wann er "tot" ist. Es ist nur unser Respekt voreinander, der es gebietet, die Bereiche des Zweifels nicht aus den Schutzbereichen auszugliedern.

Schließlich ist der letzte Satz der Helsinki-Deklaration zu nennen: "Bei Versuchen am Menschen sollte das Interesse der Wissenschaft und der Gesellschaft niemals Vorrang vor den Erwägungen haben, die das Wohlbefinden der Versuchsperson betreffen."

Dies ist ein harter Satz: Der Fortschritt wird dem Wohl des Einzelnen nachgeordnet. Das ist nicht gut für den Fortschritt, denn dieser könnte ohne Rücksicht auf den je einzelnen Menschen viel einfacher, viel schneller und viel erfolgreicher sein.

Aber wohin schreitet er dann fort und für wen eigentlich ? Diese Frage hat Ethik immer wieder in Erinnerung zu bringen.

Probanden

Rahmenbedingungen für Probanden bei Schering

W. Seifert

D. Humanpharmakologie, Schering Forschungslaboratorien, Schering AG, Berlin

1 Definition "Proband"

Über die Definition des "Probanden" kann weitreichend spekuliert werden. Er kann ein gesunder Freiwilliger sein (wobei "gesund" jeder ist, bei dem man nicht lange genug nach Krankheiten gesucht hat), er kann auch "Patient" sein mit einer Krankheit, die entweder im Bereich der Zielindikation des zu erprobenden Wirkstoffs liegt oder nicht.

In jedem Falle erfährt der Proband durch die im Experiment angewendete Behandlung keinen oder keinen dauerhaften Vorteil im Sinne einer Verbesserung seines Gesundheitszustandes, und das ist auch nicht der Sinn dieser Untersuchungen. Dies ist allein schon dadurch gegeben, daß die Anwendung des neuen Wirkstoffs einmalig bis kurzfristig ist, und eine Weiter"behandlung" nach dem Ende der klinischen Prüfung ausgeschlossen ist.

Unter diesen Umständen erbringt der Proband eine besondere Leistung, und der Wert dieser Leistung wird in einer Reihe von gesetzlichen und paragesetzlichen Vorgaben honoriert und berücksichtigt. So werden in verschiedenen Texten Ausführungen gemacht zu allgemeinen und speziellen Rahmenbedingungen im Umgang mit Probanden, die hier nur kurz angedeutet werden sollen (Tabelle 1) und über die an anderer Stelle noch gesprochen wird.

Tabelle 1. Offizielle und offiziöse Vorgaben zum Umgang mit Probanden

o Qualifikation des Unternehmens, des Personals, der Räume etc.
o Qualifikation des Leiters der klinischen Prüfung
o Versicherungen
o Ethik
o zertifizierte Medikationen
o Wahrung der Persönlichkeit
o Aufklärung, "informed consent"

2 Administrative Standardabläufe bei Schering

Der gesamte Umgang mit Probanden unterliegt standardisierten Abläufen. In diesen Abläufen ist die Trennung klinisch-medizinischer, kurativer von administrativen und ärztlich-experimentellen Aufgaben besonders geregelt. Klinisch-medizinische Tätigkeiten sind immer dann erforderlich, wenn sich aus Untersuchungsdaten vor, nach oder während des Experimentes Hinweise auf behandlungs- oder beratungsbedürftige *Erkrankungen* ergeben. Diese Tätigkeiten werden konsequent in die Hand des öffentlichen Gesundheitsdienstes überstellt, ggf. unter Hilfestellung durch die internen Kollegen. Keinesfalls jedoch sind diese Prozesse Gegenstand der experimentellen Maßnahmen oder gar der Auswertung der Zielfragestellung. Wenn klinisch-medizinische Daten intraexperimentell anfallen, sind sie Gegenstand einer gesonderten Dokumentation, sofern sie mit einem Experiment im Zusammenhang stehen.

Alle klinisch-medizinischen und administrativen Tätigkeiten werden bei uns von der Funktion "Zentraler Ärztlicher Dienst" wahrgenommen (Tabelle 2).

Tabelle 2. Zentraler Ärztlicher Dienst (ZÄD): Aufgaben
o   Klinisch-medizinische Versorgung
o   Pflege der Probandenkartei
o   Auswahl von Probanden
o   Sperrfristverwaltung

2.1 Die Aufnahmeprozedur

In der Humanpharmakologie von Schering kann an Prüfungen nur teilnehmen, wer in der elektronischen Probandenkartei eingetragen ist und eine bestimmte Aufnahmeprozedur abgeschlossen hat. Die Pflege der Probandenkartei als wichtigstes Verwaltungsinstrument hat daher einen besonderen Stellenwert.

Abbildung 1 zeigt die grundsätzlichen zu verwaltenden Abläufe.

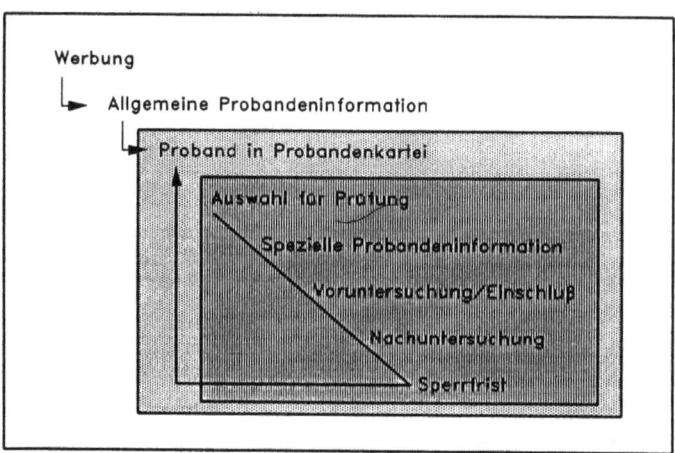

Abb. 1: Milestones für Probanden

2.1.1 Werbung und Mundpropaganda

Der Bedarf an Probanden ist pro Jahr im Verhältnis zur Größe des Institutes in etwa konstant. Dennoch werden immer neue Probanden gesucht, da der bekannte Stamm nicht immer gleichermaßen verfügbar ist. Dies hat seine Ursachen in Umzug, Veränderung der beruflichen Situation, Überschreiten von Altersgrenzen, passageren oder dauerhaften Erkrankungen oder Änderungen der Interessenlage. Daher werden von Zeit zu Zeit oder auch in Abhängigkeit von speziellen Fragestellungen Werbungsaktionen in Form von Inseraten in der Regionalpresse gestartet. Ohne eigenes Zutun trägt auch die Mundpropaganda zur Vergrößerung des Probandenstammes bei.

2.1.2 Allgemeine Probandeninformation vor Aufnahme in die Probandenkartei

Interessenten an Probandenstudien werden ein- bis mehrmals monatlich auf besonderen Veranstaltungen des Zentralen Ärztlichen Dienstes allgemein, also nicht prüfungsspezifisch, schriftlich und mündlich informiert. Die Inhalte dieser (unspezifischen) Information sind in der Tabelle 3 dargestellt.

Tabelle 3. Allgemeine Probandeninformation

o   Sinn und Zweck humanpharmakologischer Untersuchungen
o   Rechtliche Rahmenbedingungen für Prüfer und Probanden
o   Information über Test auf Narkotika und Infektionskrankheiten
o   Information über Stoffwechseltest (Pharmakogenetik; Coffein und Dextrometorphan)
o   Information über Weitergabe persönlicher Daten an andere Institute
o   Information über das Auswahlverfahren aus der Probandenkartei

Wenn die Probanden"bewerber" mit diesen Rahmenbedingungen einverstanden sind, unterschreiben sie die "Allgemeine Probandeninformation", die sie als Kopie erhalten. Die Aufnahme in die Probandenkartei wird jedoch erst vollzogen, wenn alle erforderlichen Aufnahmeuntersuchungen abgeschlossen sind.

2.1.3 Untersuchung zur Aufnahme in die Probandenkartei

Einverständnis vorausgesetzt, wird gleich im Anschluß an die Allgemeine Probandeninformation eine Urinprobe zur Untersuchung auf übliche Drogen und eine Blutprobe für Untersuchung auf HbSAg und HIV-Ak gewonnen. Weiterhin wird ein Termin zur Durchführung des Stoffwechseltests vereinbart (Tabelle 4).

Tabelle 4. Analyte der Aufnahmeuntersuchung

o	Drogen:	Cannabinoide, Opiate, Amphetamine, Barbiturate, Benzodiazepine, Cocain, Methadon
o	Serologie:	HbSAg, HIV-Ak
o	Stoffwechsel:	Coffein für Acetylierung, Dextrometorphan für Hydroxilierung

Erst wenn die Untersuchungen durchgeführt sind und die Ergebnisse vorliegen, sind die Probanden für eine Prüfung auswählbar. Dies ist durch SOP geregelt.

2.1.4 Kriterien zur Aufnahme in die Probandenkartei

Positive Aufnahmekriterien sind nicht definiert, wenn man von der Mündigkeit und der Volljährigkeit einmal absieht. Darüber hinaus sollen die Probanden gesund sein. Da jedoch Gesundheit ein relativer Begriff ist, können hierzu keine exakten Formulierungen getroffen werden. Dazu kommt, daß im Aufnahmeprozeß keine weitergehende medizinische Untersuchung vorgesehen ist. Diese findet vielmehr anläßlich der Einschlußuntersuchung zu einer humanpharmakologischen Prüfung statt. Der Grund dafür liegt darin, daß zwischen Aufnahme in die Kartei und Auswahl für eine Prüfung ein gewisser Zeitraum liegt, da das Auswahlverfahren in der Regel zufällig erfolgt.

Leichter zu formulieren sind Kriterien, die grundsätzlich einer Auswählbarkeit entgegenstehen.

2.1.5 Allgemeine Ausschlußkriterien

Der Nachweis von Drogen sowie positive serologische Ergebnisse führen augenblicklich zu einer grundsätzlichen und dauerhaften institutionellen Sperre. Akute Erkrankungen bewirken eine passagere Sperre bis zum Abklingen der Befunde, die medizinisch oder anamnestisch zu verifizieren sind. Persönliche Bewertungen von Instituts-Mitarbeitern werden intern diskutiert und können zu einer Sperre führen. Dies ist insbesondere dann der Fall, wenn der Proband grob die allgemeinen Bedingungen verletzt, beispielsweise den Leiter der klinischen Prüfung bewußt hintergeht oder an einem anderen Institut gleichzeitig an einer Prüfung teilnimmt. Welche Menschen bilden gute Probandenkollektive? Wir sind der Auffassung, daß eine Begrenzung der Probanden auf zum Beispiel Werksangehörige oder besondere Berufsgruppen nicht erforderlich ist, um qualitativ hochwertige Kollektive zu erhalten. Eigene Untersuchungen und Informationen ergaben, daß zum Beispiel das Schering-Kollektiv, das sich aus beliebigen Berliner Bevölkerungsanteilen zusammensetzt, hinsichtlich des Drogenkonsums sich von einem streng aus Werksangehörigen zusammengesetzten Kollektiv nicht oder nicht wesentlich unterscheidet.

Es mag sogar sein, daß Werksangehörige oder gar Mitarbeiter der sub-
stanzbearbeitenden Abteilungen aus Gründen von Abhängigkeit und Vorur-
teilsbehaftung besonders ungeeignet für humanpharmakologische Prüfungen
sind.
Während mit den bisherigen Ausführungen Tätigkeitsmerkmale des Zentralen Ärztlichen Dienstes beschrieben wurden, kommt bei der Auswahl für
eine Einzelprüfung die Fachabteilung ins Spiel.

2.2 Auswahl für Einzelprüfungen

2.2.1 Mechanismen der Probandenkartei

Alle Probandenverwaltungs-Arbeiten laufen grundsätzlich gestützt durch ein
Datenbank-Programm ab.
Die Auswahl von Probanden für eine Einzelprüfung wird von der Fachab-
teilung beim Zentralen Ärztlichen Dienst (ZÄD) angefordert. Dieser Prozeß
erfolgt SOP-gestützt auf einem vorbereiteten Formular. Die Fachabteilung
benennt die benötigte Anzahl an Probanden und deren Merkmale, gibt den
Prüfzeitraum an und beschreibt die allgemeinen Parameter der klinischen
Prüfung (Tabelle 5).

Tabelle 5. Ablauf Probandensuche

o   Formale Probanden-Anforderung an den Zentralen Ärztlichen Dienst mit Anzahl,
    Kriterien, Prüfzeitraum und allg. Prüfbeschreibung
o   Formulierung des Standard-Anschreibens mit Kontaktperson und Termin der
    "Speziellen Probandeninformation"
o   automatische Auswahl, Setzen der Sperre
    Druck Standardbrief,
    Druck Sperrfrist-Rückmeldebogen,
    Druck Probandenliste
o   Absenden der Briefe und Weitergabe der Listen an Fachabteilung

Die Auswahl aus der Probandenkartei kann zufällig oder gezielt erfolgen. Die
zufällige Auswahl wird von einem Zufallsgenerator, der auf Probandennummern zugreift, betrieben. Alle ausgewählten Probanden - die Zahl beträgt
etwa 200-300% des tatsächlichen Bedarfs - werden automatisch über einen
Formbrief angeschrieben und der geplanten Prüfung zugeordnet. In diesem
Formbrief werden der Prüfzweck und die Rahmenbedingungen mitgeteilt und
Termin der für eine spezielle Probandeninformation genannt. Soweit allgemein benennbar, werden auch bereits Ausschlußkriterien genannt, z.B.
lokalisierte Tätowierungen bei bestimmten Hautuntersuchungen.
Mit dem Formbrief werden weiterhin automatisch der sog. Sperrfrist-
Rückmeldebogen und eine Probandenliste gedruckt, die der Fachabteilung
zugestellt werden. Diese Unterlagen dienen der Verwaltung des Probanden
während der Probandeninformation, der Einschlußprozedur und der Prüfung

bis zum Bekanntwerden des genauen individuellen Prüfungsendes. Zu diesem Zeitpunkt wird der vollständig ausgefüllte Sperrfrist-Rückmeldebogen - ggf. unter Ergänzung probandenspezifischer Daten - sofort an den zentralen ärztlichen Dienst zurückgegeben und in der Probandenkartei verarbeitet. Damit ist eine eindeutige Probandenverwaltung sichergestellt; die Probandenkartei weist einen hohen Aktualitätsgrad auf und stellt ein zuverlässiges Arbeitsmittel dar.

Festzuhalten ist, daß mit der Auswahl eines Probanden in der Kartei dieser Proband "prüfungsrelevant" geworden ist. Er ist dann in dieser Kartei solange gesperrt, bis er durch Bearbeitung des Rückmeldebogens entweder sofort - wegen Nichtteilnahme - oder mit einer zusätzlichen Frist - bei Teilnahme - entsperrt wird. Entsprechend werden in die Auswahl nur Probanden aufgenommen, die augenblicklich nicht einer Sperre unterliegen, sei es aus Gründen der Auswahl für eine andere Prüfung, der Teilnahme an einer Prüfung, der Sperrfrist aus einer anderen Prüfung oder einer nuklearmedizinischen Sondersperre (Tabelle 6).

Tabelle 6. Gründe für Verhinderung der automatischen Auswahl

Der mögliche Proband ist

o angesprochen für andere Prüfung
o eingeschlossen in andere Prüfung
o mit Sperrfrist belegt nach anderer Prüfung
o mit Sondersperrfrist belegt nach nuklearmedizinischer Prüfung
o aus anderen Gründen gesperrt

2.2.2 Beachten von Ein-/Auschlußkriterien

Einschlußkriterien werden im Prüfplan formuliert. Der Konflikt, ob repräsentative oder homogene Kollektive zusammengestellt werden, wird sich in Probandenuntersuchungen niemals ganz lösen lassen (Tabelle 7).

Tabelle 7. Ein-/Ausschlußkriterien

o Selektionsmerkmale: homogene versus repräsentative Kollektive
o Problem "Normalbereiche"

Auch die üblichen Normalwerte klinisch-chemischer Parameter sollten als Ein-/Ausschlußkriterium nicht überbetont werden. Entscheidend ist, daß der Proband den rational begründeten Einschlußkriterien entspricht, mithin in der Regel nach klinischen Gesichtspunkten gesund ist. Die Fixierung auf eine "Normalwert"-Grenze legt lediglich fest, daß der Leiter der klinischen Prüfung sich nicht ausreichend mit der Diskussion der unterschiedlichen publizierten Normalwerte auseinandergesetzt hat. Die Berücksichtigung individueller Normalbereiche und der Zielfragestellung ist sowohl bei Ein- und Ausschluß wie auch bei der Bewertung der Meßergebnisse im Experiment dringend geboten.

2.2.3 Der Einschluß eines Probanden

Die Verantwortung für den Einschluß eines Probanden hat der Leiter der Klinischen Prüfung.

Nachdem die Probanden durch den Standardbrief oder persönliche Ansprache für das Prüfungsvorhaben interessiert wurden, findet die "Spezielle Probandeninformation" zum im Schreiben angegebenen Termin statt. Auf dieser Veranstaltung wird - nachdem in der Allgemeinen Probandeninformation die rechtliche Lage und das Aufgabenumfeld dargestellt werden - über die Besonderheiten dieser Prüfung schriftlich und mündlich informiert. Die Veranstaltung endet mit der Zustimmung des Probanden in Form des "written informed consent" und einem sofortigen Drogen- und serologischen Test (Tabelle 8).

Tabelle 8. Einschluß eines Probanden in ein Experiment

o   Spezielle Probandeninformation ("written informed consent")
o   Drogen und Serologie
o   ärztliche Untersuchung
o   Laboruntersuchung

Im Rahmen des Erforderlichen findet zu einem anschließenden Zeitpunkt eine allgemeinärztliche Untersuchung mit Laboranalytik oder - wenn die ärztliche Untersuchung vor weniger als einem halben Jahr durchgeführt wurde - nur eine laboranalytische Untersuchung statt. Erst nach Vorliegen aller Befunde wird über den Einschluß in das Experiment entschieden.

Der Zentrale Ärztliche Dienst erhält die Information durch den Sperrfrist-Rückmeldebogen über die Probanden, die nicht eingeschlossen werden, und nimmt die ausgesprochene Sperre in der Probandenkartei zurück.

2.3 Experimenteller Umgang

2.3.1 Trennung zwischen ärztlichen und experimentellen Aufgaben

Bei allen Maßnahmen, die nach dem Einschluß eines Probanden in ein Experiment durchgeführt werden, wird eine strikte Trennung zwischen experimentellen und ärztlichen Aufgaben angestrebt. Darunter ist zu verstehen, daß der Prüfarzt zu keiner Zeit während des Experimentes ärztlich kurative oder beratende Tätigkeiten ausführt. Wenn der Prüfarzt in besonderen Fällen (z.B. Notfällen) eine derartige Anforderung erfüllen muß, ist dies in der Regel mit dem vorherigen Ende der Prüfung für den Probanden verbunden. Dazu gehört auch, daß der Prüfarzt oder das prüfbetreuende Personal bei gesteigerten pharmakologischen Wirkungen oder Nebenwirkungen den Probanden nicht über Gebühr ablenkt oder beruhigt, sondern ihm nüchtern und sachlich gegenübertritt und die Befunde erhebt. Der medizinische Sachverstand muß in kritischen Situationen im Hintergrund abwägen, inwieweit die Reaktion die individuelle Weiterführung des Experimentes zuläßt.

Erfährt der Proband eine wesentliche Beeinträchtigung durch die Prüfsubstanz oder die Prüfungsbedingungen, so sollte er möglichst rasch in eine allgemeine medizinische Versorgung überstellt werden. In jedem Fall können seine Daten dann nicht mehr als experimentelle Daten im engeren Sinne betrachtet werden.

Bei uns steht für diese Fälle in der Institution des Zentralen Ärztlichen Dienstes eine eigene ärztlich-medizinische Funktion zur Verfügung, die auch sämtliche administrativen Aufgaben abwickelt.

Dementsprechend werden auch die im Zusammenhang mit dem Gesamtverlauf gewonnenen Daten gehandhabt. Alle Daten, die zum Einschluß eines Probanden erhoben werden (Voruntersuchung etc.), sind streng genommen keine Experimentaldaten. Sie werden in der Regel auch nicht unter den strengen standardisierten experimentellen Bedingungen gewonnen. Wir zählen deshalb diese wie auch die Daten zur Nachuntersuchung zu den "klinischen Daten", die zwar in die allgemeine Statistik des Prüfkollektivs eingebracht werden können, jedoch nicht Gegenstand der Bewertung des experimentellen Verlaufs im Sinne der Fragestellung sind. Entsprechend werden die Daten der Vor- und Nachuntersuchung beim Zentralen Ärztlichen Dienst aufbewahrt, die experimentellen Meßdaten im Rahmen der Archivierung bei den Prüfungsunterlagen.

2.3.2 Normalbereiche

Intraexperimentelle Meßdaten geben Einflüsse von in der Prüfung untypischen Lebenssituationen wieder. Deren angemessene Bewertung ist immer wieder Gegenstand von Diskussionen. Wir halten es für angemessen, den allgemeinen Normalbereichen keine zu große Aufmerksamkeit beizumessen. Stattdessen sollte als Grundlage der individuelle Referenzbereich zugrundegelegt werden, und es sollte unbedingt auf trendhafte Veränderungen des Gesamtkollektives geachtet werden. Das Nichtüberschreiten der Normalwert-Grenze bei einer trendhaften Veränderung im "Normalen" ist ungünstiger zu bewerten als das vereinzelte Überschreiten des Normalbereichs bei individuell entsprechender Ausgangslage.

2.3.3 Ausschluß eines Probanden während des Experimentes

Verschiedene Gründe können zu einem Abbruch des Experimentes für einen Probanden führen. Dies hat im Einzelfall unterschiedliche Konsequenzen (Tabelle 9).

Tabelle 9. Gründe für Abbruch und Konsequenzen

Grund:	Konsequenz:
o Unverträglichkeit des Wirkstoffs	ggf. Wiederholung mit niedrigerer Dosis, sonst Abbruch mit vollem Honorar und regulärer Sperrfrist
o Nichteinhalten der Prüfungsbe-dingungen	Abbruch mit mehr oder weniger reduziertem Honorar, ggf. Dauersperre aus disziplinari-schen Gründen
o Drogentest positiv	Sofortiger Abbruch; Dauersperre bei Eindeutigkeit, sonst in Wür-digung der Person (Senioren mit Benzodiaze-pinen); deutlich reduziertes Honorar
o Interkurrente Erkrankungen	Abbruch, zeitlineares Honorar, angepaßte Sperrfrist

2.3.4 Experimentelles Ende

Das Ende der Prüfung wird durch die letzte experimentelle Maßnahme am Probanden bestimmt. Hierunter verstehen wir die letzte Blutentnahme, Befragung, Untersuchung oder andere Probengewinnung, die zur Beant-wortung der Fragestellungen durchgeführt wird. Für jeden Probanden gibt es ein individuelles experimentelles Ende (Tabelle 10).

Tabelle 10. Experimentelles Ende

o Letzte Maßnahme, die zur Beantwortung der Fragestellung durchgeführt wird
o Das experimentelle Ende liegt in der Regel zeitlich nach der letzten Applikation

Direkt im Anschluß oder in kurzem Zeitraum danach findet die Nachunter-suchung statt. Wie die Vor- oder Einschlußuntersuchung liefert sie keine experimentellen Meßdaten, wenn diese nicht ausdrücklich unter experimentellen Bedingungen gewonnen werden (was in der Praxis kaum vorkommen kann).

Am Ende der Prüfung, wenn alle Daten - auch die der Nachuntersuchung - vorliegen, wird der Sperrfrist-Rückmeldebogen der noch verbliebenen Pro-banden von der Fachabteilung mit der Nach-Prüfungssperrfrist versehen, ggf. aktualisiert und an den Zentralen Ärztlichen Dienst zurückgegeben. Die Dauer der Sperrfrist ist prüfungsabhängig und beträgt zwischen ein und drei Monaten, bei nuklearmedizinischen Prüfungen in der Regel sechs Monate.

2.3.5 Bedeutung des Sperrfrist-Rückmeldebogens

Eine wichtige Rolle im Gesamtablauf spielt der Sperrfrist-Rückmeldebogen. Verschiedene Zeitpunkte sind vorstellbar hinsichtlich der Rückgabe des Sperrfrist-Rückmeldebogens von der Fachabteilung an den Zentralen Ärztlichen Dienst (Tabelle 11).

Tabelle 11. Termine Rückgabe Sperrfrist-Rückmeldebogen

o   Sofort nach Auswahl: Proband aufgrund Kenntnis der Fachabteilung ungeeignet
o   Bei spezieller Probandeninformation: Proband uninteressiert
o   Nach Einschlußuntersuchung: Proband ungeeignet (führt ggf. zu Sperrfrist)
o   Während Prüfung: Proband bricht ab (ggf. Sperrfrist)
o   Bei Kenntnis Prüfungsende: Mit Angabe der verbindlichen Nachprüfungs-Sperrfrist

Der Sperrfrist-Rückmeldebogen wird mit der Probandenauswahl vom Probandenkartei-Programm automatisch erzeugt. Er dient als Laufzettel, der den Weg des Probanden von der Kontaktierung bis zum endgültigen Abschluß der Prüfung begleitet. Für den Zentralen Ärztlichen Dienst ist er ein Informations- und Kontrollbeleg zur Pflege der Probandenkartei, für die Fachabteilung ein Hilfsmittel zur Steuerung und Koordinierung und das Werkzeug zur standardisierten Information des Zentralen Ärztlichen Dienstes. Seine wesentliche Aufgabe besteht darin, die mit der automatischen oder individuellen Ansprache des Probanden für eine Prüfung verbundene Sperre auf schnellstem Wege auf die aktuelle Sperre umzusetzen. Probandenverwaltungsprogramm und Sperrfrist-Rückmeldebogen bilden so eine den Ablauf optimal unterstützende Funktionseinheit (Abb 2).

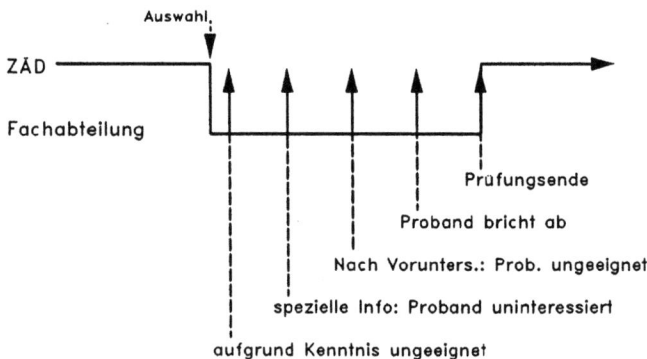

Abb. 2: Weg des Sperrfrist-Rückmeldebogen

2.3.6 Zusammenfassung der Aktivitäten zum Probandenkartei-Programm

Tabelle 12. Ablaufschema Probandenverwaltung

o	Dateneingabe	Eingabe Probanden
		Eingabe klinische Prüfungen
o	Auswahl für Prüfung	Automatisch nach Kriterien oder manuell
		Sperren der Ausgewählten für Prüfung (automatisch),
		Eintrag eines Kontakt-Termins (automatisch)
		Druck von Briefen, Sperrfrist-Rückmeldebögen und Listen (automatisch)
o	Rücklauf Sperrfrist-Rückmeldung	Eingabe minimaler Datenmenge zur Entsperrung (manuell)
		Eintrag der Prüfungsteilnahme (automatisch)
o	Wiedervorlage bei Prüfungsende	Falls keine Entsperrung zum Prüfende erfolgte (automatisch)

3 Kriterien für Beschränkung der Teilnahmehäufigkeit

Feste Kriterien, die die Teilnahmehäufigkeit beschränken, sind augenblicklich rational nicht definiert. Als Richtlinien können gelten die Halbwertszeit der vorangegangenen Behandlung ($7xT\frac{1}{2}$), der Eisenspiegel im Serum oder der Hb des Vollblutes. In der Regel wird bei Berücksichtigung dieser Kriterien eine 3- bis maximal 5malige Teilnahme an einer Prüfung pro Jahr nicht überschritten. Häufig wird die Tätigkeit des Probanden, der mehrmals an einer Prüfung teilnimmt, in die Nähe der "Prostitution" gerückt. Plausible Argumente dafür wurden bislang nicht geliefert und sind auch vor dem Hintergrund des gültigen Medizinkonzeptes nicht herleitbar.

4 Honorarkatalog

Alle Aktivitäten, die im Zusammenhang mit humanpharmakologischen und/oder methodischen Untersuchungen stehen, werden nach einem einheitlichen Katalog fachübergreifend honoriert. Dabei ist zu bemerken, daß die Aufnahme einer "Prüfsubstanz" selbst nicht als honorierbare Leistung, insbesondere nicht als Risiko anzusehen ist. Werden mit der Gabe der Substanz nicht kalkulierbare Risiken in Verbindung gebracht, sollte sie nicht am Menschen untersucht werden, bis die Risiken ausgeschlossen sind. Pharmakologisch bekannte Wirkungen dagegen, die erwartbar sind, sind Gegenstand der Probandeninformation und -aufklärung über die mit der Substanz zusammenhängenden Wirkmöglichkeiten. Diese können im Falle ihres Auftretens als "besondere Belastungen" im Nachhinein ausgeglichen werden.

5 Einige Daten zu Schering-Probanden

5.1 Anzahl, Geschlecht, Alter

In der Schering-Probandenkartei des Zentralen Ärztlichen Dienstes befanden sich am 1.4.1990 n=1423 Probanden, die über eine elektronische Kartei mit andernorts beschriebenen Funktionen verwaltet werden.

Die Alters- und Geschlechtsverteilung ist in Abbildung 3 dargestellt.

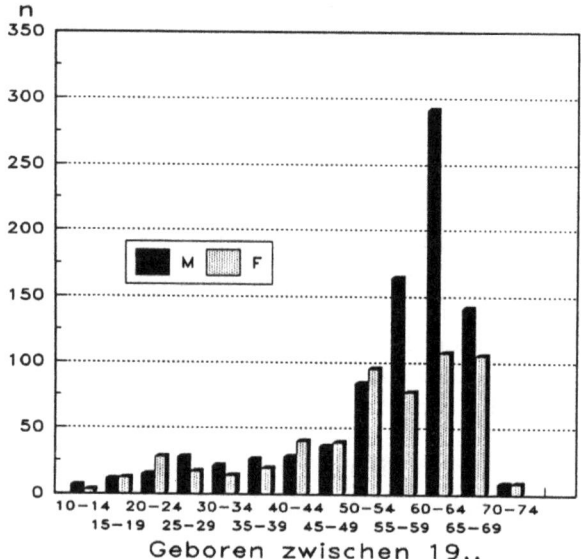

Abb. 3: Probanden - Altersverteilung und Geschlecht

5.2 Drogen, HIV, Hb

Kontrollen auf Drogen-Einnahme werden zu verschiedenen Zeitpunkten einer "Probandenlaufbahn" erhoben (Abb. 4).

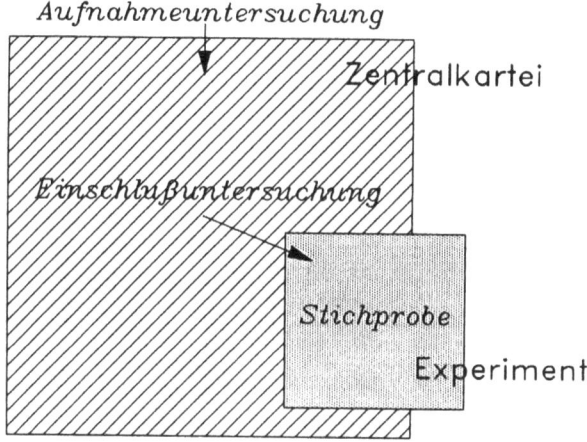

Abb. 4: Probandenlaufbahn

Die insgesamt durchgeführten Drogenanalysen sind in Abbildung 5 dargestellt.

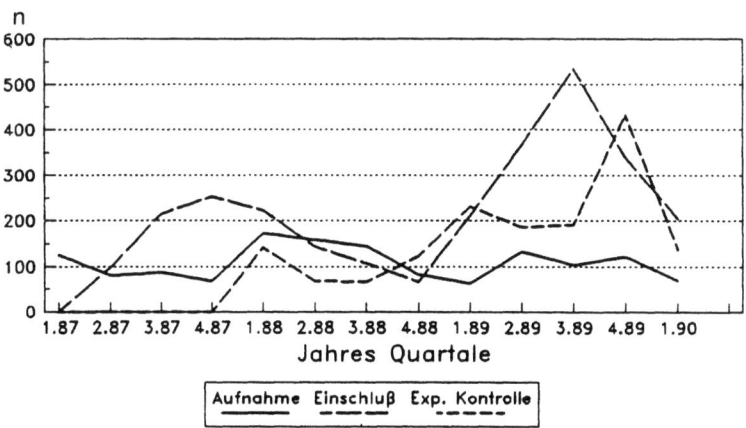

Abb. 5: Drogenkontrolle - Gesamtanalyse

Bezogen auf die einzelnen Untersuchungszeitpunkte wurden die in Abbildung
6 aufgeführten Ergebnisse erzielt.

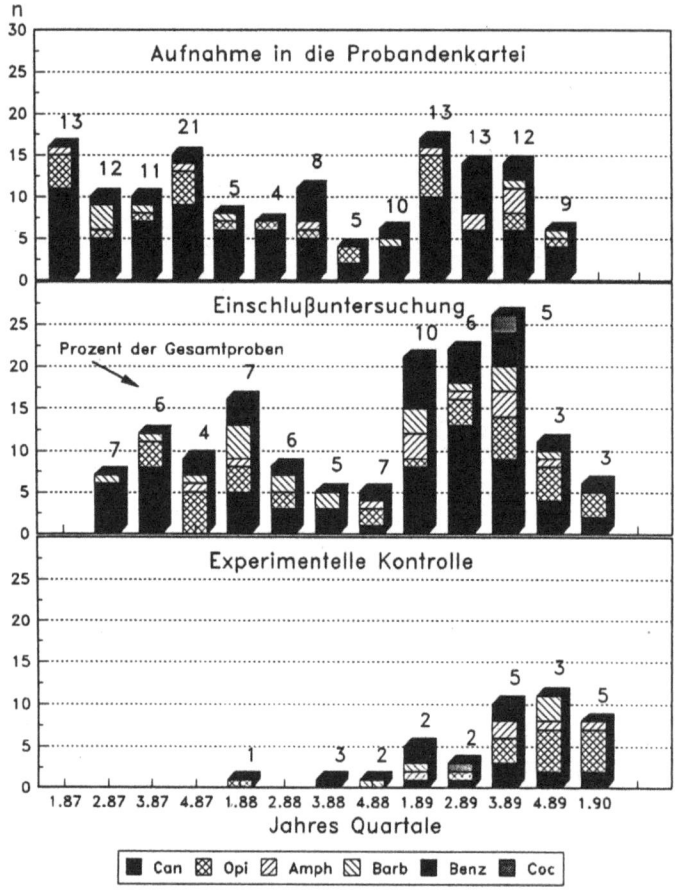

Abb. 6: Drogenkontrolle

Positive Drogentest-Ergebnisse führen zu einer unbegrenzten Sperre des Probanden in der Schering-Kartei; der Betroffene kann dann nicht in Prüfungen eingeschlossen werden.

Der Aufnahmeuntersuchung kommt mithin eine Filterwirkung zu, die die Qualität des verfügbaren Probandenkollektivs und damit auch die Qualität der Institution steigert.

Dennoch finden sich immer wieder bei Kontrollen in Einschlußuntersuchungen und Stichproben im Verlauf des Experimentes positive Ergebnisse, die die Notwendigkeit einer fortwährenden Narkotika-Kontrolle klar belegen.

Kontrollen zu HIV und Hepatatis erfolgen bei der Aufnahmeuntersuchung sowie zu jeder Eingangsuntersuchung für eine Prüfung (Tabelle 13).

Tabelle 13. HIV und HbSAg im Zeitraum April 89 bis April 90

Analyt	Verdacht (n)	Gesichert (n)
o HIV-Ak	3	1
o HbSAg	2	0

5.3 Zwischenfälle

Seit Bestehen des "Zentral-Ärztlichen Dienstes" sind die in Tabelle 14 gezeigten Zwischenfälle im Umgang mit Probanden aufgetreten: Bei der Betrachtung der unerwarteten Ereignisse fällt auf, daß die Risiken im überraschenden Eintritt von Ereignissen liegen, die man nicht antizipiert hatte. Diese Risiken sind in besonderem Maße bei Erstanwendungen gegeben, aber auch, wenn vermeintlich gut bekannte Wirkstoffe eingesetzt werden und die Aufmerksamkeit nachläßt. Geeignete Prüfdesigns helfen an dieser Stelle weiter.

Tabelle 14. Zwischenfälle und Zusammenhang mit Prüfsubstanz (1.3.1989-1.4.1990)

Gesamtzahl in Prüfungen einbezogene Probanden: n=1088

Ereignis:	Zusammenhang:
o Autounfall auf dem Weg zur Prüfung	keiner
o anhaltendes Spotting nach Ende einer 2maligen Östrogen/Gestagen-Gabe im Rahmen einer Kinetikprüfung	wahrscheinlich
o Schmerzen, Übelkeit, Erbrechen nach Gabe eines Benzodiazepin-Derivates im Rahmen einer Kinetik-Prüfung	keiner; Post-hoc-Diagnose: Lebensmittelvergiftung
o Gewichtsabnahme, Schmerzen in den Beinen, Erbrechen und Kreislaufbeschwerden während einer hormonellen Synchronisation	keiner
o Übelkeit, Unwohlsein, kurze Bewußtlosigkeit nach Scopolamininjektion s.c.	wahrscheinlich; überraschende individuelle Empfindlichkeit
o zwei Wochen nach dreimonatiger OC-Einnahme Auftreten von Schwangerschaftszeichen mit folgendem Abbruch	nicht klassifizierbar, da Angaben nicht belegbar
o unter Gabe einer mittleren Dosis eines Prostaglandinderivates sehr starke Kopfschmerzen mit kurz andauernden epileptiformen Krämpfen	sicher; überraschende individuelle Empfindlichkeit

6 Der Proband als Partner in der Arzneimittelentwicklung

Der Proband ist Partner in der Arzneimittelentwicklung. Dies ist begründet durch das herrschende Medizinkonzept. Es ist dies nicht der Ort, über Medizintheorie zu diskutieren. Solange jedoch die naturwissenschaftlich begründbare Intervention zu den Basisprinzipien der Therapie zählt, ist die Beschreibung von Wirkungen in eindeutig definierten Regelkreisen eine Voraussetzung zur Antizipation von Wirksamkeit. Die Antizipation jedoch ist ein wesentlicher Faktor zur strategischen Entwicklungsplanung und wirtschaftlichen Arzneientwicklung der folgenden klinischen Phasen. Deshalb steht der Proband als Partner bei Schering hoch im Kurs.

Rahmenbedingungen für Probanden bei L.A.B.

H. Mosberg

L.A.B. Gesellschaft für pharmakologische Untersuchungen mbH & Co, W - 7910 Neu-Ulm

Aufgabenstellung

Rahmenbedingungen für Probanden definieren das gesamte Umfeld der praktischen Durchführung humanpharmakologischer Untersuchungen. Ergebnisse dieser Studien werden mit, an und aus Probanden gewonnen. Die Formalisierung und damit Standardisierung studienrelevanter Details ist zur Erzielung konsistenter Ergebnisse wesentlich.

Rahmenbedingungen entstehen dabei nicht "von alleine" im luftleeren Raum; sie sind auch nicht unmittelbar aus GCP-Richtlinien ableitbar. Ihre Entstehung soll eine kurze Übersicht der Forschungseinrichtungen mit ihren Besonderheiten erläutern.

Arzneimittelforschung am Menschen findet in Deutschland an folgenden Institutionen statt:

o Forschende pharmazeutische Unternehmen

o Medizinische Fakultäten und ähnliche, öffentlich getragene Forschungseinrichtungen (Max Planck, Fraunhofer etc.)

o Auftragsforschungsunternehmen (CRO = Contract Research Organisation)

Pharmazeutische Unternehmen sind bezüglich ihrer Forschungsprojekte inhaltlich und formal selbstbestimmt: Sie entscheiden als Unternehmen selbst nach den antizipierten Marktchancen und unter Berücksichtigung rechtlicher (bestehender oder zukünftiger) Voraussetzungen über die Entwicklung ihrer Produkte. Bei wirtschaftlicher Orientierung des Unternehmens wird es Ziel sein, ein Arzneimittel mit höchstmöglicher Qualität möglichst schnell und - soweit mit den ersten beiden Prämissen vereinbar - mit dem geringstmöglichen Kostenaufwand zur Zulassung zu bringen. Die Bewertung aller Faktoren unterliegt dabei der Entscheidungsfreiheit des Unternehmers.

Eigene Forschungsarbeiten in der Humanpharmakologie dieser Unternehmen richten sich nach diesen Entscheidungen; dabei ist ein hoher Grad der Beeinflußbarkeit von Forschungsprojekten von Seiten der unternehmenseigenen humanpharmakologischen Abteilungen möglich; inwieweit er tatsächlich realisierbar ist, hängt von der jeweiligen Unternehmensphilosophie und -kultur ab.

Viele derartige Forschungsprojekte, aufgeteilt in einzelne Studien, werden von Unternehmen immer häufiger an Dritte vergeben. Die Gründe hierfür sind vielfältig, können an dieser Stelle jedoch nicht weiter untersucht werden.

Als "Abnehmer" von Forschungsprojekten kommen im wesentlichen Kranken-häuser und CROs in Frage: Krankenhäuser als öffentlich getragene medizinische Einrichtungen der therapeutischen Medizin übernehmen häufig Forschungsaufträge von pharmazeutischen Unternehmen.

Die Abwicklung von Studien liegt hier nicht in der zentralen Zielsetzung dieser Einrichtungen; die Implementation rigider Richtlinien und Vorgaben nach GCP stößt u.a. deshalb derzeit auf Schwierigkeiten und Grenzen.

Forschungsaufträge müssen daher in der Regel im wissenschaftlichen Eigeninteresse der Einrichtung bzw. des Untersuchers liegen; der damit verbundene wirtschaftliche Vorteil ist willkommen, stellt aber keinen existenzbestimmenden Faktor dar.

Die spezifische Leistung für Studien im Auftrag der pharmazeutischen Industrie prägen die organisatorische und wissenschaftliche Arbeitsweise deshalb im allgemeinen nicht.

CROs sind dagegen ausschließlich für die auftraggebenden pharmazeutischen Unternehmen tätig und finden ihre Existenzberechtigung in einem Leistungsangebot, das sich teilweise mit den Tätigkeitsfeldern der oben genannten Einrichtungen deckt, aber spezifischer auf die Erfordernisse der Studiendurchführung abgestimmt ist.

Bei allen Auftraggebern von CROs ist die Methodik zur Implementation von Studien historisch gewachsen und als Ergebnis hausinterner Verfahrensweisen entstanden. Naturgemäß haben sich dabei unterschiedliche formale Anforderungen entwickelt, mit denen sich die CRO bei der Studienabwicklung konfrontiert sieht.

Daraus ergeben sich folgende Überlegungen:

o   Die CRO wird ihren Auftraggebern gegenüber nur insoweit versuchen, die Anforderungsvielfalt auf ein einheitliches Vorgehen zu normieren, als es für eine qualitativ akzeptable Arbeitsweise nach GCP erforderlich ist. Die Individualität jedes Auftrages bzw. des Auftraggebers soll dabei nicht beeinträchtigt werden.

o   Selbstverständlich ist es wünschenswert, die gesamte formale Arbeitsmethodik zu vereinheitlichen. Vordergründig dient dies der Arbeitserleichterung, von der speziell Institutionen profitieren, die parallel viele Projekte vieler Auftraggeber bewältigen wollen, also auch die CROs.

Beides steht zueinander im Widerspruch; dieser Konflikt wird dadurch gelöst, daß die wünschenswerte und erforderliche Normierung bei der Studienabwicklung CRO-intern erfolgt. Die Gestaltung aller Dokumente für Auftraggeber und Behörden muß mit dieser Normierung nicht belastet werden.

Ein wesentliches Merkmal leistungsfähiger CROs ist der hohe "Durchsatz" an Projekten. Hoch ist hierbei sowohl absolut als auch im Bezug auf die Mitarbeiterzahl zu verstehen.

Zur Verdeutlichung möchte ich hier einige Eckzahlen aus der Arbeit der L.A.B. nennen.

Die erste Tabelle zeigt Summendaten aus einer Hochrechnung der wirtschaftlichen Leistungszahlen des Humanpharmakologischen Zentrums (HPZ) der L.A.B. für das Jahr 1990.

Kennzahlen des HPZ für 1990, hochgerechnet aus den Ergebnissen Januar bis Juni			
Probanden in Studien	Honorar in DM	Blut in l	Probenanzahl
2700	3300000	1260	88000

Die zweite Tabelle zeigt Durchschnittswerte von Studieneckdaten, die logistisch relevant sind.

	Probanden-honorar in DM	Blutmenge pro Studie in ml	Probanden-zahl pro Studie	Probenan-zahl pro Studie	Probevolu-men in ml
1990	1265.49	485	17	33	15
1989	1031.71	350	18	36	10
1988	971.76	290	16	33	9

Nur durch Standardisierung nach innen kann dieses hohe Arbeitsvolumen erreicht werden. Wesentlich ist dabei, daß durch diese Standardisierung die Arbeitsqualität steigt und die Fehlerrate sinkt.

Über diese Qualitätsvorteile hinaus wird durch Standardisierung die Studienabwicklung beschleunigt.

Standardisierungen können zwischen Institutionen formal abweichend spezifiziert werden, müssen aber immer inhaltliche Studienkonformität garantieren. Innerhalb einer Einrichtung müssen sie über verschiedene Studien hinweg immer einheitlich bleiben (s.oben). In Bereichen, die ohnehin nicht studienspezifisch sind, muß das hier tätige Personal die Arbeitsabläufe nicht im Detail anpassen.

Das Dilemma:

o *high quality - fast - inexpensive: pick any two*

kann damit auf ein für beide Seiten günstiges höheres Niveau geführt werden.

Ein typisches Beispiel dieser Standardisierungsbemühungen stellen die "Rahmenbedingungen für Probanden"dar.

Logistische Gliederung

Anfänglich waren die Abläufe bei L.A.B. vertikal gegliedert. Jeder Mitarbeiter bzw. eine Arbeitsgruppe war für die komplette praktische Studiendurchführung von der Anwerbung von Probanden bis zur Entlassungsuntersuchung zuständig.

Für die Probanden hatte dies den großen Vorteil, einem eindeutig identifizierbaren Ansprechpartner gegenüberzustehen, der für alle Wünsche und Probleme zuständig war und verantwortlich gemacht werden konnte.

Andererseits war dadurch die Gleichbehandlung der Probanden in verschiedenen Studien bei verschiedenen Mitarbeitern erschwert; zudem trat Konkurrenz bei der Probandenanwerbung auf.

Für die Arbeitsorganisation war die gegenseitige Vertretbarkeit der Mitarbeiter erschwert. Durch die zeitliche Struktur von Studien ergaben sich daraus auf Dauer unzumutbare Arbeitszeiten.

Seit 5 Jahren ist die Arbeitsstruktur horizontal gegliedert; Probanden durchlaufen verschiedene "Stationen" auf ihrem Weg durch eine Studie. Die Nachteile sind dadurch behoben, gleichzeitig führt die Diskontinuität einer persönlichen Betreuung aber zu einer artifiziellen Neutralität in der Beziehung zwischen Probanden und Mitarbeitern, der aktiv gegengesteuert werden muß. Folgende strukturelle Blöcke sind bei L.A.B. etabliert:

Probandenbetreuung

Hier findet die zentrale Bewerbung von Studien und die Eingliederung von Probanden statt.

Werden Studien zum Start im HPZ freigegeben, erhält die Probandenbetreuung ein Prüfplanexzerpt mit allen wesentlichen Selektionskriterien. Unter normalen Bedingungen werden zu jedem beliebigen Zeitpunkt gleichzeitig 5 bis 10 Studien beworben.

Die Probandenbetreuung muß Studien aktiv bewerben, um zeitgerecht eine ausreichende Teilnehmerzahl präsentieren zu können. Dabei wird auf die verfügbaren örtlichen Massenmedien zurückgegriffen. Probanden aus früheren Studien werden laufend informiert.

Interessenten nehmen von sich aus - persönlich oder telefonisch - Kontakt mit der Probandenbetreuung auf.

Bei diesem Erstkontakt erfolgt eine allgemeine Information über verfügbare Studien und deren Ablauf. Durch die Auswahl zwischen verschiedenen Studien und die vergleichsweise unpersönliche Kontaktaufnahme wird der Freiwilligkeitscharakter der Studienteilnahme betont.

Erst nach Entscheidung für eine Studie erfolgt die Eingliederung des Interessenten in die Probandenkartei (dabei werden verschiedene formale Voraussetzungen geprüft, die an anderer Stelle erläutert werden).

Die Interessenten erhalten einen Zeitplan für die ärztliche Aufklärung, die Blutentnahme für die Laboruntersuchung und die ärztliche Eingangsuntersuchung.

Die ärztlichen Aufklärungstermine werden nach Möglichkeit als Gemeinschaftsveranstaltungen organisiert. Die Teilnahme aller Interessenten ist verpflichtend und wird dokumentiert. Die Aufklärung soll vor der Eingangsuntersuchung erfolgen, aus Zeitgründen ist dies aber nicht immer einzuhalten. Aufklärende Ärzte kommen aus dem ärztlichen Dienst des HPZ und sind anschließend auch in die Studiendurchführung involviert.

Ärztliche Untersuchungsstelle

Die ärztliche Eingangsuntersuchung ist zusammen mit der Laboratoriumsdiagnostik ein logischer Block, muß jedoch aus Zeitgründen aufgegliedert werden.

Die Probennahme erfolgt grundsätzlich morgens nüchtern, die Auswertung geschieht im Hause. Erfahrungsgemäß ist die Laborauswertung die entscheidende Hürde der Eignungsuntersuchung. Mehr als 90% aller Zurückweisungen von Probanden resultieren aus Abweichungen von Laborparametern, meist ohne Krankheitswert.

Bei akzeptablem Laborstatus stellen sich die Interessenten in der Ambulanz vor, die ähnlich wie eine Praxis organisiert ist. Hier werden Befunde entsprechend den Prüfplananforderungen erhoben und die Eignung zur Studienteilnahme festgestellt.

Alle Befunde werden zum Leiter der klinischen Prüfung (LKP) oder dessen Vertreter weitergeleitet.

Ärztliches und paramedizinisches Personal ist permanent diesem Funktionsbereich zugeordnet, ein personenabhängiger "Bias" bei der Bewertung von Befunden kann damit vermieden werden.

Die endgültige Entscheidung über die Studienteilnahme ist dem LKP vorbehalten, der die ungeteilte Verantwortung für alle ärztlichen Aspekte des Studienablaufs übernimmt.

Studienbetreuung

Die Vorbereitung und Aufarbeitung aller Unterlagen obliegt den Studienbetreuern, die auch alle nichtärztlichen, praktischen Aspekte der Studiendurchführung erledigen.

Studienbetreuer sind Pflegekräfte mit hausinterner Ausbildung, von Funktion und Verantwortung am ehesten mit einer CRA (Clinical Research Associate) vergleichbar. Sie sorgen für die Informationsübermittlung an die Probanden und stellen während der aktiven Phase einer Studie die persönliche, nichtärztliche Betreuung der Probanden dar. Üblicherweise ist ein Studienbetreuer gleichzeitig für 2 bis 3 Studien zuständig, deren aktive Phasen sich aber nicht überschneiden. Für jede Studie wird ein verantwortlicher Betreuer benannt, der mit dem Prüfplan detailliert vertraut ist.

Die Betreuer exzerpieren aus dem Prüfplan individuelle Zeitpläne ("Laufzettel") für jeden Probanden und weisen vor Studienbeginn alle Teilnehmer in die praktischen Abläufe ein.

Studienorganisation

Die Studienorganisation erledigt die Planung und Optimierung aller Studienresourcen des HPZ, in erster Linie verfügbaren Raum (Zimmer, Betten) Personal (Studienbetreuer) und Teile des Budgets.

Damit werden wesentliche Aspekte der Rahmenbedingungen einer Studie definiert, die Probanden unmittelbar tangieren:

o die Verteilung auf Gruppenunterkünfte (6 Betten) oder Doppelzimmer (für problematischere Kollektive wie Probanden im höheren Lebensalter, symptomatische Probanden u.ä.),
o die zeitliche Zuordnung von Aktivitäten und damit die Entscheidung über Anwesenheit an Wochenenden oder Werktags.

Das Honorar

Die zeitliche Zuordnung muß die verfügbare und zumutbare Arbeitszeit der Studienbetreuer berücksichtigen, andererseits alle Studienaktivitäten nahtlos abdecken. Die Studienorganisation weist die eindeutige Verantwortung von Studienbetreuern für bestimmte Studien zu und überwacht die geregelte Übergabe von Information im Vertretungsfall.

Gleichzeitig bilden die Mitarbeiter dieser Abteilung ein Backup-System für Personalausfälle.

Ärztlicher Dienst, LKP

Die Verantwortung für alle ergebnisrelevanten Teile der klinischen Studiendurchführung liegt beim LKP. Wesentliche Teile der Studiendurchführung werden jedoch delegiert (s. oben).

Die unmittelbare persönliche Präsenz eines kompetenten Arztes ist gewährleistet bei:

o allen Erstdosierungen von Arzneimitteln (einschließlich einer Zeitspanne bis zum sicheren Erreichen oder Überschreiten des Wirkungsmaximums)

o allen nontrivialen diagnostischen Maßnahmen wie Ergometrie

o allen Eingriffen mit dem Charakter der Körperverletzung (mit Ausnahme der Standard-Phlebotomie mittels Kanüle oder Kurzkatheter).

Mit wenigen Ausnahmen können Studienmaßnahmen aber von Studienbetreuern abgewickelt werden; Aufgabe des ärztlichen Dienstes ist dabei die Überwachung der fachlichen Qualifikation des paramedizinischen Personals.

Für Probanden ist immer ein ärztlicher Ansprechpartner verfügbar; in Zeitabschnitten mit minimalen Studienaktivitäten ist eine ärztliche Rufbereitschaft vorhanden.

Küche

Aus 2 Gründen ist die Verköstigung der Probanden kritisch:

o Abwechslungsreiches, frisches Essen ist ein nicht zu unterschätzender psychologischer Faktor. Unzufriedenheit mit der Qualität der gebotenen Speisen kann sich bis in die Berichte über "Nebenwirkungen" niederschlagen, da hierdurch die Neigung zur Introspektion gefördert wird.

o Die Pharmakokinetik vieler Arzneimittel wird durch Nahrungsaufnahme moduliert, eine mindestens 4stündige Nüchternphase nach Single-dose-Medikation ist deshalb Standard.
   ·Oft sind bei retardierten Galeniken Multiple-dose-Studien unumgänglich. Gerade dann darf eine Beeinflussung der Freisetzungskinetik durch die Nahrungsaufnahme unterstellt werden. Die Diät wird hier kritischer Teil des Studiendesigns.

Nur über die eigene Küche des HPZ können alle Anforderungen an die Nahrung gewährleistet werden: die Mahlzeiten sollen nach Zusammensetzung Fett - Eiweiß - Kohlehydrate über alle Tage einer Studie weitgehend gleich bleiben. Unterschiedliche Eßgewohnheiten stellen dabei immer wieder ein Problem dar; Studienbedingungen lassen sich hier nur schwer normieren.

Studien mit kontrollierter Diät zu:

o Fettstoffwechsel

o Elektrolytbilanz

stellen erhöhte Überwachungsansprüche. Probanden müssen dabei über die Wichtigkeit der Mahlzeiten als fester Bestandteil einer Studie informiert werden; ohne Motivation zur Mitarbeit sind gesicherte Bedingungen nur schwer zu erreichen.

Wichtige Mahlzeiten (im zeitlichen Zusammenhang mit Medikation) finden gruppiert unter direkter Überwachung eines Studienbetreuers statt.

Probandenstation - Funktionsbereiche

Die Probandenstation ist abgeschlossen und sichert das "confinement" während des gesamten Aufenthalts von wenigen Stunden bis vielen Wochen.

Dies bedeutet:

o Kein Zugang zum Bürobereich des HPZ
o Kein freier Zugang zu Funktionsbereichen; nur bei Anwesenheit von Personal

Bei sehr langen Studien kann das Confinement gelockert werden: Ausflüge unter ständiger Begleitung des Studienbetreuers werden angeboten.

Die Probandenstation enthält folgende Funktionsblöcke:

Probengewinnung

Die Verabreichung der Prüfmuster, Gewinnung von Blutproben und einfacher Sicherheitsparameter werden in einem Raum zentralisiert. "Funktion" und Aufenthalt bzw. Schlaf sind räumlich getrennt.

Alle geplanten Aktivitäten können von den Probanden durch "Laufzettel" verfolgt werden; eine zentrale Rufanlage erleichtert das Auffinden säumiger Studienteilnehmer.

"Intensiv-Station"

Die Intensiv-Station leistet keine Intensiv-Therapie im klassischen Sinn, sondern repräsentiert eine "intensive Überwachungsmöglichkeit".

Sie stellt den Bereich für Dauerüberwachung bei Infusionstherapie und zum kardialen On-line-Monitoring dar.

Durch die Übersichtlichkeit des großen Raums wird sie auch für personalintensive Probengewinnung, z.B. bei Parallelabnahmen, verwendet.

Außerdem sind dort Pharmakodynamik-Meßplätze zur invasiven Blutdruck-Messung oder zum Euglycaemic Clamping untergebracht.

Bereich Nuklear-Humanpharmakologie

Die hauptsächliche Zielsetzung für die Führung der Probanden ist die quantitativ vollständige Rückgewinnung der Aktivität aus Urin und Stuhl.

Deshalb wird ein "Einschluß im Einschluß" vorgenommen: innerhalb des normalen Confinements wird ein eigener Bereich mit allen Einrichtungen wie Funktionsräumen, Unterkunft und Sanitär bereitgestellt.

Probanden dieser Studien halten sich während der gesamten stationären Dauer ausschließlich hier auf.

Der Personalaufwand ist groß: durchgehende Anwesenheit (täglich 24stündig) eines Studienbetreuers ermöglicht aber Wiederfindungsraten von über 90%.

Neuro-Psychopharmakologie

Ähnlich wie physische Auswahlkriterien zur Homogenisierung der Stichprobe (und damit zu statistisch verwertbaren Ergebnissen an kleinen Gruppen) dienen, soll eine besondere Probandenauswahl die Streubreite psychischer Parameter limitieren.

Wegen des hohen Aufwands der Untersuchungen wie Baseline-EEG, Persönlichkeitsprofile, Bestimmung der "normalen" Intelligenz, Schlafverhalten stehen diese erst am Ende der Auswahlkette und führen zum Verlust von mindestens 30% der körperlich geeigneten Probanden.

Während psychologischer Testphasen einer Studie ist die gleichmäßige Lebensführung von Probanden von erhöhte Bedeutung.

Entspannung, Schlafen, Sport, TV

Außerhalb der Studienaktivitäten Möglichkeiten zur Entspannung:
o Fernsehraum / Leseraum, getrennt Raucher - Nichtraucher.
o Fernsehprogramm mit geregelten Zeiten für Filme über zentrale Steuerung des Angebotes aus der Filmbibliothek.
o Sportraum für leichte Aktivitäten: keine Interferenz mit Fragestellung der Studie.
o Freigelände als Teilbereich des Confinements.
o Geregelter Tagesablauf: Weckdienst - Zapfenstreich. Einhaltung der Nachtruhe wird überwacht: Kontrollgänge.

Phasen des Studienablaufs

Die meisten Kurzstudien finden wegen der Verfügbarkeit der Probanden am Wochenende statt. Für die Mitarbeiter bedeutet dies: der Haupteinsatz für On-line-Tätigkeit ist ebenfalls am Wochenende mit Schwerpunkt Samstag.

Aktivitätsarme Zeiträume (nachts, sonntags) werden durch ausgebildete freie Mitarbeiter abgedeckt und durch den Bereitschaftsdienst der Studienorganisation ergänzt.

Stationäre Aufnahme

Der verantwortliche Studienbetreuer nimmt alle Probanden am Vorabend des ersten Studientages ab 18 Uhr in das Confinemnt auf und überprüft dabei nochmals alle Unterlagen.

Die Probanden erhalten nochmals eine ausführliche mündliche Einweisung des Studienablaufs, und die Zeitpläne (Laufzettel) werden übergeben.

Der Ärztliche Dienst hat zu diesem Zeitpunkt weitere Möglichkeiten zur ärztlichen Aufklärung oder Klärung offener Probleme.

Das kontrolliertes Abendessen ist die letzte Mahlzeit vor der Verabreichung der Prüfmuster am nächsten Morgen.

Studientage

Der Tagesablauf ist nach "Laufzettel" zeitlich genau vorgeplant und fixiert.

Die endgültige Zuordnung von Probanden zu Probandennummern findet kurz vor der Verabreichung der Prüfmuster statt, da sich bis zu diesem Zeitpunkt noch Verschiebungen ergeben dürfen, ohne daß experimentelle Daten dadurch berührt werden.

Der venöse Zugang wird durch Phlebotomie gesichert: ein Kurzkatheter mit Obturator wird ab ca. 1 h vor der Verabreichung der Prüfmuster gesetzt.

Alle Studienaktivitäten sind zwischen den Probanden zeitlich eng gestaffelt, üblicherweise in 1-min-Abständen; die Probandennummer entspricht idealerweise dem zeitlichen Abstand geplanter Aktivitäten vom Beginn einzelner experimenteller Blöcke (alle Aktivitäten von Proband 12 finden zum Startzeitpunkt eines Blockes + 12 min statt; die Blutabnahme also z.B. um 8:12, 8:42, 9:12, 10:12 ...).

Entsprechend der Staffelung kinetischer Blöcke sind Hauptaktivitäten während der ersten 4 bis 6 Stunden zu erwarten.

Eine besondere Problematik stellt die Urinsammlung dar: die Identifikation und Zuordnung der Container über eine Sammelperiode muß sichergestellt sein; die Blasenentleerung vor Beginn jeder Sammelperiode muß veranlaßt werden. Ohne Motivation und Kooperation der Probanden ist die vollständige Uringewinnung unmöglich; direktive Maßnahmen greifen sehr schnell in die Intimsphäre ein und werden nicht geduldet.

Außerhalb der Studienaktivitäten wird die größtmögliche Freizügigkeit der Zeitgestaltung mit Lesen, Fernsehen, kleinen sportlichen Aktivitäten u.ä. angestrebt.

Entlassung aus der Studie

Bei Beendigung einer Studie in Übereinstimmung mit dem Prüfplan führt der Studienbetreuer ein Abschlußgespräch mit den Probanden und zahlt das Honorar aus.

Bei vorzeitiger Beendigung und Abbruch aus medizinischen Gründen erfolgt in jedem Fall eine ärztliche Abschlußuntersuchung; wenn erforderlich wird die Nachverfolgung eingeleitet; der Proband erhält ein angemessenes Teilhonorar.

Bei Abbruch aus persönlichen Gründen wird der Proband über das Risikopotential bei vorzeitigem Verlassen des HPZ aufgeklärt; der Honoraranspruch verfällt.

In jedem Fall werden Probanden nach Beendigung der Studie in die Sperrfristkartei aufgenommen, um die Wartezeit bis zur nächsten Studienteilnahme zu sichern.

Medizinische Sicherheit

Der ärztliche Dienst ist ähnlich wie im Krankenhaus organisiert. Während der aktiven Studienphasen ist mindestens ein Arzt anwesend; zu Zeiten ohne kritische Studienaktivitäten ist eine ärztliche Rufbereitschaft organisiert, die bei Bedarf schnell aktiviert werden kann.

Für Probanden steht jederzeit ein ärztlicher kompetenter Ansprechpartner zur Verfügung.

Medizinisches und paramedizinisches Personal ist in "Erster Hilfe" trainiert. Der Trainingsstand wird durch die Teilnahme an Fortbildungsveranstaltungen der Verbände (bzw. durch selbstorganisierte Kurse) aufrechterhalten.

Die vollständige Notfallausrüstung (Weinmann-Koffer) ist in allen Abteilungen griffbereit. Zustand und Verfügbarkeit sind durch SOPs geregelt.

Die "Intensivstation" bietet ebenfalls eine vollständige Notfallausrüstung und die Möglichkeit zur stationären Überwachung.

Das zuständiges Kreiskrankenhaus ist über die Tätigkeit des HPZ prinzipiell informiert; der Rettungsdienst des BRK ist in unmittelbarer räumlicher Nähe und kann innerhalb weniger Minuten eintreffen.

Medizinische Verantwortung

Eine Besonderheit ergibt sich dadurch, daß der LKP im Prüfplan genannt wird und diesen mitverantwortet. Zu diesem Zeitpunkt ist das Datum der Prüfung meist noch nicht bekannt; möglicherweise steht der LKP während des Studienablaufs deshalb nicht durchgehend zur Verfügung.

Deshalb ist eine ständige gegenseitige Vertretung von Koinvestigatoren etabliert, die alle die formalen Voraussetzungen zum LKP nach AMG erfüllen.

Die Verantwortung des LKP bleibt dabei ungeteilt; er hat sich persönlich über die formale und inhaltliche Befähigung "seiner" Koinvestigatoren unterrichtet und wird durch sie über den Studienverlauf informiert.

Zentraler Sperrfristenabgleich

W. Seifert

HD Humanpharmakologie, Schering Forschungslaboratorien, Schering AG, Berlin

1 Der "Berufsproband"

Die Notwendigkeit, die eigene Arbeit auf "Probanden" stützen zu müssen, erfordert, daß der "Proband" nicht nur von der ethischen, rechtlichen und versicherungstechnischen Seite betrachtet wird, sondern daß auch die Funktionen und Prozesse, die mit dieser Gruppe zusammenhängen oder von ihr ausgehen, geregelt werden. Dies sind im wesentlichen die Aktivitäten, die der Proband selbst unternimmt, um an humanpharmakologischen Untersuchungen teilzunehmen. In dem Maße, in dem die Honorierung ein wesentliches Motiv der Teilnahme darstellt, steigt auch die Neigung, die Teilnahmehäufigkeit zu steigern. Dies kann besonders bei einkommensschwachen Personen zu häufigen Teilnahmen führen.

Bei regelrechter Einhaltung der medizinischen Ausschlußkriterien und Berücksichtigung versuchsbedingter Sperrfristen entsteht dem Probanden definitionsgemäß aus einer mehrmaligen Teilnahme im Jahr kein besonderes Risiko. Risiken für den Probanden wie auch für das durchführende Institut können sich jedoch aus den in Tabelle 1 und 2 aufgeführten Situationen ergeben.

Tabelle 1. Wann entstehen Risiken?

Proband nimmt an verschiedenen Prüfungen teil:
o   gleichzeitig
o   innerhalb der Sperrfristen

Die Risiken sind offenkundig:

Tabelle 2. Welche Risiken entstehen?

für den Probanden:
o   unzureichende Rekompensation der biologischen Belastung,
o   Gefahr der Interaktion verschiedener Wirkstoffe;
für das Unternehmen:
o   Erzeugen falscher Daten,
o   Haftungsrisiken.

2 Vermeidung der Gleichzeitigkeit

Aus diesen Gründen ist es unerläßlich, daß jedes Institut alle Maßnahmen ergreift, um den gleichzeitigen oder innerhalb der Sperrfristen gelegenen Einsatz eines Probanden zu verhindern. Davon ist nach unserer Auffassung grundsätzlich auch der Proband betroffen, der in *einer* Untersuchung Placebo erhält oder erhalten hat und der für eine *zweite* Untersuchung eingesetzt werden soll.

3 Sperrgründe

Sperren können aus unterschiedlichen Gründen ausgesprochen werden.

Tabelle 3. Sperrgründe

o Augenblickliche Teilnahme an einer Prüfung,
o Verhinderung der zu raschen Wiederteilnahme,
o Krankheit,
o Drogenkonsum,
o Non-Compliance.

Daraus und aus Anforderungen, die z.B. Auftraggeber stellen, ergeben sich Verfahrensweisen, die dazu führen, Probanden für eine Prüfung zuzulassen oder abzulehnen. Verwendbar für eine übergeordnete Sperrfristverwaltung sind jedoch nur die direkt prüfungsbezogenen Argumente. Drogenkonsum, Erkrankungen, disziplinarische oder persönliche Gründe sind nicht Gegenstand einer zentralen Information.

4 Sperrfristen

Es existieren verschiedene Typen prüfungsbedingter Sperrfristen.

Tabelle 4. Sperrfristen

o Retrospektive Sperrfrist,
o prospektive Sperrfrist,
o nuklearmedizinische Sperrfrist,
o Prüfungsteilnahme.

4.1 Retrospektive Sperrfristen

Die retrospektive Sperrfrist benennt eine Frist, die verstrichen sein muß seit der letzten experimentell-medizinischen Maßnahme aus einer vorherigen Prüfung. Die Einhaltung retrospektiver Sperrfristen wird von verschiedenen Auftraggebern mit Angabe unterschiedlicher Zeiten gefordert. Eine individuelle Probandenverwaltung kann den Termin der letzten Maßnahme nur durch Befragen ermitteln, es sei denn, es handelt sich um einen ausschließlich eigenen Probanden, der in den eigenen Unterlagen einwandfrei dokumentiert ist.

Tabelle 5. Retrospektive Sperrfrist

o Bedeutung: "in den letzten drei Monaten keine Prüfmedikation"
o Problem 1: Nachweis zum "heutigen" Zeitpunkt nur historisch möglich
o Problem 2: willkürliche Festsetzung durch Auftraggeber

Die retrospektive Sperrfrist ist überwiegend willkürlich angesetzt, da sie nicht auf die Bedingungen der vorangegangenen Prüfung abgestellt ist und dies auch nicht sein kann. Ein Auftraggeber kennt ja die Prüfung eines früheren (konkurrierenden) Auftraggebers nicht. Die retrospektive Sperrfrist ist, da sie sich auf - in der Regel nicht erhobene - Daten aus der Vergangenheit stützen muß, nicht ohne besondere Hilfsmittel einwandfrei zu sichern.

4.2 Prospektive Sperrfristen

Eine prospektive Sperrfrist wird im Zusammenhang mit der augenblicklich laufenden Prüfung ausgesprochen und auf den der Prüfung nachfolgenden Zeitraum bezogen. Sie kann sich an reellen Gegebenheiten orientieren, aber auch hausinterne Gepflogenheiten repräsentieren. Im allgemeinen geht die Wirkstoffgabe selbst nicht als ein zu kompensierendes Moment in die Berechnung prospektiver Sperrfristen ein.

Tabelle 6. Faktoren, die die prospektive Sperrfrist bestimmen

o Entnommene Blutmenge,
o Halbwertszeit der Prüfsubstanz,
o allgemeine Prüfungsbelastung,
o Strahlenbelastung.

4.3 Nuklearmedizinische Sperrfrist

Die nuklearmedizinische Sperrfrist bezieht sich ausschließlich auf die Verhinderung zu hoher Strahlenbelastung und ist daher von der üblichen Sperre durch Prüfungsteilnahme unabhängig. So kann ein Proband, der nur noch einer nuklearmedizinischen Sperrfrist unterliegt, dennoch an einer "normalen" humanpharmakologischen Untersuchung teilnehmen.

4.4 Sperre durch aktuelle Teilnahme an einer Prüfung

Während der Teilnahme an einer Prüfung ist der Proband grundsätzlich für parallele Prüfungen gesperrt.

5 Individuelle oder zentrale Sperrfristverwaltung

Um die Einhaltung der Sperren zu gewährleisten, müssen Verwaltungsmaßnahmen ergriffen werden. Nur bei exklusiver geographischer Lage und nachgewiesenem stabilen Probandenstamm reicht eine individuelle Sperrfristverwaltung zur Sicherung der oben beschriebenen Sperrfristen aus. In allen Bereichen, in denen Fluktuation aus räumlichen oder sozialen Gründen oder aus Gründen der Konkurrenz von Unternehmen um den Probanden möglich ist, kann eine rein individuelle Sperrfristverwaltung die Sicherheits- und Qualitätsbedürfnisse humanpharmakologischer Prüfungen nicht mehr abdecken.

Es ist natürlich denkbar, daß einzelne Unternehmen auf Absprachebasis einen Informationsaustausch über teilnehmende Probanden betreiben. Erfahrungsgemäß werden damit eventuelle "Sünder" jedoch erst im nachhinein identifiziert. Es entsteht mithin ein organisatorischer und wirtschaftlicher Schaden, hinzu kommt das Risiko für das Individuum.

Das Problem der "retrospektiven" Sperrfrist und andere Probleme sind von einem einzelnen Institut nicht lösbar. Informationen über die prospektive Sperrfrist und die aktuelle Prüfungsteilnahme eines Probanden an einem anderen Institut sind wissenschaftlich-ethisch und wirtschaftlich erforderlich, wenn neue Probanden eingeschlossen werden sollen. Diese Informationen können nur aus einer Zentrale kommen, die von den angeschlossenen Teilnehmern gut bedient werden muß. Die Verfügbarkeit sicherer Informationen zur retrospektiven Sperrfrist ist *ausschließlich* über eine Zentrale möglich. Hierfür ist die geregelte Compliance der Benutzer eine wichtige Voraussetzung.

6 Anforderungen an eine Zentrale

An eine Zentrale müssen diverse Anforderungen gestellt werden. Sie sind in der folgenden Tabelle aufgelistet.

Tabelle 7. Anforderungen an eine Zentrale
- o   Vollautomatischer Betrieb,
- o   Wahrung des Datenschutzes für personenbezogene Daten,
- o   Strikte Unabhängigkeit.

Diese Punkte werden in den weiteren Kapiteln näher erläutert.

Gleichzeitig müssen aber auch auf Nutzerseite Voraussetzungen für den Betrieb der Zentrale geschaffen werden, auf die später eingegangen wird.

6.1 Vollautomatischer Betrieb

Die Probandenauswahl zu Beginn einer humanpharmakologischen Prüfung ist ein Prozeß, der häufig unter Zeitdruck und großer Arbeitsbelastung durchgeführt wird. Wenn an dieser Stelle umständliche Verfahren wie telefonische oder schriftliche Anfragen vorgenommen werden müssen, sinkt die Motivation zum Sperrfristabgleich erwartungsgemäß ab. Deshalb muß ein Sperrfristverwaltungs-System von vornherein auf vollautomatischen Betrieb ausgelegt sein. Dabei läßt sich folgender Ablauf denken, der an allen Stellen durch elektronische Datenverarbeitung unterstützt wird.

Tabelle 8. Kommunikation mit zentraler Sperrfristverwaltung

Institut:

1	(automatische) Zusammenstellung der in Frage kommenden Probanden,	
2	automatischer Anruf an Zentrale,	
3	Übermittlung der Probanden-Kenndaten an Zentrale,	Kommunikation

Zentrale:

4	Prüfung auf Sperrfristen,	
5	Rückweisung oder Aufnahme in zentrale Datei,	
6	Übermittlung der Probanden-Kenndaten an Institut,	

Institut:

7	Rückweisung der gesperrten oder Weiterbearbeitung der freien Probanden.

Auf diese Weise kann innerhalb von kurzer Zeit, voraussichtlich innerhalb einer Minute, die für eine Prüfung vorgesehene Probandengruppe eindeutig identifiziert werden. Im weiteren Verlauf der Vorbereitungen werden Zeit, Organisationsaufwand und Kosten gespart.

Selbstverständlich erfordert diese Art des Datenaustausches einige Voraussetzungen. So muß innerhalb der Teilnehmer Einigkeit über die Art der zu verwendenden Sperrfristen bestehen, und die Probanden müssen in einer zur Zentrale kompatiblen, elektronischen Kartei verwaltet werden. Die Vorteile, die sich damit verbinden, liegen auf der Hand. Neben optimierten Abläufen und gutem Dateipflegezustand steigen die Datenqualität und die Anwendungssicherheit, damit auch das Renommee des prüfenden Institutes.

6.2 Informationsmenge

Bei der Kommunikation eines Institutes mit der Zentrale kann nur ein Standard-Datensatz ausgetauscht werden. Dieser muß die für die eindeutige Identifzierung eines Probanden notwendigen Informationen umfassen und außerdem bestimmte verwaltungstechnische Abläufe sicherstellen. Da dieses System mit bereits bestehenden Karteien verbunden werden soll bzw. Daten aus diesen Karteien übernehmen soll, muß geprüft werden:

Tabelle 9. Welche Informationen

o liegen in allen Instituten gleichermaßen vor?
o sind zur einwandfreien Identifikation eines Probanden notwendig?

Zur Identifikation von Probanden werden in den meisten Karteien wenigstens die folgenden Angaben gemacht:

Tabelle 10. Übliche Kartei-Inhalte

o Name
o Vorname
o Geburtsdatum
o Wohnort, PLZ
o Straße
o Telefon
o Sonstiges

Weitergehende Angaben finden sich manchmal, z.B. die Personalausweis-Nummer, der Geburtsname oder der Geburtsort.

Für eine eindeutige Zuordnung eines Individuums aus der beschränkten Klientel der Probanden zum Zweck der Sperrfristverwaltung sind jedoch nur wenige Daten tatsächlich notwendig.

Tabelle 11. Zur Identifizierung notwendige Kenndaten

o Name
o Rufname
o Geburtstag
o (Institutskennziffer)

Mit Ausnahme des Nachnamens, der im Falle der Änderung des Familienstandes einem (seltenen) Wechsel unterliegt, ist mit diesen aus dem Ausweis entnehmbaren Merkmalen eine langdauernde Konstanz verbunden.

Die Merkmale Straße, Wohnort und Telefon unterliegen einem häufigen Wechsel und sind deshalb nicht geeignet. Der Geburtsname der Mutter, der eigene Geburtsort oder der der Mutter sind prinzipiell geeignet, allerdings, z.B. bei deutschstämmigen Vorfahren aus Ostgebieten, nicht immer einwandfrei anzugeben. Bei entsprechend großem Vorbestand an Probandendaten dürften diese Informationen auch nicht einfach gewonnen werden. Ein vollständiger Datensatz ist jedoch unerläßlich für eine einwandfreie Identifikation nach dem unter 6.3 beschriebenen Verfahren.

Die häufig vorgeschlagene Nummer des Personaldokumentes ist prinzipiell ungeeignet. Sie ändert sich periodisch mit der Ablaufzeit des Ausweises, erfordert damit intensive Karteipflege und kann durch Ausweisverlust leicht verändert werden.

Sicher kommt es - wenn auch selten - in unserem Einzugsbereich hin und wieder vor, daß zwei Menschen identischen Namens am selben Tag geboren sind und außerdem innerhalb eines Zeitraumes Proband sein wollen. In diesem Falle würde - falls Proband 1 bereits erfaßt und zentral registriert wäre - Proband 2 bei Anfrage an die Zentrale zu Unrecht abgelehnt werden. Gegebenenfalls würde man ihm mitteilen, daß er bereits an einer anderen Studie teilnähme, was zu einer Beschwerde seinerseits führte.

In diesen Fällen würde eine Sonderanfrage an die Zentrale die Übermittlung der Kennziffer des sperrenden Instituts auslösen, und durch Telefon kann die Situation geklärt oder bestätigt werden. Ein erwartbar seltener Fall.

Dabei muß man sich den Zweck dieser Prozedur noch einmal deutlich vor Augen halten. Es geht letztendlich um die Sicherheit des Probanden, der aus welchen Gründen auch immer evtl. an zwei Studien gleichzeitig teilnehmen möchte. Es geht außerdem um die Sicherheit des Unternehmens, GCP-gerecht zu arbeiten und hohe prozedurale Qualität und hohe Datenqualität zu liefern.

Deshalb ist es nicht im juristischen Sinne das Recht eines Probanden, an einer von ihm ausgewählten Studie teilnehmen zu können, das vom durchführenden Institut gewahrt werden muß und das bei einer durch Sperrfristkontrolle ausgesprochenen Zurückweisung tangiert wäre. Vielmehr ist es die Sicherheit als höheres Gut, die bei uneindeutigen Situationen in jedem Fall garantiert sein muß.

6.3 Wahrung des Datenschutzes für personenbezogene Daten

Die Kenndaten Name, Rufname und Geburtsdatum sind persönliche Daten, die dem Datenschutz unterstehen. Zwar kann man - und sollte das tun - im Zusammenhang mit Probandeneinverständnis-Erklärungen immer auch die Zustimmung zum Informationsaustausch mit anderen Instituten schriftlich einholen. Die Verwendung des öffentlichen Telefonnetzes und eines Zentralcomputers läßt jedoch die mißbräuchliche Nutzung des Datenmaterials nicht von vornherein ausschließen.

Unter diesen Bedingungen scheiden alle Klartext-Übermittlungen auch verstümmelter Art aus (intervallartig zusammengesetzte Buchstabenfolgen, Geburtstage, Geburtsorte). Daraus ließe sich durch Rückgriff auf Standesämter, wenn auch mit Mühe, eine Entschlüsselung betreiben. Wir schlagen daher eine besondere, jedoch leicht einzurichtende Verschlüsselung der Probandenkenndaten vor, die im Folgenden umrissen und begründet wird.

6.4 PersGuard-Code (von H.-G. Michna)

6.4.1 Allgemeines

Die Kommunikation von Datensätzen erfordert Maßnahmen zum Datenschutz, die den Instituten dennoch eine verständliche Kommunikation erlauben.

Tabelle 12. Probleme beim Vergleich personenbezogener Daten
o   Schutz der Person vor Fremdzugriff und Mißbrauch
o   Schutz des Informationsbestandes einzelner Institute

A. Personenbezogene Daten müßten von Institut zu Institut oder zu einer überinstitutionellen Zentrale übertragen werden. Die gesamte Übertragungsstrecke muß gegen fremden Zugriff und jeglichen Datenmißbrauch geschützt werden.

B. Unabhängige Institute können kein Interesse daran haben, ihren Probanden-Stamm preiszugeben.

Ein Verfahren (PersGuard) ist geeignet, diese Probleme vollständig zu lösen. Der PersGuard-Code ist ein aus Name, Rufname und Geburtsdatum gebildeter Hash-Code. Der Vorgang zur Gewinnung dieses Hash-Codes ist nicht eindeutig umkehrbar, so daß die Identität eines Probanden anhand seines Codes nur dann sicher festgestellt werden kann, wenn der Proband ohnehin bereits bekannt ist.

Tabelle 13. PERSGUARD-Code
o   Hash-Code aus Name, Rufname und Geburtsdatum
o   Vorgang ist unidirektional!
     Beispiel:
     Räuß-Kühn v. Steiner, Karl ⇒ **75DOTD**
     75DOTD ⇒ **?**

Der PersGuard-Code ist ein sechsstelliger, aus Großbuchstaben und Ziffern bestehender Schlüssel, der leicht mit allen bekannten Verfahren der Datenübertragung transportierbar ist. Er wird aus dem Namen und Rufnamen sowie dem Geburtsdatum der zu schützenden Person mit einem einfachen, öffentlich bekanntgegebenen Verfahren gewonnen. Durch die Kürze des Schlüssels und die Vermeidung jeglicher Redundanz ist der PersGuard-Code nicht entschlüsselbar. Er kann nur mit bereits bekannten PersGuard-Codes verglichen werden, wobei die Gleichheit zweier PersGuard-Codes mit sehr hoher Wahrscheinlichkeit darauf hindeutet, daß sie beide von ein und derselben Person stammen.

Basis dieses Codes ist die Primzahl 2176782317 (die größte Primzahl unterhalb von 36^6, ergibt sich aus der sechsstelligen Verschlüsselung in einem Zahlensystem zur Basis 36, das sich mit den 26 Buchstaben des Alphabets und den 10 Ziffern darstellen läßt). Die Primzahl verhindert Regelmäßigkeiten bei der Verschlüsselung. Diese Zahl stellt auch die Anzahl aller verfügbaren PersGuard-Codes dar. Zur Illustration der Unterscheidungsleistung dieses Codes sei bemerkt, daß selbst bei einer Verschlüsselung von 60 Millionen Menschen mit verschiedenen Namen, Rufnamen und Geburtsdaten die Wahrscheinlichkeit zweier gleicher PersGuard-Codes noch unter 3% liegt.

6.4.2 Algorithmus zur Gewinnung des PersGuard-Codes

A. Nachname und Rufname werden einem amtlichen Ausweis oder den Angaben der Person entnommen.
Beispiel: Räuß-Kühn v. Steiner, Karl

B. Akzente, Umlaut-Punkte, Leerzeichen, Ziffern, Sonderzeichen etc. werden entfernt, so daß ausschließlich Buchstaben (A...Z, a...z, ß) übrigbleiben.
Beispiel: RaußKuhnvSteiner, Karl

C. Aus dem Nachnamen werden die ersten 15, aus dem Vornamen die ersten 10 Zeichen entnommen. Die übrigen Zeichen werden verworfen. Sind weniger Zeichen vorhanden, dann werden entsprechend weniger Zeichen benutzt. Beide Namen werden anschließend zu einer maximal 25 Zeichen langen Zeichenkette zusammengefügt.
Beispiel: R a u ß K u h n v S t e i n e K a r l

D. Alle Buchstaben werden in Großbuchstaben umgewandelt. Das »ß« wird in ein »S« umgewandelt.
Beispiel: R A U S K U H N V S T E I N E K A R L

E. Alle Zeichen werden in Zahlen umgewandelt. Die Buchstaben werden der Reihe nach als Zahlen z_i (i = 0...25) verschlüsselt, also A=0, B=1, ... , K=10, ... , Z=25.
Beispiel: 17 0 20 18 10 20 7 13 21 18 19 4 8 13 4 10 0 17 11

F. Eine Code-Zahl C wird wie folgt errechnet:

C = 0
für i = 1...Anzahl Zeichen :
     C = (C * 26 + z_i) mod 2176782317
ende für

(Hinweis: Es ist auch möglich, die Modulo-Rechnung nur z.B. nach jeder dritten Multiplikation oder nur einmal am Ende auszuführen, wenn dies ausreicht, um einen Zahlenüberlauf zu verhindern. Das Ergebnis bleibt dabei das gleiche.)
Beispiel: 376746248

G. Das Geburtsdatum (im Beispiel 31.12.77) wird dem Code hinzugefügt:

C = (C * 31 + Tag - 1) mod 2176782317

Beispiel: 795222133

C = (C * 12 + Monat - 1) mod 2176782317

Beispiel: 835536339

C = (C * 100 + (Jahr mod 100)) mod 2176782317

Beispiel: 835905931

H. Aus dieser Code-Zahl werden sechs Zahlen im Bereich 0...35 gewonnen:

für i = 1...6 :
     c_i = C mod 36
     C = int(C / 36)
ende für

Beispiel: 7 5 13 24 29 13

I. Diese sechs Zahlen werden in Zeichen umgewandelt. Wenn eine Zahl einstellig ist, dann bleibt sie als Ziffer erhalten. Anderenfalls wird die Zahl in einen Großbuchstaben verwandelt (10=A, 11=B, ... , 35=Z). Das Resultat ist der endgültige Code.
Beispiel: 75DOTD

6.4.3 Umwandlungen

Die Umwandlungen gemäß 1., 2. und 4. (s. oben) können anhand einer Tabelle ausgeführt werden. Die folgenden Zeichen werden z.B. vom Erweiterten IBM-ASCII umgesetzt (meist verwendet im IBM PC, Code Page 437). Alle im folgenden nicht aufgeführten Zeichen werden entfernt.

a:A, á:A, à:A, â:A, A:A, ä:A, Ä:A, b:B, B:B, c:C, ç:C, C:C, Ç:C, d:D, D:D, e:E, ë:E, é:E, è:E, ê:E, E:E, É:E, f:F, F:F, g:G, G:G, h:H, H:H, i:I, ï:I, í:I, ì:I, î:I, I:I, j:J, J:J, k:K, K:K, l:L, L:L, m:M, M:M, n:N, ñ:N, N:N, Ñ:N, o:O, ó:O, ò:O, ô:O, O:O, ö:O, Ö:O, p:P, P:P, q:Q, Q:Q, r:R, R:R, s:S, S:S, ß:S, t:T, T:T, u:U, ú:U, ù:U, û:U, U:U, ü:U, Ü:U, v:V, V:V, w:W, W:W, x:X, X:X, y:Y, ÿ:Y, Y:Y, z:Z, Z:Z, å:A, Å:A, æ:A, Æ:A

6.4.4 Beispielprozedur

Die folgende Beispielprozedur, geschrieben in der »Paradox Application Language«, einer C-ähnlichen Sprache der vierten Generation, zeigt eine Implementation des Algorithmus.

```
;##############################################;
          proc closed PersGuard(aName, aRufname, dGeb)
;##############################################;
; Diese Prozedur erzeugt aus den angegebenen Parametern den sechsstelligen
; PersGuard-Probanden-Code, der insbesondere für den zentralen
; Informationsaustausch unter Wahrung des Identitätsschutzes verwendet wird.
;
aChrCodesAusg =
"aáàâAäÄbBcçCÇdDeëéèêEÉfFgGhHiïíìîIjJkKlLmMnñNÑoóòôOöÖpPqQrRsSßtTuúù
ûUüÜvVwWxXyÿYzZåÅæÆ"
aChrCodesZiel =
"AAAAAAABBCCCCDDEEEEEEEFFGGHHIIIIIIJJKKLLMMNNNNOOOOOOOPPQQR
RSSSTTUUUUUUUVVWWXXYYYZZAAAA"
nModBase = 2176782317
aZielName = ""                 ; aZiel.. sind die umgesetzten Namen
for nI from 1 to len(aName)         ; Umsetzen des Namens
  nPos = search(substr(aName, nI, 1), aChrCodesAusg)
  if nPos > 0 then               ; Ist das Zeichen in der Tabelle?
    aZielName = aZielName + substr(aChrCodesZiel, nPos, 1)
  endif
endfor
aZielName = substr(aZielName, 1, 15)   ; Abschneiden falls zu lang
aZielRufname = ""
for nI from 1 to len(aRufname)        ; Umsetzen des Rufnamens
  nPos = search(substr(aRufname, nI, 1), aChrCodesAusg)
  if nPos > 0 then               ; Ist das Zeichen in der Tabelle?
    aZielRufname = aZielRufname + substr(aChrCodesZiel, nPos, 1)
```

```
  endif
endfor
aZielRufname = substr(aZielRufname, 1, 10) ; Abschneiden falls zu lang
aZiel = aZielName + aZielRufname        ; Zusammensetzen Name + Rufname
;
; Erzeugen der Codezahl nC
;
nC = 0
for nI from 1 to len(aZiel)
  nC = mod(nC * 26 + asc(substr(aZiel, nI, 1)) - 65, nModBase)
endfor
;
; Falls in einer Spezialanwendung ohne Datum gearbeitet werden soll, wird hier
; gewährleistet, daß das Resultat auch in diesem Falle eindeutig ist.
;
if isblank(dGeb) then dGeb = 1.1.1901 endif  ; Konzession an Lotus 1-2-3 etc.
;
; Das Datum wird eingebracht.
;
nC = mod(nC * 31 + day(dGeb)  - 1,     nModBase)   ; Tag
nC = mod(nC * 12 + month(dGeb) - 1,    nModBase)   ; Monat
nC = mod(nC * 100 + mod(year(dGeb), 100), nModBase)  ; Jahr
;
; Erzeugen des sechsstelligen Probanden-Codes
;
aZiel = ""
for nI from 1 to 6
  n = mod(nC, 36)
  nC = int(nC / 36)
  if n < 10
    then aChar = chr(48 + n)        ; Umwandeln in Ziffer   0..9
    else aChar = chr(55 + n)        ; Umwandeln in Buchstabe A..Z
  endif
  aZiel = aZiel + aChar
endfor
return aZiel
endproc
```

6.5 Strikte Unabhängigkeit

Mit einer zentralen Sperrfristverwaltung können vom Betreiber durchaus
nachteilige Prozesse eingeleitet werden. So lassen sich bei nicht ausreichenden Vorkehrungsmaßnahmen Instituts- oder Probandenstatistiken
erstellen, die zweckentfremdbar sind. Der PersGuard-Code schützt vor dem
Mißbrauch persönlicher Daten. Die weitere Verwertung von Informationen
muß durch Vereinbarungen geregelt werden.

Aus diesen Gründen wird deutlich, daß die zentrale Sperrfristverwaltung keine Dienstleistungsfunktion eines beliebigen Unternehmens sein kann, sondern am ehesten von einer Vereinigung der Nutzer gemeinsam getragen werden muß. Die Nutzer müssen in einem derartigen Zusammenschluß eine gegenseitige Vertrauenserklärung abgeben, die Grundprinzipien der Sperrfristverwaltung anerkennen und sich zur regelrechten Bedienung verpflichten.

7 Nutzerseitige Voraussetzungen

Die Bereitschaft der professionellen Institute zur zentralen Sperrfristverwaltung ist hoch. Dies entspricht einem eigenen Sicherheitsbedürfnis; gleichzeitig ist der Anschluß an ein derartiges System jedoch auch ein nicht zu unterschätzendes Hilfsmittel, die Qualität der durchgeführten Untersuchungen zu belegen und die Probanden zu schützen. In besonderem Maße trifft dies auf die sog. Auftragsforschungs-Institute zu, während manche forschenden pharmazeutischen Unternehmen durch Rückgriff auf Werksangehörige als Probanden eine rechte Notwendigkeit für eine zentrale Sperrfristverwaltung nicht durchgehend erkennen mögen. Eine Garantie dafür, daß Werksangehörige nicht dennoch an humanpharmakologischen Studien in Dienstleistungsunternehmen teilnehmen, kann natürlich nicht gegeben werden.

Die Inhalte eines Datensatzes an die Zentrale muß folgenden Bedingungen gehorchen: Sie muß voll verschlüsselt sein, darf nur beim Absender zuordenbar sein, darf keinerlei Informationen beinhalten, die bei mißbräuchlichem Eingriff in die Zentrale zur Reidentifikation des Individuums führen können.

Tabelle 14. Inhalte eines Datensatzes
o Voll verschlüsselt,
o nur beim Absender zuordenbar,
o bei mißbräuchlichem Eingriff nicht entschlüsselbar.

Über diese mehr informatischen Grundlagen hinaus sind jedoch weitere und wesentliche formale Bedingungen festzulegen, auf die sich alle Nutzer einigen, und die ggf. von einer autorisierten Institution kontrolliert werden müssen.

7.1 Einheitliche Sperr-Eckpunkte

Konventionen müssen getroffen werden, die die Sperrfristen nach Prüfungen, von welchem Zeitpunkt an und ihre Abhängigkeiten von der Art der experimentellen Maßnahme regeln. Dazu gibt es in jeder Arbeitsgruppe unterschiedliche Vorstellungen. Allgemeine Feststellungen trifft Tabelle 15.

Tabelle 15. Betriebsvoraussetzung einer "Zentrale"

o   Eine zentrale Sperrfristverwaltung kann nur Informationen verwalten, die sie
    erhält,

o   der Abruf zentraler Informationen ist nur sinnvoll, wenn die Compliance außer-
    ordentlich hoch ist,

o   an der Notwendigkeit eines Informationsaustausches der Institute untereinander
    ist nicht zu zweifeln.

Unter diesen Voraussetzungen wird die Notwendigkeit eines einheitlichen
Umganges mit Meldeterminen für Sperrfristen gut einsehbar und verständlich.

Eine einheitliche Regelung zum Umgang mit Sperrfristen ist notwendig im
Rahmen der Gleichstellung aller Institute, die partnerschaftlich von der
Zentrale bedient werden. Die Sicherheit, wegen einer zu langen Sperrfrist
einen Probanden nicht einschließen zu können, ist formal und ethisch höher
einzuschätzen, als ihn wegen einer zu kurzen Sperrfrist doppelt einzuschließen.

Um dies sicher zu erreichen und mit individuellen Abläufen und der zen-
tralen Sperfristverwaltung in Einklang zu bringen, sollte die Angabe von
Zeitintervallen (Gesperrt von...bis) durch einen formalen und prozeduralen
Ansatz ersetzt werden.

Mit der Teilnahme an einer Klinischen Prüfung kann deshalb nur eine
(relativ) unbegrenzte Sperre ausgesprochen werden, die im Augenblick des
Bekanntwerdens des tatsächlichen Prüfungsendes wieder aufgehoben und in
die tatsächliche Sperrfrist (Prüfungsende zuzüglich Sperrzeit) umgewandelt
wird. Dieses Verfahren ist technisch und organisatorisch einfach und bietet
eine hohe Sicherheit vor Doppelbelegungen. Damit erhält die Zentrale initial
eine Sperrinformation auf Dauer, danach eine Sperrinformation mit Angabe
eines Wiederfreigabe-Termins.

Die Sperrfrist nach Prüfungsende ist auf der Basis der medizinisch-
experimentellen Belastung einzuschätzen; wir denken, daß ein Zeitraum von
einem Monat nach dem Ende einer durchschnittlichen Prüfung im Regelfalle
eingehalten werden sollte.

Der Zeitpunkt, an dem eine Sperre wirksam wird und zu dem die Zentrale
automatisiert diese Information erhält, kann diskutiert werden. Folgende
Varianten bieten sich an:

Tabelle 16. Meldetermine für Sperren betroffener Probanden

o   (a) Bereits bei der Kontaktaufnahme;

o   (b) bei der Probandeninformation und der Einverständniserklärung;

o   (c) im Augenblick der erfolgreichen Einschlußuntersuchung;

o   (d) im Augenblick des tatsächlichen Prüfungseintritts.

Die Vorlieben einzelner Institute für bestimmte der angeführten Zeitpunkte mögen sich unterscheiden. Aus verschiedenen - wirtschaftlichen und organisatorischen - Erwägungen sollte jedoch die Einschlußuntersuchung des Probanden *nach* der Sperrmeldung an die Zentralkartei erfolgen. Anders ausgedrückt: Alle Meldetermine, die zeitlich nach (a) liegen, umfassen das Risiko, daß konkurrierende Institute sich gegenseitig die bereits kontaktierten Probanden wegwerfen - eine Situation, die weder dem Probanden seriös erscheint - noch wirtschaftlich vertretbar ist. Außerdem besteht das Risiko, daß zeitaufwendige und teuere medizinische Untersuchungen, die vor dem tatsächlichen Einschluß liegen, umsonst erfolgen, wenn parallel ein vermeintlich attraktiveres Angebot vorliegt. Fernerhin kann nicht sichergestellt werden, daß der augenblicklich umworbene Proband nicht andernorts einer Sperre unterliegt.

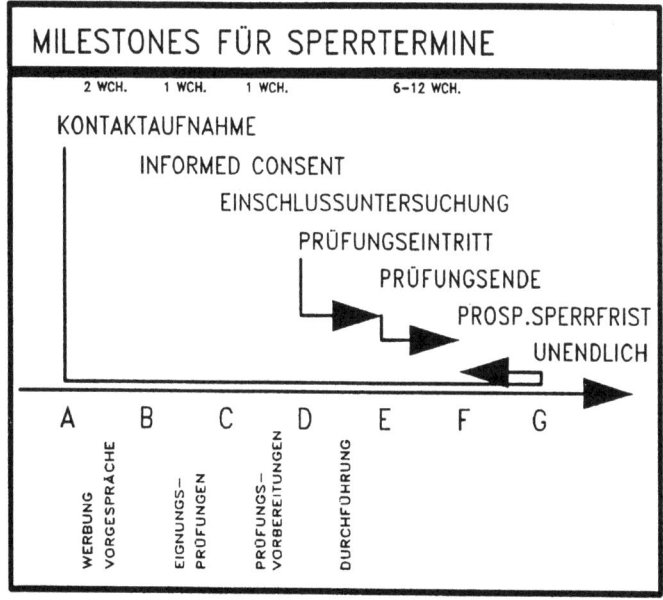

Abb. 1: Milestones für Sperrtermine

Die Notwendigkeit einer Kostensenkung im Vor- und Nachuntersuchungsbereich zeigt folgende Überlegung: Wenn wir davon ausgehen, daß vor dem Einschluß jedes Probanden im Normalfall DM 300,-- bis DM 600,-- zusätzlich 2 Mannstunden für Bearbeitung aufgewendet werden müssen, wird deutlich, daß hier Einsparungen wirksam werden können.

Tabelle 17. Aufwendungen für Probandeneinschluß

Externe Kosten:

o Arzt und Labor, allg.   DM 250,--
o Serologie   DM 50,--
o Drogen   DM 100,--
o Sonderdiagnostik (Gyn.,   DM 0-300,--
   HK, etc.)
Kapazität:
   Arbeitskraft   2 Mann-Stunden

Diese Einsparungen fallen umso deutlicher ins Gewicht, wenn durch nachträgliche und zu späte Information über einen andernorts gesperrten Probanden der Vorgang für Einzelpersonen wiederholt werden muß. Dies gefährdet u.U. sogar die Prüfung und nicht nur die Ordnung des organisatorischen Ablaufs.

Wenn auch die Menge der gemeinsam und gleichzeitig angesprochenen Probanden institutsübergreifend nur einen Bruchteil der gesamt angesprochenen Probanden ausmacht, plädieren wir für einen Sperrmeldetermin bei (a). Dies würde auch den Umgang mit von Haus zu Haus ziehenden "Berufsprobanden" absichern. Das von uns vorgeschlagene Nutzerprogramm führt die Sperren bereits zu (a) aus, um diesen Anforderungen gerecht zu werden.

Daraus können sich über einen Zeitraum von einer bis drei Wochen (die Zeit der Aufklärung und Einschlußuntersuchung) Sperren für Probanden ergeben, die augenblicklich nicht direkt in eine Prüfung eingeschlossen sind. Diese Probanden stehen anderen Bewerbern zu diesem Zeitpunkt nicht zur Verfügung. Wir meinen jedoch, daß auch die vorbereitenden Arbeiten zu einer Klinischen Prüfung, also Auswahl, die Probandeninformation, die Voruntersuchung und die Vorbereitung auf eine Prüfung wesentliche qualitative Bestandteile der ordnungsgemäßen Durchführung sind, womit die Sperrfrist gerechtfertigt ist.

Dieser Vorteil kommt natürlich allen Nutzern gleichermaßen zugute. Das sich daraus ergebende Risiko, daß ein Nutzer *heute* für eine Prüfung *in drei Monaten* ein großes Kontingent an Probanden sperrt, ist gering. Damit wird lediglich erreicht, daß diese Probanden auch für ihn selbst nicht mehr zur Verfügung stehen, sofern er sich konventionsgemäß verhält und die Zentrale weiterhin bedient.

Die initial auszusprechende Sperrfrist kann (e) bis zum vermeintlichen Prüfungsende, (f) bis (e) zuzüglich einer Nach-Prüfungs-Sperrfrist oder (g) bis "unendlich" reichen. Wir plädieren aus ablauforganisatorischen Gründen zunächst für eine *unendliche (g) Sperre, die im Augenblick der sicheren Kenntnis über die tatsächlich notwendige Sperrdauer auf den wahren Termin reduziert wird.* Dieses Vorgehen hat sich in der Praxis bewährt; mit einem Laufzettelsystem für Probanden und automatischem Briefdruck zur Information unterstützt und optimiertes zusätzlich den institutsinternen Verwaltungsapparat. Das von uns angewendete Probandenverwaltungssystem folgt diesen Empfehlungen.

Tabelle 18. Initial auszusprechende Sperrfrist

o (e) bis zum vermeintlichen Prüfungsende,
o (f) bis (e) zuzüglich einer Nach-Prüfungs-Sperrfrist,
o (g) unendlich.

7.2 Bedienungs-Prozeduren

Um zu erreichen, daß die Zentrale Freigaben schnell erfährt, ist die rasche Aktualisierung der Nutzerkartei unerläßlich. Dazu kann das von uns oben beschriebene Verfahren gute Unterstützung leisten. Neben der vollständigen Benutzerführung durch das Programm werden ablauforganisatorische Hilfsmittel wie standardisierte Formblätter ausgedruckt, die den Weg eines Probanden begleiten und die Probandenkartei jederzeit aktuell halten.

In Abstimmung mit den oben beschriebenen Abläufen müssen Nutzer der Zentrale einheitliche Kommunikationsroutinen pflegen, zu denen sich gegenseitig verpflichtet wird. Bei Verwendung des von uns angewendeten Programmes ergeben sich folgende vollautomatische Kommunikations-Zeitpunkte mit der Zentrale:

Tabelle 19. Kontaktaufnahme mit der Zentrale bei

o Zusammenstellung der für eine Prüfung anzusprechenden Probanden,
o Bedarf.

Alle weiteren Inhalte, z. B. Aktualisierung der Zentrale um die neubenannten tatsächlichen Sperrfristen, erfolgen in einer der beiden Kontaktaufnahmen. Um eine hohe Aktualität zu gewährleisten, sollte eine Information der Zentrale immer dann durchgeführt werden, wenn Änderungen am Datenbestand vorgenommen werden. Das Programm unterstützt diese Forderung.

8 Kostenbetrachtung

Die Kosten für den Betrieb einer Zentrale nennt Tabelle 20.

Tabelle 20. Zentrale - Betriebskosten

o Wartung (Backups, Fehlerbehebung)
o Energie (Strom)
o Bereitstellungskosten (Raum, Geräte etc.)
o Kommunikation (Informationsveranstaltungen, Korrespondenz)
o Telefon

Die Kosten sind vorzugsweise nicht über die Nutzungsfrequenz umzulegen, da dies einen negativen Effekt auf die Compliance der Nutzer hätte. Über einen angemessenen Interessenabgleich zwischen "großen" und "kleinen" Nutzern der Zentrale ist gesondert zu verhandeln.

9 Zusammenfassung

Nur eine zentrale Sperrfristverwaltung kann die Qualitätsanforderungen an die Probanden hinsichtlich der Einhaltung ihrer Prüfungssperren ausreichend sicherstellen. Der Weg zu einer automatisierten Zentrale und die Randbedingungen dafür wurden vorgestellt.

Tabelle 21. Ziele der Zentrale
o Verbeserung der Probandensicherheit
o Standardisierung des Umgangs mit Probaden
o Optimierung der Arbeitsabläufe

Die Zentrale sollte eine Einrichtung sein, die von den Nutzern gemeinsam getragen wird, und dazu verhelfen, daß Verbesserungen bei der Probandensicherheit, beim standardisierten Umgang mit Probanden und eine Optimierung der Arbeitsabläufe erreicht werden.

Die lokale Probandenkartei

H. Mosberg

L.A.B. Gesellschaft für pharmakologische Untersuchungen mbH & Co, W - 7910 Neu-Ulm

Schlüssel zu den Daten: die L.A.B. - Probandennummer

o Das Hauptmerkmal (Schlüssel) ist die L.A.B.-Probandennummer. Sie ist 5stellig und wird fortlaufend vergeben.

o Eigene Nummernkreise für Außenstellen.

o Die Nummern werden in einem zeilenweise paginierten, gebundenen Hauptbuch geführt.

o Bei Neuanmeldung eines Probanden Überprüfung des Namens nach vorhandenem Eintrag: nur mit EDV-Hilfe möglich.

o Bei manuellem Vorgehen besteht die Möglichkeit, Probanden doppelt zu führen: unerwünscht, aber fail-safe (d.h. eindeutige Zuordnung von Befunden auf Probanden gewährleistet. Gleichzeitig Doppelführung von 2 Probanden auf eine Nummer ausgeschlossen. Dies ist auch EDV-unterstützt, da dort Unique key).

o Alle Studiendaten und medizinischen Daten sind eindeutig über diese Nummer verzeigert; sie stellt das oberste Ordnungskriterium aller Bestandteile der Probandenkartei dar.

o Das Nummernsystem vergleichsweise robust gegen Verwechslungen; Namen zwar redundant, aber häufige Namensähnlichkeiten oder Gleichheiten.

Wesentliche Leistungsmerkmale

Bei "inaktiven" Probanden

o Überwachung von Sperrfristen

o Vermeidung von Doppelteilnahmen

o Kontinuität personenbezogener, nichtärztlicher Daten und deren Verfügbarkeit

o Verfolgbarkeit von Probanden bei Transfer zwischen Abteilungen (München - Neu-Ulm)

o Personennachweis gegenüber Behörden (Finanzamt)

o Verbindung zum Labordatensystem

Bei "aktiven" Probanden (in einer Studie)

o Ständige Zuordnung anfallender Befunde

o Lokalisierbarkeit der Probanden im Haus

Mengengerüst

o   Im Juni 1990 ca. 11500 Nummern belegt
o   In der EDV ca. 20000 Studienteilnahmen belegt
o   Datenumfang für EDV-Probandenkartei ca. 20MB
o   Für Klinisches Labor ca. 50MB
o   Karteikarten in 3 Standard-Auszugschränken

Doppelführung der Kartei

o   Konservativer Ansatz: seit Beginn geregelter klinischer Tätigkeit der L.A.B. Aufbau einer Kartei
o   Seit 1985 parallel dazu EDV-System
o   Alle relevanten Informationen sind in der Papier-Kartei enthalten. Bei Ausfall der EDV kann der Betrieb ohne gravierende Sicherheitsverluste weitergeführt werden.
o   EDV dient zur Effizienzverbesserung und gezielten Selektion von Sonder-Klientelen
o   Doppelführung vergleichsweise unaufwendig; Datenerfassung meist nur einmalig
o   *Hohe Flexibilität*: bei schnellen, zusammenfassenden Auskünften zu einzelnen Probanden Papiersystem überlegen
o   Bei Gruppenauswertung (Massenmailing) EDV
o   *Schlagwort*: Computergestütztes Karteisystem

Elemente der konventionellen Probandenkartei

Erstinformation und Erfassungsblatt

o   Bei Erstkontakt eines Interessenten Aushändigung der Erstinformation
o   Qualität eines "mini-IC" mit Hinweis auf:
o   Erforderlichen Gesundheitsstatus
o   Kein Anspruch auf Studienteilnahme auch bei Eignung
o   Immer durchgeführte Untersuchungen wie Drogenscreening, HIV, Hepatitis B
o   Verarbeitung der Daten mittels EDV
o   Ausdrückliche Möglichkeit, pathologische Werte auf Wunsch nicht mitgeteilt zu bekommen (AIDS-Problematik)
o   Durch Unterschrift der Erstinfo wird Einverständnis des Interessenten belegt. Ein Duplikat der Erstinfo geht in den Mantel. Anschließend wird zur Erhebung aller relevanter personenbezogener Daten ein Stammdaten-Erfassungsblatt ausgefüllt.
o   Überprüfung, ob Interessent schon erfaßt
o   Vergabe einer neuen Nummer; belegen dieser Nummer im Hauptbuch

Kateikarte und Mantel

o   Aus Stammdatenblatt Erzeugung eines Satzes in der EDV
o   Anlage einer Karteikarte mit Mantel
o   DIN-A5-Karteikarte. Blau = Männer; rosa = Frauen. Vorderseite Perso-
    nendaten, Rückseite laufende Aufzählung von Studien mit letzter Aktivität
    und Ende der Sperrfrist
o   *Mantel*: Faltkarte im üblichen Praxisformat für DIN-A5-Dokumente.
    Enthält Personendaten.

Die Karteikarte durchläuft bei Studienteilnahme verschiedene Stationen im
Haus; der Mantel bleibt in der zentralen Datei.

o   Kennzeichnung des Mantels nach Merkmalen (Raucher / Probanden aus
    München) durch Farbreiter.

Interessentenliste

o   Studienbezogene Interessentenliste
o   Bei Zuordnung eines Probanden in Studie Eintrag in Liste mit Vergabe
    einer *vorläufigen* Probandennummer; Führung des Zeitpunktes der
    Zuordnung. (Geeignete Probanden werden in zeitlicher Reihenfolge ihrer
    Aufnahme in die Liste berücksichtigt; dadurch Synchronisation mit
    Außenstellen.)
o   Nach Eintrag in die Interessentenliste Überführung der Karteikarte mit
    Begleitdokumentation (Labels, s. unten) in die Screeningablage. Leerer
    Mantel bleibt in Hauptablage.
o   Das Fehlen der Karteikarte im Mantel belegt den aktiven Status eines
    Probanden. Weitere Studienzuordnungen damit verhindert.
o   *Sonderfall*: Verlust der Karte und Neuausstellung erst nach Sicherstellung,
    daß Proband nicht gesperrt ist.

Screeningablage

Zwischen- und Transferablage aller Probandensätze für:

o   Laboruntersuchung
o   Ärztliche Eingangsuntersuchung

Sperrablage

o   Nach Abschluß jeder Studie werden Karten mit Studieninfo, letzter stu-
    dienrelevanter Aktivität und Ende der Sperrfrist gekennzeichnet.
o   Inkrementaler Eintrag aller Studien; gesamte L.A.B. - Studienhistorie mit
    einem Blick.
o   Ablage nach Ende der Sperrfristen organisiert
o   Bei Ablauf der Sperrfrist Rücksortierung in Mäntel der Hauptkartei. Dabei
    Möglichkeit zur Auslösung von Werbemaßnahmen.

Elemente der elektronischen Probandenkartei

o Gliederung in Strukturelemente vollzieht sich im Inneren der Maschine und ist *benutzertransparent*.

o Darstellung der Daten auf Bildschirm oder Ausdruck unabhängig von ihrer Struktur.

o Datenerfassungsmasken für den jeweiligen Anwendungsbereich maß- geschneidert

o *Sicherheitsaspekt*: Daten können nach Benutzern und Benutzergruppen verschieden zugänglich sein.

Leistungsfähige Datenbanksystem unterstützen dies direkt durch eine datenbankeigene Definitionstabelle (Teil des Data dictionary).

Typische Datenbankattribute				
Null	Inquire	Add	Modify	Delete

Diese Attribute sollten bis auf Feldebene zur Verfügung stehen und auch dem Einsatz interaktiver Bedieneroberflächen (QBE, SQL) standhalten.

Mehrbenützerfähigkeit

o Ständiger Zugriff auf Daten von allen Arbeitsplätzen aus

o Eindeutige Datenmengen

o Ständige Aktualisierung

o Vermeidung von "Privatablagen"

o Dadurch Handlingvorteile für alle und Sicherung der Datenpflege

Plausibilitätsprüfungen

o Bei Eingabe Rückweisung falscher Datenarten (Text in numerische Fel- der)

"Validierung" der Eingabe; i.e. nur Auswahl von Begriffen aus einer Liste möglich: Zuordnung nur zu existierenden Studien.

o Logische Prüfungen (Sperrfrist abgelaufen; biophysiologische Auswahl- kriterien).

Datenstruktur

Relationales Datenmodell

o Ähnlich wie in einer Karteikarte sind zusammengehörende Daten in einer Tabelle (=Relation) aus Zeilen und Spalten.

o Jeder Karteikarte entspricht eine Zeile (=Record); 10000 Probanden bedeuten 10000 Zeilen.

o Jeder Spalte entspricht ein Feld auf der Karteikarte, das ein Merkmal des Probanden kennzeichnet (Nummer, Nachname, DOB...). Bei 50 Merkmalen 50 Felder.

o Jedes Feld ist typisiert: ein Datentyp ist festgelegt. Üblich: Numerisch, Datum, Text (weitere Sonderformate, z.B. Unterscheidung ganzer Zahlen und Fließkommazahlen).

o Die verschiedenen Records sind durch ihre Inhalte (nicht durch "Zeilennummer") identifiziert: deshalb müssen alle verschieden (unique) sein.

o Die "unique"-Eigenschaft läßt sich auf ein Feld begrenzen (Probandennummer, entspricht "primary key") oder über mehrere Felder ausdehnen (entspricht "combined key").

Jede Datenart ist auf eine Relation abgebildet:
o Beispiel Probandenstammdaten auf: PROBAND
o Studiendaten auf: STUDIE
o Probandendaten und Studiendaten existieren parallel ohne "vorgedachte" Verzeigerung. Die Verbindung zwischen beiden geschieht inhaltlich.

Prinzipielle Beziehungen der Relationen zueinander:
o "*One to One*": ein Eintrag in Tabelle PROBAND entspricht genau einem Eintrag in der (fiktiven) Tabelle LEBENSLAUF. Daten könnten genausogut in einer gemeinsamen Tabelle gehalten werden; kann der inhaltlichen Strukturierung dienen.

o "*Many to One*": Mehrere Einträge in Tabelle LABOR beziehen sich auf einen Eintrag in Tabelle PROBAND.

o "*One to Many*": Ein Eintrag in Tabelle STUDY bezieht sich auf mehrere Einträge in Tabelle LABORPARAMETER.

o "*Many to Many*": Mehrere Einträge in Tabelle PROBAND beziehen sich auf mehrere Einträge in Tabelle STUDY.

Beispielrelationen der Probandenkartei

o Beispiele der Relationen STUDY, PROBAND, L_ST_PR
o Wichtige "Many to Many": Proband und Studien.
o Verbindung über Zwischenrelation L_ST_PR (Link_Study_Proband)
o "combined key" notwendig
o *Notwendige Felder*: Probandennummer und Studiennummer; gleichzeitig noch Verwaltung von Feldern, die für genau diese Studienteilnahme spezifisch sind: laufende Nummer in Studie; Kommentar.

Index

o Schneller Zugriff auf einzelne Records nur über "Sortierung" nach Suchbegriff möglich; die Datenstruktur selbst ist nicht physisch sortiert (neue Einträge werden immer "angefügt").

o   Key-Felder werden immer für sequentielle Suchzugriffe verwaltet; Zugriffe auf Keys deshalb immer schnell.

o   Für jedes andere Suchfeld kann eine eigene "Sortierung" angelegt werden (Index).

o   Bei komplexen Verknüpfungen von Relationen sollen Felder, auf die verzeigert wird, indexiert sein (Performance).

o   *Theoretisch*: jedes Feld indexieren - Performanceverlust, weil jeder Index bei allen Veränderungen mitgeändert werden muß.

o   Beschränkung auf die notwendigen Indices.

Explizite Relationen

o   Die logische Verknüpfung der Relationen (Beispiel) geschieht üblicherweise zum Zeitpunkt der Bearbeitung durch die Programme (Datenerfassungs- und bearbeitungsmasken, Reports).

o   Da die Verknüpfung nur inhaltlich geschieht, Gefahr für Konsistenz (z.B. Umbenennung einer Studie kann dazu führen, daß die Verzeigerung der zugeordneten Probanden (Zuordnung über Studiennahmen) nicht mehr gültig ist).

o   Bei vielen DB ist es Aufgabe der Anwendungsprogramme, derartige Eingriffe nicht zuzulassen.

o   Konsistenzgefährdung durch: Programmierfehler und Umgehen der Anwendungsprogramme über DB-Sprachen wie SQL.

o   Möglichkeit der "Zwangskonsistenz" über DB mit expliziten Relationen: DB selbst "kennt" ihre Datenstruktur ("data dictionary"); Veränderungen von Bezugsfeldern sind nur möglich, falls keine Verzeigerungen existieren ("echte" Relationalität?).

Transaktionen

o   "Einfache" Änderungen eines Feldes der DB können komplexe Folgen haben: Zuordnung eines Probanden zu einer Studie setzt Zeichen für "aktiv" in PROBAND, erzeugt L_ST_PR, setzt Zahl zugeordneter Probanden in STUDY, erzeugt leere Records für Klinisches Labor.

o   Diese Vorgänge sind zunächst technisch voneinander unabhängig und laufen sequentiell ab.

o   Bei technischer Störung sind manche Vorgänge fertig, manche in Bearbeitung, manche noch nicht begonnen.

o   Viele DBMS erkennen nur "Abbruch in Bearbeitung" beim Wiederanlauf und können für diese Tabelle (auch nicht immer) wieder Konsistenz herstellen. Die Konsistenz zwischen den Tabellen ist aber verloren.

o   Transaktionen als logische Klammerung sequentieller Vorgänge, die entweder vollständig durchlaufen oder (im Störfall) vollständig rückgängig gemacht werden: Before Image.

Beispiele "realer" Relationen

Struct Type	Field Name	Field
1	Studiennummer	N*
2	Link_to_screening	N
3	Substanz1	A 20
4	Substanz2	A 20
5	Substanz3	A 14
6	Studienart	A 5
7	Protokolleiter	A 20
8	Versuchsleiter	A 20
9	Versuchsbetreuer	A 20
10	Auftraggebernr	A 8
11	Bermerkungen	A 80
12	Honorar	$
13	Versuchsbeginn	D
14	Versuchsende	D
15	Durchgaenge	N
16	Teilnehmerzahl	N

1   Relation STUDY

Struct Type	Field Name	Field
1	Link_to_proband	N*
2	Link_to_study	N*
3	Teilnehmerstatus	N
4	Lsp_run	N
5	Lsp_rej	A 20
6	Lsp_ie	A 1
7	Lsp_mark	A 1

2   Relation L_ST_PR

Struct Type	Field Name	Field
1	Probandennummer	N*
2	Ausweisnummer	A 10
3	Nationalitaet	A 10
4	Geschlecht	A 1
5	Nachname	A 20

3   Relation PROBAND

Die Plattformen

Realisierung eines elektronischen Karteisystems auf den Ebenen:
o   Hardware
o   Betriebssystem (OS)
o   Datenbanksystem (DBMS)
o   Anwendungsprogrammierung
o   Unabhängigkeit von Anbietern bei hohem Eigenanteil der Entwicklung
    wichtig. Deshalb Entscheidung für zukunftsoffenes System
o   Bei Wahl des Datenbanksystems Unabhängigkeit von Hardware (und
    Betriebssystem?) möglich

Hardware

Wegen kurzer Lebensdauer von Hardware 1985 Entscheidung für preiswerten
Exoten:
o   Keine leistungsstarken PCs für o.g. Ansprüche. Cromemco UNIX-System
    mit 1MB RAM, 50-MB-Platte und 8 Terminals (DM 60.000)

o   Hardwareentscheidung wegen Unterstützung eines "portablen" Betriebssystems (UNIX, s.unten)
o   Zuverlässigkeitsprobleme: Philosophie der Doppelführung ohne 100% Abstützung auf System.(s.oben)
o   Problemlose Umstellung auf moderne PC 386er Hardware mit 16MB RAM, 350-MB-Platte, 16 Terminals und Netzwerkanbindung (DM 30.000)

Betriebssystem

o   Ansprüche der Datenbank nach Relationalität, Multiuser, On-line-Fähigkeit (Anbindung Klinisches Labor), Ansteuerung mehrerer Drucker, Benutzerverwaltung etc. durch PC-Betriebssystem nicht lösbar
o   Wegen guter Portabilität und Vendor-Unabhängigkeit UNIX
o   Flexibles Sicherheitssystem mit ausgeklügelten Möglichkeiten, Rechte zu verteilen (set user): Benutzer können zwar auf DB-Dateien schreibend über Applikation zugreifen, aber nicht von OS-Ebene aus
o   *Nachteil*: bei Problemen fachkundiges Betriebspersonal
o   *Nachteil*: hohe Komplexität außerhalb der geschlossenen Applikation
o   *Vorteil*: Übergang vom Altsystem unter AT&T UNIX System V auf Interactive 386/iX V.3 trotz Komplettausfall des Altsystems (von Backup-Bändern) innerhalb von 2 Wochen ohne Neuprogrammierung

Datenbanksystem

Qualitätsanforderungen:
o   Data dictionary
o   Transaktionsgesteuert
o   Möglichkeit des Audit-Trailings (wer-wann-was)
o   Als "eingebaute" Merkmale ohne Programmierung zu erreichen
o   Interaktive Abfragemöglichkeit
o   Unabhängigkeit von Plattformen
o   Effiziente Anwendungserstellung
o   Weite Verbreitung (mindestens in USA)
o   Verfügbarkeit auf Cromemco-System
o   Entscheidung für UNIFY
o   *Aspekte aktueller Entwicklungen*: Verteilte DBMS und 2-phase commit; heterogene Netze; Client-Server

Anwendungsprogrammierung

Leistungsfähige "Tools" zur
o   Definition und Änderung(!) des Data dictionary
o   Maskenerstellung
o   Reporterstellung
o   Menüerzeugung

o   Rekonfiguration bei Änderungen
o   Rekonstruktion der Konsistenz bei Systemfehlern
o   "High-Level"-Programmierumgebung (4GL)
o   Programmbibliothek sämtlicher Funktionen zur "rohen" Programmierung
    mit Assembler oder 3GL (C, Pascal) für eigene Treiber oder On-line-Geräte

Funktion

o   Papierkartei für alle GCP-relevanten "Speicherungen"
o   Prinzip der "wandernden Karteikarte": Karte ist immer in einer Kartei, die
    dem augenblicklichen "Zustand" des Probanden entspricht:
o   *Inaktiv:*   Hauptkartei
o   *Screening:*   Screeningablage
    Aktiv: Ablage beim Studienbetreuer
o   *Gesperrt:* ·   Sperrablage
o   EDV-Unterstützung bei allen aufwendigen "Schreibarbeiten"
o   Erfassung von Probandendaten mit EDV
o   Unmittelbar Etikettendruck für alle Karteielemente
o   Etikettendruck für klinisches Labor

Selektion von Sonderkollektiven

o   Über Maskenabfrage ("QBF: Query by Form") Selektion nach Masken-
    feldern
o   Über Abfragesprache ("SQL: Structured Query Language") alle denkbaren
    Selektionen
o   Direktes Ansprechen von Sonderkollektiven über:
o   Geschlecht
o   Rauchverhalten
o   Alter
o   "Gruppen", die an speziellen Studientypen interessiert sind: Woche-
    nendstudien / Langzeitstudien
o   (Laborparameter)

Werbemaßnahmen

o   Erstellung von Massenmailings nach den o.g. Selektionen
·o   Automatisches Anschreiben von Probanden nach Ablauf der Sperrfrist
o   Verwaltung von Terminen für Anschreiben (Historie)

Auswertungen

o   Übersicht über Mengengerüst
o   Abschätzung der Realisierbarkeit von Studien mit Sonderkollektiven
o   Extraktion von Mengen für Wirtschaftlichkeitsberechnungen
o   Trendanalysen

Schnittstelle Klinisches Labor

o   EDV für klinisches Labor in identisches System eingebettet; dadurch
    Zwangskonsistenz der Proben / Probandenidentifikation
o   Keine Zusatzdokumentation für Laboranforderung
o   Zugriff auf Laborparameter über Relation STUDY

Der symptomatische Proband

K.-H. Molz

L.A.B. Gesellschaft für pharmakologische Untersuchungen mbH & Co, W - 7910 Neu-Ulm

Was ist mit dem Begriff "symptomatischer Proband" gemeint ?

Nicht das, was man auf den ersten Blick vermuten könnte, nämlich ein Proband, bei dem unerwünschte Arzneimittelwirkungen aufgetreten sind und der demnach Symptome aufweist.

Tatsächlich handelt es sich bei dieser Bezeichnung nicht um einen anerkannten Terminus ˙technicus, sondern um die Charakterisierung eines bestimmten Probandentyps, der in unserem Institut eine immer wichtigere Rolle spielt.

Der Hintergrund für diese Themenwahl ist denn auch, daß wir bei L.A.B. mit zunehmender Häufigkeit Studien durchführen, die sich an der Grenze zwischen den üblichen Phase-I-Studien und den konventionellen Phase-II-Studien befinden. Wesentliches Charakteristikum bestimmter Phase-I-Studien ist, daß nicht Studienteilnehmer inkludiert werden, die man dem gesunden Normalprobandenkollektiv zuordnen würde, sondern Probanden, bei denen irgendwelche Besonderheiten bestehen. Umgekehrt werden auf der anderen Seite mit zunehmender Häufigkeit in den Prüfplänen von Phase-II-Studien durch eine lange Liste von Ein- und Ausschlußkriterien Patienten definiert, die ein ganz bestimmtes, isoliertes Symptom aufweisen und ansonsten, um es etwas überspitzt zu formulieren, kerngesund sind.

Diese Besonderheiten können Eigenschaften ohne Krankheitswert sein, aber auch bestimmte Krankheitszeichen darstellen, die den Probanden eigentlich als Patienten ausweisen. Dementsprechend setzt sich das Kollektiv "symptomatische Probanden" jeweils zum Teil aus Angehörigen der Kollektive "gesunde normale Probanden" und "Patienten" zusammen.

Versucht man eine Abgrenzung dieses symptomatischen Probanden gegenüber einem Patienten, so ergeben sich folgende Charakteristika:

o Die Lebensführung ist nicht wesentlich beeinträchtigt.

o Bei einer verhältnismäßig leichten und gut kontrollierbaren Erkrankung wie gering- bis mäßiggradiger Hypertonie wird dies im allgemeinen der Fall sein.

o Es können aber durchaus auch Patienten in diesen Kollektiven zu finden sein, die an einer ernsteren Erkrankung leiden, wie z.B. einer Lebererkrankung mit der Konsequenz einer eingeschränkten Leberfunktion. Diese

Probanden haben jedoch grundsätzlich auch die Möglichkeit, durch Einstellung ihrer Lebensführung auf diese Erkrankung in eine stabile Phase zu kommen und ein mehr oder weniger normales Leben zu führen.

o Es handelt sich um ein sehr klar definiertes und diagnostisch genau abgeklärtes Krankheitsbild, das sich in einer stabilen Phase befindet.

Bei Bluthochdruck- wie bei Leberzirrhose-Patienten, um bei diesen Beispielen zu bleiben, gibt es natürlich vorübergehend Phasen, in denen sich sehr viel tut, so daß man von einer stabilen Situation nicht reden kann. Im allgemeinen entwickelt sich aber im Verlauf der Erkrankung eine stabile Phase, in der man diese Patienten dann unter bestimmten Voraussetzungen als symptomatische Probanden ansehen kann.

Im Einzelfall kann die Abgrenzung gegenüber dem herkömmlichen Patientenbegriff schwierig sein; Hauptunterscheidungsmerkmal dürfte die beim symptomatischen Probanden fehlende therapeutische Absicht sein, wenn man sie in eine klinische Prüfung einschließt.

Dem gegenüberstellen kann man den normalen Probanden, auf den inzwischen im allgemeinen eine in - ihrer Länge vielleicht nicht immer fundierte - detaillierte Liste an Selektionskriterien angewandt wird. Über den reinen Beleg der Gesundheit hinausgehend wird die Einfügbarkeit in ein möglichst homogenes Normalkollektiv gefordert.

Man versucht heute, schon sehr frühzeitig in der Phase I und in der frühen Phase II Informationen zu gewinnen, die man vielleicht sonst erst später bei der Einbeziehung größerer Kollektive gewinnen würde. Wir stellen in letzter Zeit fest, daß solche Überlegungen erheblichen Einfluß auf die Konzeption von Studien haben, die in unserem humanpharmakologischen Zentrum durchgeführt werden und auch auf die Zusammensetzung der Kollektive, die an diesen Studien teilnehmen.

Insgesamt läßt sich ein deutlicher Trend feststellen, der sich dadurch charakterisieren läßt, daß man sich bemüht, die Aussagekraft von Phase I-Studien möglichst zu erweitern. Hierzu versucht man, wenn man das so sagen kann, dieses humanpharmakologische Modell "Phase-I-Prüfungsteilnehmer" möglichst auszudehnen auf Informationen, die man sonst nur an Patienten gewinnt.

Umgekehrt gibt es einen ähnlichen Trend, der in die genau entgegengesetzte Richtung zielt. Er läuft darauf hinaus, daß man versucht, klassische Phase-II-Studien immer mehr mit der Perfektion, man kann vielleicht auch manchmal kritisch sagen: mit der Überfrachtung des Prüfplanes und mit den Anforderungen an die Datenqualität von Phase-I-Studien durchzuführen.

Lassen Sie mich das am Beispiel von Guidelines der FDA zur Durchführung von Studien mit antihypertensiv wirksamen Substanzen erläutern: Sie finden in den "Proposed guidelines for the clinical evaluation of antihypertensive drugs" der "Division of cardio-renal drug products" der FDA Passagen wie "usually confined patients who are followed for 24 hours and more", "with blood pressure measured at the time of peak effect... and the time of least effect...", "inclusion criteria that produce mean diastolic pressures at baseline of about 100 mmHg or more are suggested".

Für diejenigen unter Ihnen, die ausschließlich Phase-I-Studien durchführen, mögen solche Forderungen vielleicht eher harmlos klingen, für Phase-II-Studien wird das aber zum Riesenproblem. Versetzen Sie sich in die Lage eines normalen niedergelassenen Arztes, der mit einem Prüfplan konfrontiert wird, der eine längere stationäre Behandlungdauer des Patienten vorsieht bei einem leichten bis mittleren Schweregrad der Erkrankung. Ein Krankenhausaufenthalt kommt bei einer höchstens mittelgradigen Hypertonie sicherlich auch nicht in Frage, andererseits sind die Meßzeitpunkte über den Tag verteilt und daher unter ambulanten Bedingungen nicht ohne weiteres zu realisieren. Im konkreten Fall bedeutet dies mindestens die Messung eines minimalen Effektes frühmorgens vor der Medikamenteneinnahme und eines maximalen Effektes einige Stunden nach Gabe des Präparates. In der Praxis wird sich auch das Kriterium 100 mmHg diastolisch als Ausgangswert häufig als Grund für eine größere Anzahl von Drop-outs erweisen, zumal die meisten Prüfpläne hierzu mehrere Einzelmessungen vorsehen, die nicht zu weit auseinanderliegen und den Grenzwert nicht unterschreiten sollen.

Dann wird man sehr schnell feststellen, daß viele Prüfärzte mit diesem Prüfplan nicht zurechtkommen und keine Möglichkeit haben, diese Prüfungsbedingungen tatsächlich plangemäß zu realisieren.

Die Lösung dieses Dilemmas kann nun manchmal darin bestehen, daß man versucht, anstelle von gesunden Probanden Patienten zur Teilnahme an Studien zu gewinnen, die äußerlich wie Phase-I-Studien organisiert und durchgeführt werden. Im Rahmen dieser Studien fungiert dann der Patient als symptomatischer Proband.

Welche Gruppen von symptomatischen Probanden kann man nun unterscheiden?

Einmal den Probanden, der eigentlich gar keine Krankheitssymptomatik hat und der auch keine Besonderheiten aufweist, bei dem man aber bestimmte Symptome pharmakologisch induziert. So eignet sich die Isoprenalintachykardie zur Untersuchung der Wirksamkeit von Betablockern.

Dann hat man eine große Gruppe von Prüfungsteilnehmern, die ein ganz bestimmtes isoliertes stabiles Symptom aufweisen, wie z.B. Hypertonus in bestimmten Grenzen oder Diabetes mellitus Typ II, in beiden Fällen eine stabile Situation vorausgesetzt. Im Jargon unserer humanpharmakologisch tätigen Kollegen beginnen sich für diese Kollektive die Bezeichnungen "gesunder Hypertoniker" und "gesunder Diabetiker" einzubürgern.

Eine dritte Gruppe von Probanden besteht aus Patienten mit pharmakokinetisch relevanten Einschränkungen der Leber- oder Nierenfunktion. Bei diesen Patienten versucht man nicht, irgendwelche pharmakodynamischen Beeinflussungen dieses Symptoms durch das Prüfpräparat zu erreichen. Vielmehr nutzt man diese Situation modellhaft, um Aufschluß zu gewinnen über ganz bestimmte extreme Situationen, die sich dann in der späteren therapeutischen Anwendung des Arzneimittels ungünstig auswirken könnten und Dosisanpassungen, Dosisintervallverlängerungen etc. notwendig machen könnten.

Dann gibt es schließlich noch diese Sonderpopulation der "poor metabolizer". Hier handelt es sich also um ein ganz bestimmtes Merkmal, das aber seinerseits keinen Krankheitswert hat. Man kann noch andere Kollektive nennen, wie z.B. Frauen mit postmenopausalem Status, die sich in einer ganz bestimmten hormonellen Situation befinden. Diese Frauen versucht man als Prüfungsteilnehmerinnen zu gewinnen, wenn man pharmakokinetische Untersuchungen zu bestimmten Hormonpräparaten machen will, die man an Frauen mit ausgeprägter endogener Hormonsekretion aus analytischen Gründen nicht durchführen kann.

Es wird sicherlich medizinisch und ethisch selten möglich sein, Phase-II-Studien mit beliebigen Indikationen mit dem Patienten in der Rolle des symptomatischen Probanden durchzuführen. Der Hoffnung auf eine beliebige Verfügbarkeit des Patienten zu Studienzwecken ist eine eindeutige Absage zu erteilen. Es kann nicht Aufgabe einer humanpharmakologischen Einrichtung sein, schwerkranke Patienten zu behandeln. Dementsprechend sind Studien unter diesen In-house-Bedingungen, wie wir das nennen, an Patienten mit Angina pectoris, an Postinfarktpatienten, an Patienten mit schweren malignen Erkrankungen, mit schwer ausgeprägtem Asthma, um nur einige Beispiele zu nenne, nicht möglich.

Praktische Beispiele

Lassen Sie mich nun auf die praktische Seite eingehen. Wir haben bei diesen sogenannten In-house-Studien mit bestimmten Gruppen von Patienten Erfahrungen sammeln können. Hierbei standen zahlenmäßig im Vordergrund Studien an Patienten mit milder bis mittelschwerer Hypertonie. Eine weitere wesentliche Gruppe sind Patienten mit Diabetes mellitus. In einem geringeren Umfang haben wir pharmakokinetische Untersuchungen an Patienten mit eingeschränkter Nierenfunktion verschiedener Schweregrade durchgeführt. Schließlich haben wir inzwischen eine Reihe von Studien an Patienten mit eingeschränkter Leberfunktion abgeschlossen.

Hypertonie

Ich möchte nun auf die einzelnen Studientypen eingehen. Sicherlich die größte Anzahl von In-house-Studien führen wir im Indikationsgebiet Hypertonie durch. Die üblicherweise anzuwendenden Einschlußkriterien sind hier ein diastolischer Blutdruck zwischen 95 (bzw. 100) und 115 mmHg, ein Alter zwischen 18 und 65 Jahren, Normalgewicht nach Broca sowie unauffällige Untersuchungsergebnisse bei körperlicher Untersuchung, EKG und Labor. Insgesamt stimmen, vermutlich bedingt durch die vorhandenen

Guidelines, die Prüfpläne auf diesem Gebiet sehr weitgehend überein, so daß fast schon von einer Art Standardisierung gesprochen werden kann. Auffällig ist, daß im allgemeinen versucht wird, die Hypertonie als ein isoliertes Symptom zu definieren, was natürlich nur bis zu einem gewissen Grad realistisch ist; den gesunden Hypertoniker gibt es nämlich eigentlich nicht. Er ist ein theoretisches Konstrukt, aber man kann ihm unter Umständen, dann allerdings mit einem erheblichen Screeningaufwand, relativ nahekommen.

Wie sieht es in der Praxis aus bei der Gewinnung solcher Patienten für die Teilnahme an einer Studie?

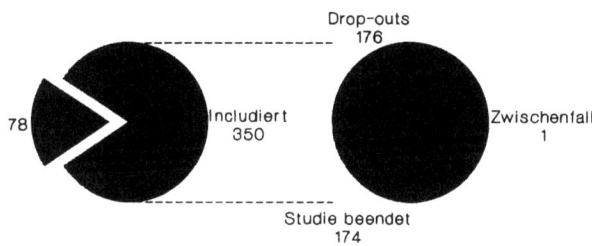

n ▪ 428, untersuchte Patienten

Abb. 1: Patientenrekrutierung - Hypertoniker

Ich habe die Erfahrung etwa eines Jahreszeitraums einmal aufsummiert (Abb. 1). Wir haben in diesem Zeitraum 428 Patienten untersucht. Hierbei ist zu bedenken, daß man sich, um 428 Patienten zu untersuchen, mit etwa 1000 Patienten beschäftigen muß. Von denen möchten sich viele erst einmal informieren, kommen vielleicht auch nur aus Neugierde oder haben vielleicht auch gar keine Hypertonie.

Von diesen 428 untersuchten Patienten konnten wir dann 350 in die verschiedenen Studien hineinnehmen. Von diesen 350 sind 176 Patienten wieder ausgeschieden, im wesentlichen wegen Nichterfüllung der Einschlußkriterien nach einer gewissen Beobachtungszeit, und beendet haben die Studien dann 174 Patienten. Bei einem Patienten trat in der Placebophase ein deutlicher Blutdruckanstieg auf, so daß wir ihn aus der Studie herausnehmen und über

den Hausarzt einer regulären Behandlung zuführen mußten. Bei diesen
Studien stellen wir übrigens den Hypertoniepatienten halbautomatische
Blutdruckmessgeräte zur Verfügung, die sich zur Selbstmessung eignen. Wir
bitten die Patienten, davon regelmäßigen Gebrauch zu machen und sich beim
Auftreten irgendwelcher Auffälligkeiten sofort mit dem zuständigen Arzt in
Verbindung zu setzen, damit dann entschieden werden kann, ob die Placebobehandlung fortgesetzt werden kann oder nicht. Wir haben dieses Vorgehen
mit der Ethikkommission abgestimmt und sind übereingekommen, daß damit
ein Risiko für den Patienten weitgehend ausgeschlossen werden kann.

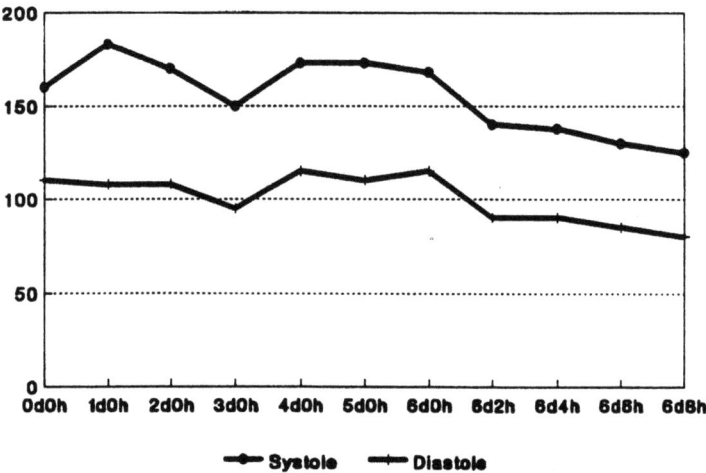

Abb. 2: Blutdruckverlauf eines einzelnen Hypertonie-Patienten in der
ambulanten Phase 0d0h - 5d0h und nach der stationären Aufnahme zum
Zeitpunkt 5d12h. Studieneinschlußkriterium: Konstanter diastolischer RR
zwischen 100 und 115 mmHg

Abbildung 2 soll den typischen Fall des Drop-out aus diesen Studien darge-
stellen. Sie zeigt den Blutdruckverlauf eines einzelnen Hypertoniepatienten
in der Vorphase vor der Verumgabe. Die Patienten werden einige Zeit
ambulant kontrolliert, nachdem die bisherige Medikation, falls eine vorhanden war, abgesetzt worden ist. Schließlich, wenn es so aussieht, als würde
ein stabiler Zustand erreicht sein und als würden die Patienten die Kriterien
erfüllen, die im Prüfplan gefordert sind, nehmen wir die Patienten stationär

auf, um sie dann in die Studie zu inkludieren. Erfahrungsgemäß normalisiert sich dann bei etwa der Hälfte der Patienten der Blutdruck unter stationären Bedingungen und unter Placebogabe, so daß diese dann wieder ausscheiden.

Aufgrund der eingeschränkten Aussagekraft punktueller Blutdruckmessungen setzen wir seit einiger Zeit sowohl im Rahmen des Screenings wie auch als Zielparameter zur Effektivitätsbeurteilung Blutdrucktagesprofile ein. Durch die Gewinnung von Daten zum circadianen Blutdruckprofil können einerseits differentialdiagnostische Hinweise zur Abgrenzung einer primären Hypertonie, andererseits zusätzliche therapeutisch relevante Informationen zum Wirkprofil der geprüften Substanz erhoben werden.

Wenn ich die bisherigen Ergebnisse von In-house-Studien diesen Typs mit eigenen und in der Literatur beschriebenen extern durchgeführten Multicenterstudien vergleiche, gewinne ich den Eindruck einer bei interner Durchführung fast dramatisch niedrigeren Responderrate. Ähnlich ernüchternd waren teilweise die Ergebnisse zu der vom Prüfpräparat erhofften 24-h-Wirksamkeit nach Einmalgabe. Über diese beiden Aspekte wird noch gesondert berichtet werden, da noch Daten und Auswertungen ausstehen.

Bestimmte pharmakodynamische Effekte werden beim Einsatz eines Arzneimittels bei leicht- bis mittelgradig erkrankten und daher ambulanten Patienten erwartet, können aber nur unter streng kontrollierten stationären Bedingungen erfaßt werden. Als Beispiel möchte ich eine Studie anführen, in der die natriuretische Komponente im Wirkprofil einer blutdruckwirksamen Substanz in Abhängigkeit von der Dosierung erfaßt werden sollte.

Hierzu war eine stationäre Aufnahme, Behandlung und Überwachung der Patienten sowie eine bilanzierte Ernährung notwendig. Es mußte ein sehr ausgewogener Speiseplan durch entsprechend geschultes Fachpersonal aufgestellt werden. Man mußte die einzelnen Nahrungsbestandteile, die die Patienten in ihren Speisen erhielten, vor Ausgabe an die Patienten und nach Rückgabe wiegen und dann sehr genau den aufgenommenen Natriumgehalt errechnen. Dementsprechend mußte der Gehalt der entsprechenden Speisebestandteile an Natrium vorher genau ermittelt werden. Wir haben dann die Differenz der tatsächlich aufgenommenen Natriummenge zu den im Prüfplan vorgesehenen 12 Gramm aufgefüllt durch Gabe in Form von Salztabletten.

Ein ähnlicher Aufwand mußte zur Bilanzierung der aufgenommenen und ausgeschiedenen Flüssigkeit sowie deren Natriumgehalt getrieben werden.

Berücksichtigt man nun noch neben den inhaltlichen Anforderungen des Prüfplans den enorm hohen Dokumentationsaufwand, so erscheint eine Studie dieser Art selbst in hochqualifizierten stationären Zentren nur unter größten Schwierigkeiten realisierbar.

Diabetes mellitus Typ II

Die nächste große Gruppe von Patienten, die für In-house-Studien in Frage kommt, sind Patienten mit Diabetes mellitus Typ II. Haupteinschlußkriterien sind hier eine basale Blutzuckerkonzentration, die mehr oder weniger konstant bei mind. 120 mg% liegen soll sowie ein noch nicht zu langes Bestehen der Erkrankung, da bei längerem Bestehen sekundäre Veränderungen auftreten. Ausgeschlossen werden dementsprechend Patienten mit Diabetes-Folgeerkrankungen, ferner sollen im allgemeinen keine sonstigen Begleiterkrankungen bestehen. Gesucht wird also wieder der "gesunde Diabetiker". Es hat sich in der Praxis als sehr schwierig erwiesen, Diabetes-Patienten zu finden, die allen diesen Kriterien genügen (Abb.3).

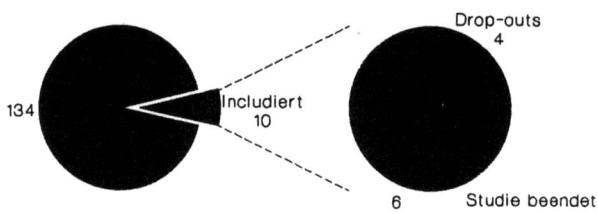

n = 144, untersuchte Patienten

Abb. 3: Patientenrekrutierung - Diabetiker

So haben wir für eine Studie 6 Patienten gesucht, hierzu 144 Patienten untersucht und schließlich 10 Patienten in die Studie einbezogen. Davon sind dann wieder 4 Patienten in der Vorphase der Studie ausgeschieden, so daß schließlich 6 die Studie prüfplangemäß durchlaufen haben.

Ähnlich wie bei den Bluthochdruckpatienten war auch bei den Diabetespatienten allein unter Placebobehandlung und kontrollierter Ernährung eine deutliche Tendenz zur Normalisierung der pathologischen Werte festzustellen, die eine Einbeziehung in die Studie verhinderte.

Ein Verfahren, das wir bei der eben beschriebenen Studie angewendet haben
und das bei vergleichbaren Studie auch häufig eingesetzt wird, ist das
euglycaemic clamping (Abb. 4).

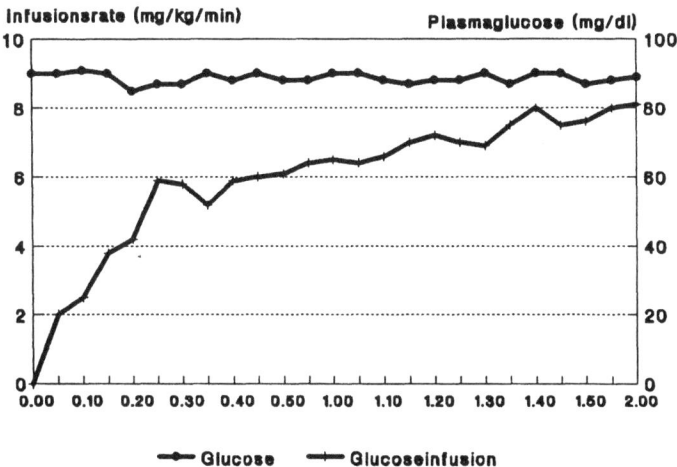

Abb. 4: Euglycaemic Clamping

Diese Methode ermöglicht, die Sensibilität des Gewebes auf Insulinreize
festzustellen. Das Verfahren bietet sich an bei der Prüfung der Wirksamkeit
von möglicherweise antidiabetisch wirksamen Substanzen, von denen man
eine Verbesserung der Glucoseutilisation annimmt.

Dieser experimentelle Ansatz verfolgt definitiv keine therapeutische Absicht.
Der Patient fungiert hier als ein Proband, der ganz bestimmte Eigenschaften
aufweist.

*Die Durchführung des Euglycaemic Clamping läßt sich folgendermaßen skiz-
zieren:* Man stellt durch Infusion von Insulin eine Insulinkonzentration von
etwa 100 μU ein, die möglichst konstant gehalten wird. Nachdem man diese
Einstellung gefunden hat, versucht man, einen bestimmten, in der Größ-
enordnung des Nüchternzuckers liegenden Blutglucosewert zu erreichen und
aufrechtzuerhalten. Hierzu wird die infundierte Glucosemenge vorsichtig so
lange gesteigert, bis die erforderliche Infusionsrate gefunden ist. Die Menge
der zu infundierenden Glucose hängt nun von ihrer Utilisation im Gewebe
und von der Empfindlichkeit des Gewebes eben auf den Insulinreiz ab. Somit
ist es möglich, die Wirkung von Arzneimitteln zu erfassen, die diesen
Mechanismus beeinflussen. Man kann dann also dieses Euglycaemic Clam-

ping durchführen ohne Behandlung, unter Placebotherapie und nach einer gewissen Zeit der Behandlung mit einem möglicherweise wirksamen Medikament. Ist das Präparat antidiabetisch wirksam, so wird man Unterschiede in der zu infundierenden Glucosemenge im Untersuchungszeitraum von 2 Stunden feststellen.

Auch hier handelt es sich um eine Technik, die im ambulanten Bereich praktisch nicht durchführbar ist und im stationären häufig auch nur speziellen Zentren vorbehalten ist. Da es sich nicht um ein Routineverfahren handelt, hängt viel von der Erfahrung des Untersuchers, dem Zusammenspiel des Teams und der Qualität der Dokumentation ab.

Leberinsuffizienz

Eine weitere wichtige Gruppe symptomatischer Probanden sind die Patienten mit Leberinsuffizienz. Auch hier besteht die Schwierigkeit einmal natürlich darin, die Patienten zur Teilnahme an der Studie zu motivieren, da sie selbst keinen therapeutischen Vorteil von der Studienteilnahme haben. Ein weiteres Problem besteht darin, die eingeschränkte Leberfunktion und ihren Ausprägungsgrad genau zu quantifizieren. Die Messung klinisch-chemischer Laborwerte genügt dazu selbstverständlich nicht, vielmehr muß man eine Reihe von verschiedenen einander ergänzenden Untersuchungen vornehmen. Bei sehr vielen Patienten liegt bereits der histologische Nachweis einer Leberzirrhose vor. Dieses Ergebnis kann man natürlich verwenden, die Durchführung einer Biopsie nur zu Studienzwecken verbietet sich aber aus ethischen Gründen. Liegt kein histologischer Befund vor, so muß man zusätzliche diagnostische Maßnahmen ergreifen. Das wird man im allgemeinen ohnehin auch dann tun, wenn eine Histologie vorliegt. Auch mit nichtinvasiven Methoden wie z.B. Ultraschalluntersuchungen zur Erfassung des Aszites oder der sonographischen Leberstruktur kann man doch eine ganze Menge an Informationen gewinnen. Dann wird man natürlich die üblichen Laborwerte messen unter besonderer Berücksichtigung solcher Parameter, die bei Leberinsuffizienzpatienten beeinträchtigt sind wie z.B. die Gallensäuren und die Gerinnung. Häufig wird als Alternative zu Leberfunktionstests die klinische Klassifikation nach Child / Pugh vogeschlagen. Hierbei darf aber nicht vergessen werden, daß es sich hierbei einmal um ein recht grobes Raster handelt, das pharmakokinetische Gesichtspunkte zunächst nicht berücksichtigt. Es sei daran erinnert, daß dieses Verfahren vor etwa 2 Jahrzehnten auch zu völlig anderen als zu pharmakokinetischen Zwecken entwickelt wurde, nämlich als Entscheidungshilfe für oder gegen die Durchführung einer Shuntoperation.

Die Ein- und Ausschlußkriterien weichen mit Ausnahme der die Leberfunktion betreffenden Punkte von den Kriterien bei anderen Kollektiven nicht wesentlich ab. Auch hier muß man sich jedoch hüten, den Patienten als Träger eines isolierten Symptoms aufzufassen, da es den gesunden Leberzirrhotiker ebensowenig gibt wie den gesunden Hypertoniker oder den gesunden Dia-

betiker. Aufpassen muß man natürlich mit der Abhängigkeit von Medikamenten oder von Alkohol. Das ist gerade bei der Leberzirrhose aus
naheliegenden Gründen ein besonderes Problem, da die Patienten natürlich
unmittelbar vor und während der Studie keinen Alkohol zu sich nehmen
dürfen. Dies ist schwer zu realisieren und hat im Einzelfall auch schon zur
Herausnahme von Patienten aus der Studie geführt. Wichtig ist, daß weder
bei der Lebererkrankung noch durch eine Begleiterkrankung eine akute
Situation vorliegen darf. Ebenso darf der Schweregrad der Funktionsein-
schränkung auch nicht zu hoch sein, um eine Gefährdung des Patienten zu
vermeiden. Es wird sicherlich kaum möglich sein, einen
Leberzirrhosepatienten völlig ohne Aszites zu finden, jedoch darf dieser nicht
zu ausgeprägt sein.

Zu den Leberfunktionstests möchte ich nur eine kurze Übersicht der
einigermaßen üblichen Verfahren geben: Als schnell anwendbaren und vor
allem auch unmittelbar auswertbaren Leberfunktionstest mit relativ guter
Aussagekraft wenden wir routinemäßig den Aminopyrin-Atemtest an. Wir
setzen den Test in einer Modifikation mit intravenöser Gabe statt der häufig
noch praktizierten oralen Gabe des Testpräparates ein. Wir injizieren 1,2 mg
Aminopyrin markiert mit 1,5 μCi ^{14}C und messen dann das radioaktiv mar-
kierte CO_2 in der Atemluft des Probanden bis 2 Stunden nach Gabe des
Präparates. Durch relativ einfache Rechenverfahren können wir dann einen
Score bilden, der eine Aussage über den Funktionszustand bestimmter
Enzymsysteme der Leber zuläßt.

Sehr häufig eingesetzt wird die Antipyrin-Clearance, die aber den Nachteil
hat, daß sie sehr aufwendig in der Durchführung ist und einen eigenen
Versuchsdurchgang darstellt. Sie hat darüberhinaus auch den Nachteil, daß
man die Ergebnisse des Tests im allgemeinen nicht vor Beginn der Studie
bekommen kann, da die erforderliche Analytik verhältnismäßig viel Zeit
beansprucht. Die Methode kommt also als Screening-Verfahren sicherlich
nicht in Frage, ist aber möglicherweise durchaus geeignet, bestimmten
pharmakokinetischen Fragestellungen bei der Interpretation von Studiendaten nachzugehen. Verhältnismäßig schnell durchführbar und aussagekräftig ist die Coffeinclearance. Wegen relativ häufig aufgetretener
allergischer Reaktionen nicht mehr üblich ist die Indocyaninclearance. Ein
kaum noch angewandtes Verfahren ist die Galaktoseeliminationskapazität.

Interessant ist die Frage der Rekrutierung natürlich auch dieser Patienten.
In Zusammenarbeit mit einem niedergelassenen Gastroenterologen und auf
dem gleichen Gebiet tätigen Klinikern haben wir innerhalb etwa eines Jahres
82 Patienten rekrutiert und untersucht. Inkludiert in Studien haben wir 53
Patienten, davon wurde einer wegen unerlaubten Alkoholgenusses wieder
ausgeschlossen, beendet haben 52 Patienten die Studien. Alle bis auf eine
Studie umfaßten eine Kontrollgruppe gesunder Probanden, die den leberinsuffizienten Patienten überwiegend in einer Matched-pair-Technik zugeordnet wurden.

Die bisherigen Ergebnisse zeigten teilweise bemerkenswert geringe pharmakokinetische Unterschiede zwischen Patienten und gesunden Probanden,
teilweise aber auch geradezu dramatische Differenzen.

Im Falle eines Calciumantagonisten, den wir unter Steady-state-
Bedingungen untersucht haben, haben wir in der Patientengruppe ca. 6-7fach
höhere Plasmakonzentrationen gefunden (Abb. 5).

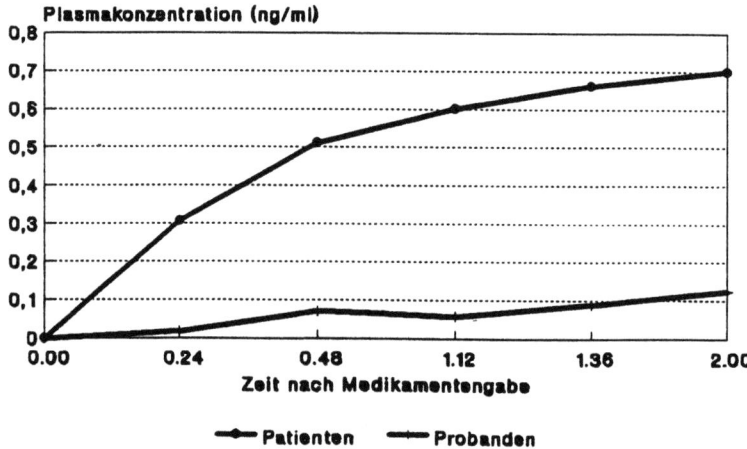

Abb. 5: Plasmakonzentration eines Calciumantagonisten in der Akkumula-
tionsphase

Überraschend war, daß trotz dieser doch enormen Differenzen keinerlei
Unterschiede in der Verträglichkeit gefunden wurden. Die Relevanz der
pharmakokinetischen Unterschiede hinsichtlich der klinischen Wirksamkeit
konnte in diesem Zusammenhang nicht eruiert werden, da es aus pathophysiologischen Gründen praktisch nicht möglich ist, Patienten zu finden, die
gleichzeitig an einer Leberinsuffizienz und Bluthochdruck leiden.

Zusammenarbeit mit dem Hausarzt

Immer wieder im Zusammenhang mit In-house-Patientenstudien auftretende
Probleme bzw. Diskussionen betreffen die Rekrutierung und Honorierung der
Patienten und damit zusammenhängende ethische Fragen sowie die
Betreuung des Patienten und die Zusammenarbeit mit dem Hausarzt.

Hinsichtlich des Probandenhonorars muß man sehr darauf achten, daß man keinen zu starken materiellen Anreiz bietet. Auf der anderen Seite ist es vermutlich nicht mehr als fair, daß der Patient für seinen erheblichen, über eine übliche Therapie weit hinausgehenden Aufwand auch eine finanzielle Entschädigung erhält. Es ist auch nicht einzusehen, warum ein Patient für seinen Aufenthalt in einer Prüfklinik schlechter honoriert werden sollte, als ein gesunder Proband dies für die gleiche Leistung wird. Grundsätzlich sind bei der Rekrutierung von Patienten die gleichen ethischen Gesichtspunkte von Bedeutung, die auch beim Anwerben von gesunden Probanden eine Rolle spielen. Über diese Überlegungen hinausgehend muß darauf geachtet werden, daß kein Konflikt zwischen der spezifischen gesundheitlichen Situation des Patienten und den Anforderungen der Studie entsteht.

In diesem Zusammenhang ist der Hausarzt für uns sehr wichtig. Wir bemühen uns grundsätzlich um eine Zusammenarbeit mit dem Hausarzt beim Einbeziehen seines Patienten in unsere Studie. Der Hausarzt darf nicht den Eindruck gewinnen, daß wir ihm den Patienten abwerben oder uns in seine Therapie einmischen wollen. Dazu gehört, daß wir ihn in Absprache mit dem Patienten um ein Kurzgutachten bitten, in dem er zur Eignung des Patienten für die Studie Stellung nimmt. Hierzu muß er natürlich über die Studie informiert sein. Nach Abschluß der Studie muß er über im Rahmen des Projektes neu erhobene Befunde informiert werden. Insgesamt darf die Betreuung des Patienten durch die Studienteilnahme nicht unterbrochen oder verlagert werden.

Abschließend möchte ich nochmals betonen, daß der Patient in der Rolle des symptomatischen Probanden nicht seine Patienteneigenschaften verliert. Mit Sicherheit werden auch in Zukunft in der Humanpharmakologie übliche Verfahrensweisen nur mit zum Teil erheblichen Einschränkungen auf Studien der Phasen II und III am Patienten anwendbar sein. Dennoch trägt dieser Proband mit Patienteneigenschaften vielfach zu einer effektiveren Arznei-mittelentwicklung, einer viel bewußteren Rolle des Studienteilnehmers Patient und einem sehr wünschenswerten Zusammenrücken der oft recht getrennten Arbeitsbereiche Humanpharmakologie und klinische Forschung bei.

Spezialmethoden im Grenzbereich der Humanpharmakologie

L. Lange, D. Heger-Mahn

HD Humanpharmakologie, Schering Forschungslaboratorien, Schering AG, Berlin

Solange man sich in der täglichen Routine befindet, gibt es von Seiten der Methodik, der Probanden, der Ethikkommission oder der Behörden wenig Probleme. Sobald aber die Routine verlassen wird, muß heute viel intensiver darüber nachgedacht werden, ob wir uns in einem Grenzbereich zum ethisch Vertretbaren befinden.

Welche Spezialmethoden zum Grenzbereich zu zählen sind, ist schwer zu definieren. Solange wir eine lebendige Wissenschaft haben, wird und sollte es auch keine Vorschriften hierzu geben. Die Einflüsse von Moral, Religion und Selbstverständnis, aber insbesondere auch der Erkenntnisgewinn beim Umgang mit Methoden sowie das Aufnehmen neuer Ziele und Möglichkeiten führten zwangsläufig dazu, daß sich die Meinung in diesem Bereich immer wieder ändern, d.h. fortentwickeln muß.

Ein großes Problem ist die Begriffsklärung, weil die Kriterien für den Patienten, also Kranken, ganz anders sind als die für den Probanden oder für den Patienten als Probanden. Hier besteht die Gefahr, nicht ausreichend zwischen den Grenzbereichen für einen Probanden und einen Patienten zu differenzieren:

Für einen Dermatologen ist eine Hautbiopsie etwas so Selbstverständliches und Notwendiges im Rahmen seiner diagnostischen Bemühungen, daß er z.B. glauben kann, daß diese Methode ebenso beim Probanden angewendet werden darf. Diskutieren wir mit einem Kardiologen, so ist ein Herzkatheter etwas so Alltägliches, daß er nach kurzer Überlegung vielleicht Probleme im Linksherzkatheter sieht, aber das Legen eines Katheters in den rechten Vorhof, rechten Ventrikel und die Arteria pulmonalis als unproblematisch ansieht. Ähnliches gilt für einen Urologen, für den das Katheterisieren der Blase so selbstverständlich ist, daß er ganz anders darüber denkt als z.B. ein Internist, der bereits für diese Maßnahme beim Patienten anderer Meinung sein könnte. Ähnliches gilt für den Gastroenterologen, für den die Gastroskopie das "täglich Brot" ist.

Eine Auflistung von Spezialmethoden, die im Grenzbereich liegen, wird also immer unvollständig sein. Sie muß außerdem immer im Zusammenhang mit der gesamten Prüfung gesehen werden. 2 Beispiele sollen verdeutlichen, wie sich die eigene Arbeit im Grenzbereich verhalten hat.

Im 1. Beispiel steht das Problem: Proband oder Patient.
Im 2. Beispiel steht vor allem die Beurteilung der Methodik und ihre
Anwendung im Mittelpunkt.
Dann sollen Leitlinien dargestellt werden, wie im speziellen Einzelfall
sinnvoll entschieden werden kann.

1. Beispiel: Kinetikuntersuchung eines nichtionischen, dimeren Röntgenkontrastmittels am Probanden

Problemstellung: Im Rahmen von Prüfungen mit jodhaltigen Kontrastmitteln
in der Phase I ist die Kontrastgebung vor der Anwendung am Menschen
weitgehend abschätzbar, weil sie durch den Jodgehalt definiert ist. Im Vordergrund stehen insbesondere die Verträglichkeit und die Beantwortung der
kinetischen Fragen. Diese Untersuchungen wurden früher an Patienten im
Rahmen von notwendigen röntgenologischen Untersuchungen durchgeführt.
Dies führte in der Vergangenheit zu Daten mit unzureichender wissenschaftlicher Qualität. Diesmal sollten folgende Fragen zu Beginn der klinischen Entwicklung geklärt werden:

1. Verträglichkeit nach i.v.-Dosistitration (Volumen und Konzentration)
2. Kinetik parallel zu 1.
3. Die Kontrastgebung kann vernachlässigt werden.

Entscheidungsfindung

Kinetikuntersuchung eines Röntgenkontrastmittels an Probanden oder Patienten

Fragen	PROBANDEN	PATIENTEN
Außer Verträglichkeit und Kinetik Kontrastgebung prüfbar ?	ethisch nicht vertretbar, sogar verboten	Voraussetzung für Teilnahme, da Röntgenindikation notwendig
Wann muß Fragestellung beantwortet werden ?	zu Anfang	zu Anfang
Auswahl der Teilnehmer (Einschlußkriterien)	Gesunde wünschenswert	nur , wenn keine Organinsuffizienz
Teilnehmerinformation und Compliance	unproblematisch	unproblematisch (Klinik)
Ideales Design: Placebokontrolle, 24 h Prüfdauer, Dosistitration	intraindividuelle Placebokontrolle und Dosistitration möglich, Prüfdauer unproblematisch, ausreichende Anzahl der Meßpunkte	Placebokontrolle, (intraindividuelle) Dosistitration nicht möglich, 24 h Prüfdauer schwierig, geringe Anzahl der Meßpunkte (Blutmenge zur Analyse begrenzter)
Prüfungsorganisation und -ablauf?	unproblematisch	schwierig
Dokumentation der Ergebnisse ?	unproblematisch	unzuverlässig ohne spez. Personal
Instrumente und Personal für Untersuchungsmethode - wo optimal?	Röntgen fehlt, sonst optimal	Klinik muß unterstützt werden, dann optimal
Geringstes Risiko wo ?	Risiko abschätzbar (allerg. Reaktionen),Notfallvorsorge optimieren: Anästhesisten, keine Intensivstation vorhanden	Ärzte mit Risiko vertraut-Intensivstation vorhanden
Ergebnis:	günstiger	weniger günstig

Schlußfolgerung: Aus wissenschaftlicher und organisatorischer Sicht sind Probanden vorzuziehen. Es handelt sich wahrscheinlich nicht mehr um einen Grenzbereich, wenn die Vorkehrungen für die Notfallvorsorge entsprechend erhöht werden.

2. Beispiel: Hautbiopsien am Probanden

Problem: 14tägige topische Behandlung mit Prostacyclinderivat führt zu Pigmentierung im Behandlungsareal. Außerdem entsteht ein Ödem.

Daraus ergaben sich folgende Fragestellungen:

1.   Schwellung oder zelluläres Infiltrat?
2.   Gesteigerte Melaninproduktion oder Melanozytenhyperproliferation?
3.   Einfluß auf immunologische Funktionen der Haut?
4.   Einfluß auf Endothelzellen?

Die Fragen können mit der Entnahme von 3 Hautbiopsien (unbehandelt, während und nach topischer Prostacyclinbehandlung) und histologischer Aufarbeitung nach Meinung der Fachleute beantwortet werden.

Problemstellung zu Beginn dieser Arzneimittelprüfung

Probanden	oder	Patienten
notwendigerweise an gesunder Haut zu klären		bei erkrankter oder path. Veränderter Haut nicht zu beantworten

Aus wissenschaftlicher Sicht muß eine Biopsie am Gesunden durchgeführt werden. Es handelt sich eindeutig um einen Grenzbereich aus ethischer Sicht.

Ethische Abwägung

Hautbiopsien bei Probanden

Fragen	pro	contra
Rechtfertigt der Erkenntnis-gewinn die Prüfung?	Erkenntnisgewinn unentbehrlich für die Einschätzung des Präparates	Ein invasiver Eingriff wie Hautbiopsie zu wiss. Zwecken ist unethisch und nicht gerechtfertigt
Konsequenzen für weitere Planung	bei negativen Ergebnissen Entwicklungsstop oder Indikationseinschränkung	
Methodische Bearbeitung "state of the art" ?	maximale Auswertung der Histologie durch Speziallabore (Immunhistochemie, Elektronenmikroskopie)	
Wo Entnahme der Hautbiopsie ?	suprapubisch, Narben durch Überwachsen der Körperhaare unauffällig	
Anpassung der Methode auf die Anwendung beim Probanden ?	kleines Areal zur Entnahme vorgesehen, Durchführung der Methode beim Spezialisten	Verbesserung der Methoden zur Entnahme und histologischen Bearbeitung kleinster Hautproben notwendig
Design: intraindividuelle Kontrolle gegen unbehandelte Haut	für die Aussagekraft der Prüfung erforderlich	
Gewählte Institution (Personal und Instrumente) ideal für Methode ?	Humanpharmakologisches Institut und Speziallabore	
Begrenzung der Zahl von Teilnehmern und Biopsien auf das unbedingt Notwendige ?	Begrenzung auf drei männl. Teilnehmer und je drei Biopsien (unbehandelt, nach 14täg. Behandl. und 3 Tage später)	Unzureichende Anzahl von Teilnehmern
Risiko bei 14tägiger topischer Prostacyclinbehandlung?	kein besonderes Risiko, Rückbildung von Rötung und Hyperpigmentierung	Rötung und Juckreiz, Hyperpigmentierung
Risiko bei Entnahme der Hautbiopsien? Risiko für Teilnehmer minimiert?	kein besonderes Risiko, Biopsie in Lokalanaesthesie bei einem Arzt für plastische Chirurgie	Wundinfektion und Keloidbildung möglich; allergene Potenz des Lokalanaesthetikums
Angemessene Notfallvorsorge	vorhanden	
Aufwandsentschädigung angemessen?	Entschädigung durch angemessenes Honorar (SOP Honorare) nach mündlicher und schriftlicher Aufklärung	

Ergebnis: Nutzen - Risiko	Unter den genannten Vorbedingungen und der Notwendigkeit der Untersuchung für die weitere Präparateentwicklung erscheint die Prüfung am Probanden gerechtfertigt

Schlußfolgerung: Unter den genannten Vorbedingungen und der Notwendigkeit der Untersuchung (sonst Fehlplanung der folgenden Prüfphasen und Belastung von Patienten) erscheint die Prüfung am Probanden gerechtfertigt.

Leitlinien für die Entscheidungsfindung im Grenzbereich

Im folgenden werden die Kriterien zusammengefaßt, die bei der Entscheidungsfindung der genannten Beispiele zur Entscheidung beigetragen haben. Sie können als allgemeingültige Leitlinien gelten, nach denen derartige Entscheidungen getroffen werden können.

Gesunde als Probanden oder Patienten als Probanden

Fragen	PROBANDEN	PATIENTEN
Ziel der Prüfung? (Kinetik, Verträglichkeit, Wirksamkeit?)		
Wann muß Fragestellung beantwortet werden?		
Auswahl der Teilnehmer (Einschlußkriterien)		
Teilnehmerinformation und Compliance		
Design: Placebo, Prüfdauer, Dosistitration, Teilnehmerzahl		
Rahmenbedingungen: Prüfungsorganisation und -ablauf, Labor und Dokumentation.		
Instrumente und Personal für Untersuchungsmethode wo optimal ?		
Geringstes Risiko wo ?		
Ergebnis:		

Entscheidungsfindung

Prüfungen am Probanden im Grenzbereich

Fragen	PRO	CONTRA
Rechtfertigt der Erkenntnisgewinn die Prüfung?		
Konsequenzen für weitere Planung?		
Untersuchungsmethode optimal ?		
Gewählte Institution (Personal und Instrumente) ideal für Methode ?		
Begrenzung der Teilnehmerzahl auf das Notwendige ?		
Risiko für Teilnehmer minimiert ?		
Angemessene Notfallvorsorge?		
Aufwandsentschädigung angemessen?		
Ergebnis: Nutzen - Risiko		

Grundsätze

Im Grenzbereich gibt es zusätzlich zu den Leitlinien einige Grundsätze, die beachtet werden sollten, auch wenn kein Arzneimittel gegeben wird.

Die Grundsätze von Good Clinical Practice müssen für Experimente im Grenzbereich besonders eng gefaßt und befolgt werden. Dies gilt insbesondere auch dann, wenn es sich nicht um eine Arzneimittelentwicklung handelt, sondern um Methodenentwicklungen oder Untersuchungen pathophysiologischer oder physiologischer Fragestellungen. Gerade im letztgenannten Bereich gibt es erhebliche Probleme, weil sich manche Ethikkommissionen für derartige Fragen nicht zuständig fühlten oder fühlen. Dieser letztgenannte Bereich ist vom Gesetzgeber bisher nicht eindeutig geregelt. Trotzdem sollten sämtliche Regelungen des Arzneimittelgesetzes sinngemäß angewendet werden.

Im Grenzbereich ist das gesamte Untersuchungs-Team besonders gefordert. Jeder sollte erkennen und es auch wissen, daß es sich um Grenzbereiche handelt, und Widerspruch anmelden dürfen. Es ist dringend erforderlich, auch die Ethikkommissionen auf die Problematik aufmerksam zu machen.

Für einen Wissenschaftler entsteht leicht ein Zwiespalt zwischen Ethik und wissenschaftlicher Berufung, wenn er gerne eine bestimmte Frage beantworten möchte oder sich vielleicht sogar verpflichtet fühlt, diese Frage zu beantworten. Dabei kann sich sein Bewußtsein durch die Fixierung auf die Fragestellung verengen. In einer Diskussion würde er sich vielleicht sogar selbst als Proband anbieten (sicher ohne Honorar), weil er den Grenzbereich nicht mehr klar erkennt. Eine derartige Bewußtseinsverengung ist wahrscheinlich gar nicht so selten - vielleicht sogar eher etwas Normales für einen engagierten Wissenschaftler. Aus diesen Gründen müssen Experimente am Menschen durch unabhängige und vor allem erfahrene und auch sachverständige Ethikkommissionen beraten werden.

Im Zweifel sollte man eher auf die Beantwortung einer Frage am Probanden verzichten. Am Patienten können im Rahmen seiner Krankheit im Einzelfall durch gezielte Ausweitung der Routinediagnostik oder nur unwesentliche Ausweitung der Diagnostik Fragen oft auch beantwortet werden. Dies wäre nach Aufklärung vorzuziehen.

Wie oben angeführt, muß diese Abwägung Patient oder Proband in derartigen Fällen besonders intensiv erfolgen. Schließlich gilt die allgemeine Verpflichtung, so wenig Probanden wie möglich in Prüfungen einzuschließen. Trotz dieser Probleme und Einschränkungen besteht für die medizinische Forschung der wissenschaftliche Auftrag, weitere, insbesondere pharmakodynamische Methoden zu entwickeln, um sich in der Arzneimittelentwicklung auf die Behandlung von Patienten besser vorbereiten zu können. Tatsächlich nimmt das Methodenrepertoire kontinuierlich zu.

Schließlich sollten Experimente im Grenzbereich unbedingt in der eigenen Institution durchgeführt werden. Denn nur in der eigenen Institution kann man die Sicherheit der Probanden genau einschätzen. Schließlich sollte man gerade bei Prüfungen im Grenzbereich die Probleme nicht auf andere abwälzen. Letztendlich bleibt man dafür ohnehin verantwortlich.

Informatisches Konzept

Validierung von Hardware und Software

H.-G. Michna

A.C.I. GmbH MicroSysteme, W - Ottobrunn

1 Ein System von Standard Operating Procedures

1.1 Zielsetzung

1.1.1 Allgemeines

Grundlage der Zusammenarbeit ist das Vertrauen der Behörde in die Kompetenz des Unternehmens. Dieses Vertrauen kann jedoch nicht blind sein, sondern gründet sich auf die Erfahrung nachprüfbar richtiger Funktionen, Prozeduren, Systeme und Ergebnisse.

Um diese Elemente nachprüfbar zu machen, müssen sie dokumentiert werden. Dies geschieht in Form von »Standard Operating Procedures« (SOPs), in denen das Unternehmen alle relevanten betrieblichen Abläufe vollständig beschreibt.

Ziel der Standard Operating Procedures ist, die Vollständigkeit und Richtigkeit aller gewonnenen Ergebnisse belegbar zu machen. Hierzu gehören nach den SOPs die Logbücher (bzw. computergeführte Logs), die das Einhalten der SOPs in jedem Einzelfall belegen (»Audit Trail«).

Ein solches System von SOPs muß den vorgeschriebenen Regulationen und Richtlinien (z.B. GCP, ethische Grundsätze) sowie in zweiter Linie der Forderung nach Produktivität entsprechen. Es muß in sich vollständig und bezüglich des Betriebsablaufes im Rahmen der klinischen Forschung allumfassend sein.

1.1.2 Inspektionsfähigkeit

Die Inspektion ist eine entscheidende vertrauensbildende Maßnahme. Das SOP-System erzeugt eine grundsätzliche Nachprüfbarkeit aller Vorgänge. Damit wird der Betrieb inspektionsfähig.

Eine Inspektion kann somit nur noch die folgenden beiden Ziele haben:
1. Prüfung der Vollständigkeit, Zweckmäßigkeit und Konsistenz des SOP-Systemsbzw. der in den SOPs beschriebenen Gegebenheiten
2. Prüfung der Einhaltung der SOPs, also der Übereinstimmung zwischen den in den SOPs beschriebenen und den wirklichen Gegebenheiten

Der 2. Punkt enthält letztendlich die Prüfung der Ergebnisse und Zwischenergebnisse, denn diese, ihre Gewinnung und ihre Speicherung, sind in den SOPs vorgeschrieben.

Konsequenzen einer Inspektion können sein:
o   Anerkennung
o   Nachbesserung (von Validierung bis zu Wiederholung von Prüfungen)
o   Verweigerung der Zulassung
o   Betriebsschließung (USA)

1.2 Struktur und Inhalt von SOPs

1.2.1 Allgemeines

Gliederung und Ablageordnung der SOPs sollten betriebsweit standardisiert sein. Jede einzelne SOP ist Bestandteil des betriebsumfassenden SOP-Systems und unterliegt dadurch einer rigorosen Systematik.

Eine SOP kann in zwei Formen auftreten:
A)   als allgemeine Vorschrift (SOP-Vorlage)
B)   als konkrete Vorschrift, angewendet auf einen bestimmten Anwendungsfall

Jede konkrete SOP muß mindestens die folgenden Informationen enthalten:
o   Position im Gesamt-SOP-System (incl. Nennung der übergeordneten SOPs, für deren Erfüllung diese SOP erforderlich ist, und der untergeordneten SOPs, die für die volle Erfüllung dieser SOP erforderlich sind)
o   Titel
o   Versionsnummer
o   Verfasser
o   Geltungsbereich
o   Geltungszeitraum
o   Verantwortlicher für Freigabe
o   Unterschrift (freigegeben)
o   Verantwortlicher für die beschriebene Funktion
o   Datum
o   Unterschrift (zur Kenntnis genommen)
o   Gegliederte Beschreibungen (Funktionsbeschreibungen, Prozedurbeschreibungen, der eigentliche Inhalt der SOP)

1.2.2 »Super«-SOPs

Dies sind SOPs, die beschreiben, wie SOPs zu erstellen, zu behandeln und zu befolgen sind.

1.2.3 Validierungs-SOPs

Alle verwendeten automatischen oder mechanisierten Verfahren, Geräte, Systeme müssen validiert sein. SOPs müssen beschreiben, wie dies erfolgt. Dies schließt auch das Personal ein (Qualifikation, Schulung).

1.2.4 SOPs für Funktionen und Prozeduren

Alle manuellen Aktivitäten, gleichgültig ob sie auf den Einsatz eines mechanisierten oder automatisierten Prozesses führen oder nicht, müssen von SOPs beschrieben sein.

1.2.5 Dokumentations-SOPs

Alle Aktivitäten und ihre Resultate, mechanisiert, automatisch oder manuell, müssen nachprüfbar und reproduzierbar sein. Ihre Resultate müssen dokumentiert werden. Auch dies muß von SOPs beschrieben werden. Dies schließt den Nachweis der Einhaltung der SOPs ein (Audit).

1.2.6 Beispiel

Eine SOP zur Dokumentation von Rohdaten könnte z.B. die nachfolgend aufgeführten Vorschriften zum Inhalt haben. Der Zweck dieser Aufzeichnungsstruktur ist die Revisionsfähigkeit durch die Quality Assurance einschließlich der Reproduzierbarkeit.

Im folgenden wird nur der Kern der SOP dargestellt, nicht der Rahmen (Position, Titel, Verfasser usw.).

Abschnitt »Beschreibungen« der SOP:
»Allgemeine Regeln zur Dokumentation von Rohdaten«
1. *Definition des Begriffes »Rohdaten«*
    Rohdaten sind Daten, die zum ersten Mal anfallen, also nicht aus bereits erfaßten Daten hervorgehen. Rohdaten können auf Papier vorliegen (z.B. handschriftlich), oder auf einem maschinenlesbaren Datenträger, wenn sie dort zuerst anfallen. Sie werden vollständig *im Original* archiviert.

2. *Bestandteile einer Rohdaten-Aufzeichnung*
    Wie gewonnen (Meßverfahren, Parameter)
    Von welchem Subjekt/Objekt gewonnen
    Geplanter Zeitpunkt der Gewinnung
    Abweichung von der Planzeit
    Wert
    Einheit
    Bearbeiter
    Unterschrift

Zeitpunkt der Analyse (Laboratorium)
Resultat der Analyse (ggf. jeweils Wert und Einheit)
Bearbeiter der Analyse
Unterschrift
Änderungen (ursprünglicher Wert muß ebenfalls erhalten bleiben)
    Wann geändert
    Warum geändert
    Geänderter Wert
    Von wem geändert
    Unterschrift

1.3 Richtigkeit und Vollständigkeit

Die Richtigkeit und Vollständigkeit

A) der Funktionen und Prozesse,
B) der Daten
wird durch Validierung des Gesamtsystems und Einhalten der validierten SOPs gewährleistet.

Zum Nachweis der Vollständigkeit gehört unabdingbar eine Planung, denn die Vollständigkeit kann nur mit einem Soll-Ist-Vergleich des Datenumfangs geprüft werden. Das bedeutet, daß der Umfang der zu erzeugenden Daten vorher definiert sein muß.

1.4 Reproduzierbarkeit

Das Gesamtsystem muß so eingerichtet sein, daß die Gewinnung aller Daten nachvollzogen werden kann. Das heißt, daß der Zustand des Gesamtsystems zu jedem Zeitpunkt vollständig determiniert und dokumentiert sein muß. Insbesondere muß jede Änderung dokumentiert werden. Wenn Wiederholbarkeit gefordert ist, was in der Regel der Fall ist, dann muß jede Änderung am System im relevanten Zeitraum wieder rückgängig gemacht werden können.

Für die manuelle Datenbehandlung am Computer (interaktive Arbeit) müssen die folgenden Kontrollmechanismen vorhanden sein:
o Dateneingabe: Eingabeprotokoll
o Datenmanipulation: Protokoll aller manuell gesteuerten Datenmanipulationen
o Datenausgabe: Nachweis der Vollständigkeit, Dokumentation der Datenherkunft muß in allen Ausgaben enthalten sein, Vorschriften für die Verwendung und Ablage

1.5 Archivierung

Die Archivierung aller Daten muß durch SOPs vorgeschrieben sein.

Besondere Probleme treten bei der Archivierung von Daten auf Datenträgern (z.B. Disketten, Cartridges) auf:

o Lesbarkeit alter Datenstrukturen mit neueren Software-Versionen

o physische Lesbarkeit lange gelagerter magnetischer Datenträger

Bei der Validierung ist daher darauf zu achten, ob diese Punkte hinreichend gewährleistet sind.

1.6 Inspektion

Die Inspektion erfolgt seitens der regulierenden Behörde. In der Regel wird ein Inspektor in das zu inspizierende Unternehmen gesandt werden, der durch Einsichtnahme in die Dokumentation (SOPs), Besichtigung der Produktionsstätte und Befragung von Mitarbeitern prüft, ob die vorgegebenen Regeln befolgt werden.

Für eine eventuelle Inspektion sollten mindestens die folgenden Hinweise beachtet werden:

1. Eine SOP für die Inspektionsprozedur sollte vorhanden sein.
2. Ein Begleiter für den Inspektor sowie ein Stellvertreter sollte bestimmt werden.
3. Ein Plan zur Information aller Mitarbeiter darüber, daß und wann eine Inspektion stattfindet, sollte vorhanden sein.
4. Juristische Unterstützung sollte greifbar sein, wenn Unterschriften verlangt werden.
5. Der Begleiter sollte vorrangig Gelegenheit erhalten, Fragen zu beantworten.
6. Man sollte keine Fragen beantworten, die außerhalb der Kompetenz des Befragten liegen.
7. Weitschweifigkeit, die neue Fragen aufwerfen könnte, ist unerwünscht.
8. Korrigierende Maßnahmen sollten sofort eingeleitet werden, wenn möglich schon bevor der Inspektor den Betrieb verläßt.
9. Eine möglichst vollständige Dokumentation über alle Informationen, die der Inspektor gefordert und erhalten hat, sollte angefertigt werden.
10. Der Befund des Inspektors sollte auf Korrektheit geprüft werden.
11. Maßnahmen zu allen Punkten des Befundes müssen eingeleitet und kontrolliert werden.
12. Ein Bericht über die Inspektion sollte für die Betriebsleitung erstellt werden.

2 Grundlagen der Validierung

2.1 Prinzipien

2.1.1 Verantwortung

Die Verantwortung trägt der Betreiber.

2.1.2 Vollständigkeit

Die Validierung muß umfassend sein.

Insbesondere ist die isolierte Validierung der Datenverarbeitungssysteme nicht ausreichend. Das Gesamtsystem (incl. manuelle und elektronische Datenverarbeitung, insbesondere auch die Übergänge zwischen beiden) muß validiert sein.

Alle Systeme müssen im Rahmen der SOPs und mit Tests, Methoden zur Eichung und Kalibrierung, Dokumentation, Wiederanlaufprozeduren und Sicherheitsfunktionen geprüft werden. Dazu gehören Laborsysteme, Inventursysteme, Statistiksysteme, Reportsysteme, Testsysteme usw.

2.1.3 Unabhängiges und qualifiziertes Validierungspersonal

Die Validierung muß von unabhängigem und qualifiziertem Personal durchgeführt oder geprüft und zertifiziert werden.

Wenn die validierende Gruppe betriebsintern ist, dann darf sie nicht derselben Leitungsstruktur unterstellt sein, die direkt für Entwicklung, Betrieb oder Qualitätssicherung des Systems verantwortlich ist.

Es kann sehr vorteilhaft sein, eine betriebsinterne validierende Gruppe von einem externen Consultant schulen oder überwachen zu lassen (z.B. im Sinne einer Revision des Validierungsprozesses). Dadurch vermeidet man den Verdacht, die betriebsinterne Gruppe wäre von Herstellung oder Betrieb des zu validierenden Systems nicht unabhängig. Zusätzlich hat man den Vorteil der qualifizierten Kontrolle.

2.1.4 Aktualität

Die Validierung muß aktuell sein.

Dies bedeutet:

o Validierung vor Ersteinsatz
o Regelmäßige Revalidierung (z.B. jährlich)
o Revalidierung nach jeder signifikanten Veränderung des Systems
Eine signifikante Veränderung ist z.B. die Installation einer neuen Version der verwendeten Software.

2.1.5 Verfügbarkeit der Validierungsergebnisse

Die Validierungsergebnisse müssen greifbar sein.

Alle relevanten Validierungsergebnisse müssen jederzeit für die Leitung und für die Behörden verfügbar sein. Dazu gehört auch, daß die Unterlagen verständlich und zweckmäßig gegliedert, indiziert und abgelegt sind.

2.2 Validierungsaspekte

2.2.1 Grundsätzliche Eignung

Es muß sichergestellt werden, daß das zu validierende System die gestellte Aufgabe erfüllen kann (Beispiel: Lotus 1-2-3 für Statistik).

2.2.2 Funktionsfähigkeit in der Umgebung

Es muß sichergestellt werden, daß das System in der vorhandenen oder geplanten Hardware-Software-Umgebung voll lauffähig ist (Beispiel: Oracle unter DOS 4).

2.2.3 Qualifikation des Personals

Es muß geprüft werden, ob qualifiziertes Betriebspersonal vorhanden ist oder rechtzeitig vorhanden sein wird. Diese Prüfung muß mit besonderer Sorgfalt durchgeführt werden, wenn noch keine Erfahrungen mit dem zu validierenden System vorliegen (z.B. bei der Typ-Validierung).

2.2.4 Funktionsprüfung

Es muß sichergestellt werden, daß die planmäßige Funktion auch tatsächlich erbracht wird. Dazu muß die Übereinstimmung von Funktion und Dokumentation geprüft werden.

Eine Abweichung der tatsächlichen Funktion von der in der Dokumentation beschriebenen ist definitionsgemäß ein Defekt. Eine Funktion, die in der Dokumentation nicht beschrieben ist, muß als nicht vorhanden gewertet werden und kann lediglich durch Berichtigen der Dokumentation verwendbar werden.

2.3 Validierungsbereiche

2.3.1 SOPs

Die erste Tätigkeit jeder Validierung wird sein, den relevanten Teil des SOP-Systems zum Ausgangspunkt der Validierung zu nehmen und die SOPs zu prüfen. Das SOP-System muß konsistent, vollständig und zweckmäßig sein.

2.3.2 Dokumentation

Bei der Validierung von Software- und Hardware-Systemen spielt die Dokumentation eine herausragende Rolle, weil sie die richtige Funktion des Systems definiert. Daher ist die Dokumentation zuerst auf Vollständigkeit zu prüfen. Dann dient sie als Maßstab für die Beurteilung der Eignung und als »Meßlatte« für die Funktionsprüfung.

Jede Dokumentation besteht zunächst aus zwei Teilen, nämlich
o   Bedienungsanleitung und
o   technischer Dokumentation

Die technische Dokumentation (bei Software: Programmbeschreibung) ist bei allen größeren Systemen stark strukturiert und besteht z.B. für ein Programm aus den Teilen:
o   Allgemeine Funktionsbeschreibung
o   Programmablauf-Diagramme (z.B. Struktogramme bei strukturierter Programmierung) in mehreren Hierarchie-Ebenen
o   Listen und Beschreibungen aller Datenstrukturen incl. Dateiformate
o   Modulbeschreibungen mit Beschreibung der Funktion, Parameter, Format und Bedeutung der Variablen usw.

2.3.3 Test

Zum Vergleich der tatsächlichen Funktion mit der in der Dokumentation beschriebenen werden reproduzierbare Testfälle bereitgestellt, deren Benutzung (z.B. mittels Testrahmen-Programmen) dokumentiert ist. Typisch für mittlere Programmsysteme sind z.B. 200 Testfälle für eine Typ-Validierung und 50 daraus ausgewählte Testfälle für eine Revalidierung.

Die Testmatrix (oben: Systemkomponenten, links: Testfälle) zeigt, welche Systemkomponenten von welchen Testfällen getestet werden (»Grey Box« bei systemumfassenden Tests). Beim Modultest von Programmen muß jede Programmverzweigung mindestens einmal durchlaufen werden (»White Box«).

Zu jedem Test gehörten eine A-priori-Festlegung auf erwartete Werte sowie Entscheidungskriterien dafür, wann ein Test als erfolgreich anzusehen ist (Toleranz).

Ein besonderer Teil der Testprozedur sind die Streß-Tests. Sie dienen dazu, das System oder seine Module in Grenzsituationen zu prüfen, also z.B.
o   mit großen oder maximalen Datenmengen,
o   mit fehlerhaften Daten,
o   mit anderweitig extremen Parametern.
Auch hier muß vorher die erwartete Reaktion und eine Toleranz festgelegt worden sein. Dies könnte bei einer Eingabe von für das System erkennbar fehlerhaften Daten als akzeptabel oder nicht akzeptabel festgelegt sein.

Akzeptabel:
o Fehlermeldung und Zurückweisung der Eingabe
o Fehlermeldung und automatische Maßnahmen zur Korrektur/Wieder-
  eingabe

Nicht akzeptabel:
o Fehlermeldung und Programmstop
o Speicherung der fehlerhaften Daten

2.3.4 Hersteller

Alle vom Hersteller lieferbaren, relevanten Informationen müssen beschafft
und verwendet werden. Dies betrifft insbesondere Informationen über
bekannte Fehler und neue Versionen. Es ist sicherzustellen, daß weder mit
einer veralteten, fehlerhaften Version gearbeitet wird, noch ohne Nachweis
der Notwendigkeit Versionswechsel durchgeführt werden, die die Qualität
des Gesamtsystems für den Anwendungszweck nicht verbessern.

2.3.5 Sicherheit

Es muß sichergestellt werden, daß der Einsatz des zu validierenden Systems
nicht zu unkontrollierbaren Lücken in der Datensicherheit führt.

Daten müssen gesichert werden gegen:
o Fehler des Systems,
o versehentlichen Verlust,
o versehentliche Verwechslung,
o versehentliche Verfälschung,
o absichtliche, auch böswillige Manipulation jeder Art,
o schwere Störungen und Katastrophen.

Zur Datensicherheit gehört auch die Festlegung, unter welchen Umständen
auf Daten zugegriffen werden darf (wann, welche Person, mit welchem
Programm, wie).

Ein wichtiger Aspekt ist die Zugangskontrolle zu den Geräten. Im Normalfall
muß z.B. ein PC verschließbar sein. Der Schlüssel oder das Paßwort sollte nur
dem befugten Benutzer zur Verfügung stehen. Die Regeln für die Wahl und
die Verwendung von Paßwörtern müssen befolgt werden.

Ein weiterer besonderer Aspekt der Datensicherheit ist der Maßnahmen-
katalog bei schweren Störungen.

Hier sind Maßnahmen:
A) zur Vermeidung,
B) nach Eintreten
einer schweren Störung vorzusehen. Die Maßnahmen nach Eintreten einer
schweren Störung umfassen den Wiederanlauf des Systems.

Zu erwartende Störungen können sein:

o Feuer

o Wassereinbruch

o Stromausfall

o Ausfall der Belüftung

o Unautorisierter Eingriff

o Diebstahl

o Sabotage

o Virusbefall

Diese Liste muß entsprechend den Gegebenheiten angepaßt, erweitert und vervollständigt werden. So hätte sie vor einigen Jahren den Punkt »Virusbefall« noch nicht enthalten.

3 Hardware-Validierung

3.1 Allgemeines

Bei der Validierung von Hardware-Systemen wird unterschieden zwischen:

1. Typ-Validierung (vor Entscheidung über Einsatz des Typs)

2. Exemplar-Validierung (vor Ersteinsatz)

3. Regelmäßige Revalidierung jedes Exemplars

Bei der Auswahl fremdhergestellter Hardware muß die Entscheidungsfindung (Anforderungen, Auswahlkriterien) dokumentiert sein.

Allgemeine Qualitätsmerkmale müssen berücksichtigt worden sein.

Der Hersteller muß überprüft worden sein (Stabilität, Erfahrung in der Produktklasse).

Stabile Standards müssen gegenüber nichtstandardisierten Lösungen bevorzugt worden sein, wenn nicht besondere Gründe für eine andere Entscheidung vorliegen (z.B. Compaq, IBM, AT, ISA, EISA, DOS im Gegensatz zu No-Name-PC, MCA, DR-DOS, PC-MOS).

Bei der Produktauswahl muß berücksichtigt sein, welche Hardware vom Hersteller der Software zertifiziert ist.

Vom Hersteller gelieferte Prüfprogramme müssen zusätzlich zu hersteller-unabhängigen Prüfmethoden für die Exemplar-Validierung und Revalidierung der Geräte verwendet werden.

Die folgenden Abschnitte geben Hinweise auf die Validierung von Komponenten. Diese sind bei den drei Validierungsformen geeignet einzusetzen.

3.2 Hauptspeicher

Die meisten Personal Computer arbeiten ausschließlich mit Hauptspeicher, der ein Prüfbit pro Byte enthält. Manche PCs (z.B. gewisse tragbare PCs) haben jedoch kein Prüfbit. Sie sind grundsätzlich unter GCP-Regeln nicht einsetzbar, weil Speicherfehler zu falschen Ergebnissen führen können, ohne daß dies im normalen Betrieb bemerkt wird.

Unabhängig vom Prüfbit muß der Hauptspeicher mit umfassenden Prüfmethoden geprüft werden, indem verschiedene Bitmuster gespeichert und wieder gelesen werden.   Die vom Hersteller des PCs gelieferten Prüfprogramme leisten dies in der Regel.

3.3 Erweiterungsspeicher

Neben der Prüfung des Hauptspeichers darf der Erweiterungsspeicher (LIM-EMS), wenn vorhanden, nicht vergessen werden. Dieser muß ebenfalls mit Prüfbits arbeiten. Auch hier liefern die Hersteller geeignete Prüfprogramme.

3.4 Tastatur

Ein typisches Problem bei Tastaturen sind BIOS-Fehler oder Programmfehler, die dazu führen, daß bestimmte Tastenfunktionen bei bestimmten Anwendungsprogrammen nicht funktionieren (Beispiel: Alt-2 bei Compaq-Computern). Die Tastatur sollte also bei der Validierung vor dem Einsatz mit allen Programmen und allen Tastenkombinationen, die diese Programme verwenden, vollständig geprüft werden.

> *Fallbeispiel*: PC-DOS 3.2 führte bei einer Reihe deutscher Tastaturen dazu, daß die Tastenkombination Ctrl-Break von Lotus-Programmen (1-2-3 und Symphony) nicht erkannt wurde. Dies machte es unmöglich, Kommunikationsprozesse und Druckvorgänge abzubrechen. Ähnliche Probleme mit bestimmten Alt-Tastenkombinationen treten bei Lotus Manuscript und vielen Multifunktions-Tastaturen auf.

3.5 Mathematische Co-Prozessoren

Mathematische Co-Prozessoren (z.B. Intel 8087, 80287, 80387, Weitek) arbeiten parallel zum Hauptprozessor und vollziehen meist Gleitkomma-Rechenoperationen. Sie müssen gesondert geprüft werden, was mit den vom Hersteller des PC oder des Co-Prozessors gelieferten Prüfprogrammen geschehen kann.

Beim Prüfen von mathematischen Co-Prozessoren ist besonders darauf zu achten, daß der Computer seine maximale Arbeitstemperatur erreicht hat, weil bei den oft sehr warm laufenden Co-Prozessoren die Fehlerwahrscheinlichkeit mit steigender Temperatur stark ansteigt. Die meisten mathematischen Co-Prozessoren neigen bei zu hohen Temperaturen oder inneren Störungen zu Bitfehlern, die oft nicht bemerkt werden, weil der Prozessor während des normalen Betriebes keine Prüfungen (wie z.B. mittels

Prüfbits) durchführt und weil die meisten Bitfehler wegen ihrer Zufallslo-kalisierung irgendwo in der Mitte der relativ langen Zahlen (meist 80 Bit) auftreten, also meist nur zu kleinen Abweichungen vom richtigen Ergebnis führen.

Fallbeispiel: In einem IBM-kompatiblen PC wurde ein mathematischer Co-Prozessor mit einer höheren Taktfrequenz betrieben als vom Hersteller des Co-Prozessors zertifiziert. Obwohl der PC-Hersteller den Co-Prozessor vorsorglich mit einem (normalerweise nicht erforderlichen) Kühlkörper ausgestattet hatte, lief dieser zu heiß und hatte nach längerer Betriebszeit regelmäßig Bit-Ausfälle, die lange Zeit nicht bemerkt wurden. Die Fehler, die bei Gleitkomma-Operationen zu falschen Ergebnissen in der 11. und 12. Stelle nach dem Komma führten, fielen nur durch Zufall auf, als dieselbe Rechnung wiederholt wurde und zu einem anderen Ergebnis führte als beim ersten Lauf.

3.6 Diskettenlaufwerke

Diskettenlaufwerke sind relativ häufig von Störungen betroffen, weil sie mechanisch und gegen Verschmutzung empfindlich und teilweise offen sind. Wegen dieser Anfälligkeit werden alle Daten beim Lesen, und bei entspre-chender Einstellung der Betriebssoftware auch beim Schreiben, mittels CRC (Cyclic Redundancy Check) geprüft. Dadurch ist es praktisch unmöglich, fehlerhafte Daten zu lesen oder zu schreiben, ohne es zu bemerken.

Ein Lesefehler führt zu einer Betriebssystem-Fehlermeldung (z.B. »Abort, Retry, Fail«), auf die der Bediener reagieren muß. Jedes Auftreten einer sol-chen Meldung sollte zu einem Eintrag im Logbuch führen. Der Bediener sollte dann versuchen, den Lesevorgang zu wiederholen (Retry), um den gestörten Ablauf zu retten. Wenn mehrere Wiederholungsversuche scheitern, dann sollte der Benutzer den Vorgang abbrechen (Abort). In jedem Fall muß der Benutzer den Datenträger aus dem Verkehr ziehen, bis dieser geprüft und als fehlerfrei befunden wurde. Außerdem muß das Diskettenlaufwerk geprüft werden, bevor es für die weitere Verarbeitung freigegeben wird. Es ist denkbar, daß der Bediener diese Prüfungen selbst durchführen kann, wenn der Ablauf genau vorgeschrieben ist.

Eine umfassende Prüfung ist nur mit speziellen Meßdisketten möglich, die von kalibrierten Prüfgeräten beschrieben wurden. Mit einer solchen Meß-diskette und einem Prüfprogramm ist es möglich, die einzelnen Justagepa-rameter zu messen und eine präzise Aussage darüber zu machen, ob die Abweichungen innerhalb der zulässigen Toleranzen liegen. Dazu muß der PC nicht demontiert oder geöffnet werden, sondern das Laufwerk kann im betriebsbereiten PC geprüft werden.

Eine einfachere, aber wesentlich ungenauere Prüfung besteht darin, eine Diskette, die in einem anderen Laufwerk formatiert und beschrieben wurde, komplett zu lesen, sowie eine im zu prüfenden Laufwerk formatierte und beschriebene Diskette in einem anderen Laufwerk komplett zu lesen. Hierfür existieren ebenfalls geeignete Prüfprogramme.

Ein besonderes Problem stellt die Kompatibilität der 1,2-Megabyte-(AT-) Laufwerke mit 360-KB-(Double Sided, Double Density) Disketten dar. Da die Bedingungen, unter denen eine Kompatibilität erreicht wird, zwar klar, aber verhältnismäßig kompliziert sind, sollte entweder auf die Ausnutzung dieser Kompatibilität vollends verzichtet werden, oder der Ablauf und die zu verwendenden Disketten sollten so fest vorgeschrieben werden, daß Fehler ausgeschlossen werden.

Generell ist den 3½-Zoll-Laufwerken der Vorzug zu geben, weil diese nicht von solchen Kompatibilitätsproblemen betroffen sind und weil diese Disketten durch ihr selbstschließendes, festes Gehäuse betriebssicherer sind. (Dies bedeutet auch, daß die entsprechenden SOPs einfacher sind, weil die Beschreibung des Umgangs mit Diskette und Schutzhülle entfällt.)

Die beiden wichtigsten Faktoren bei der Vermeidung von Diskettenfehlern sind:
o   Verwendung von Disketten hoher Qualität
o   Vermeidung des Verschmutzens der magnetischen Oberfläche (meist mit Hautfett und Staub)

Diesen beiden Problemen sollte durch sorgfältige Validierung der verwendeten Diskettenmarke sowie aller Disketten und durch richtige Behandlung der Disketten begegnet werden. Es sollten nur Disketten verwendet werden, die bei der Herstellung vollständig geprüft wurden (Aufschrift: »100% Certified Error Free«). Beim Validieren ist zu beachten, daß die Magnetisierung auf magnetischen Datenträgern in den ersten Tagen nach dem Beschreiben erheblich abnimmt. Eine gründliche Prüfung auf Magnetisierungsmängel kann daher erst nach Ablauf einer hinreichenden Ruhezeit erfolgen.

3.7 Plattenspeicher

Festplattenspeicher erlauben nur wenig Manipulation und sind daher in ihrer Funktion relativ leicht zu validieren. Sie gehören jedoch zu den störanfälligeren Teilen eines Computers. Bei der Typauswahl muß beim zugehörigen Controller zwischen den Typen ST 506, ESDI, SCSI und anderen unterschieden werden. Es ist darauf zu achten, daß der verwendete Controller vom Hersteller des Plattenspeichers oder des Controllers für den jeweiligen Plattentyp zertifiziert ist. Darüber hinaus ist darauf zu achten, daß die Betriebssoftware mit dem Controller zusammenarbeiten kann (Zertifizierung seitens des Herstellers der Betriebssoftware). Beispiel: Windows/386 2.1 ist nicht für den Betrieb mit SCSI-Controllern zertifiziert und ist mit diesen je nach Typ nur teilweise oder überhaupt nicht funktionsfähig.

Wechselplattenspeicher (incl. Bernoulli) stellen höhere Anforderungen, insbesondere, wenn verlangt wird, daß dasselbe Medium nicht nur im beschreibenden, sondern in allen Laufwerken lesbar und wiederbeschreibbar ist. Auf Details kann in diesem Rahmen nicht eingegangen werden.

3.8 Cartridges

Cartridges (Band-Kassetten) werden in erster Linie für die Datensicherung eingesetzt, können aber auch für den Datenaustausch und für die Archivierung eingesetzt werden. Es gelten im wesentlichen dieselben Anforderungen wie für Disketten.

Zusätzlich ist zu beachten, daß die meisten Cartridges nur mittels zugehöriger Spezialsoftware verwendet werden können. Dies führt zu einer zusätzlichen Validierungsforderung. Ganz besonders ist auf die Software-Version zu achten.

Fallbeispiel: Ein Betrieb kaufte regelmäßig einen bestimmten Typ von Cartridge-Laufwerken und Cartridges für die Datensicherung an PCs. Die begleitende Software wurde von einem betriebsweit eingesetzten Menü-Programm aufgerufen.

Bei einem neu angeschafften Laufwerk konnte eine bestimmte Funktion der begleitenden Software nicht mehr wie bisher vom Hauptmenü des PC aus benutzt werden. Es stellte sich heraus, daß der Hersteller des Cartridge-Subsystems die mitgelieferte Software inzwischen erweitert und verändert hatte, wobei ein bestimmter Aufrufparameter nicht mehr in der bisherigen Form unterstützt wurde. Genau dieser Parameter wurde vom Menü-Programm verwendet.

Der Betrieb stand nun vor der Wahl, entweder alle früher angeschafften Cartridges auf die neue Software umzustellen, das neu angeschaffte System auf die alte Software umzustellen (soweit möglich) oder zwei verschiedene Versionen der Cartridge-Software und des Menüs betriebsweit zu unterstützen.

3.9 Bildschirme

Standards: MDA, CGA, Hercules, EGA, VGA, Super-VGA (noch kein Standard), 8514

Empfehlung derzeit: VGA wegen weiter Verbreitung (z.B. fest eingebaut auf IBM- und Compaq-Hauptplatinen), guter Standardisierung, guter Kompatibilität mit der meisten Software, Austauschbarkeit von Farb- und Schwarzweiß-Bildschirmen (Farberkennbarkeit durch Umwandlung in Graustufen). Vorsicht bei verschiedenen Speichergrößen auf dem Bildschirmadapter (z.B. IBM EGA mit nur 64 KB statt der üblichen 256 KB). Der Adapter ist mit geringerer Speicherausstattung u.U. nicht voll funktionsfähig.

Die Verwendung von Schwarzweiß-Bildschirmen erfordert einen zusätzlichen Validierungsschritt: Werden alle Farb-Informationen auch auf dem Schwarzweiß-Bildschirm in erkennbarer Weise angezeigt?

3.10 Drucker

Die Verbindung zwischen Drucker und Computer läßt beim heutigen technologischen Entwicklungsstand vieles zu wünschen übrig.

Einige Probleme sind:

o Fehlermöglichkeiten (z.B. Papierstau, Papierende)
o Manipulationsmöglichkeiten (z.B. Papier entfernen, Drucker ausschalten, viele mechanische Einstellungen)
o Probleme beim Abbrechen von Druckvorgängen dadurch, daß Daten noch im internen Druckpuffer stehen, die der Computer bereits als ausgedruckt ansieht
o Probleme beim Seitenumbruch von Endlospapier dadurch, daß der Drucker Seitenanfang und Seitenende nicht erkennt
o Probleme bei Seitendruckern dadurch, daß die letzte Seite zwar im Drucker gespeichert, aber nicht gedruckt wird
o verschiedenste Drucksteuersprachen
o eine Vielzahl verschiedener Zeichensätze (z.B. 35 verschiedene Zeichensätze im HP LaserJet III)
o sehr viele Schriftarten

Es besteht daher die zwingende Notwendigkeit, den Bediener in die Sicherheitsvorkehrungen einzubeziehen. Bei der Validierung der entsprechenden SOPs ist hierauf besonders zu achten.

Für die Druckersteuerung sollte ein populärer Standard verwendet werden (PostScript, PCL, Epson-Befehlssatz). In allen anderen Fällen erhöht sich der Aufwand für die Validierung.

Als Zeichensatz sollte einer der am weitesten verbreiteten Zeichensätze verwendet werden (IBM Extended ASCII Code Page 437, ANSI, PostScript), weil sonst ebenfalls ein erhöhter Aufwand für die Validierung anfällt.

Für die Wahl der Schriftarten stehen verschiedene Varianten zur Verfügung:
1. eingebaute (Drucker-) Schriftarten
2. Schriftkassetten, die in den Drucker gesteckt werden
3. Download-Schriftarten
4. grafische Steuerung des Druckers, dadurch Erzeugung der Schriftart seitens des PCs

Hier ist der Validierungsaufwand bei den Varianten 1. und 2. geringer, weil die anderen beiden Varianten komplexer sind und mehr Störungsmöglichkeiten aufweisen.

Ein korrekter Seitenumbruch bei Endlospapier läßt sich nur durch präzise Einstellung des Druckers und fehlerfreie Bedienung erreichen. Daher ist bei solchen Druckern die Bedienungs-SOP auf diesen Gesichtspunkt hin zu prüfen.

Bei Seitendruckern ist das Problem des verzögerten Seitenausstoßes zu beachten. Bei der Validierung muß festgestellt werden, ob ein Warnsignal vorhanden ist, wenn noch Daten zum Druck anstehen oder ob eine andere lückenlose Prüfung auf Vollständigkeit der gedruckten Seiten möglich ist und immer erfolgt.

Es existieren geeignete Testprogramme und Testdaten, mit denen Drucker auf einwandfreie Funktion geprüft werden können.

3.11 Sonstige Peripherie

PCs lassen sich mit einer Vielzahl weiterer Peripherien ausstatten, die mit speziellen Mitteln validiert werden müssen.

Beispiele sind:

o Direkte Dateneingänge (direkte Meßwerterfassung, Belegleser)
o Kommunikationseinrichtungen (Modem, Fax-Adapter, Risiko durch Auto-Answer-Modus)

3.12 Individuell hergestellte Hardware

Die Validierung individuell hergestellter Hardware ist problematisch. Die Validierung muß in der Regel in allen Entwicklungsphasen nach dem »White-Box«-Prinzip stattfinden. Die Einrichtungen müssen dann mit bereits bekannter Standard-Hardware vergleichend getestet werden.

4 Software-Validierung

4.1 Allgemeines

Software ist problematischer als Hardware wegen:

o Komplexität
o Freizügigkeit des Programmierers (kein A-priori-Zwang zur Disziplin)

Eine Exemplar-Validierung entfällt (abgesehen von einer grundsätzlichen kurzen Funktionsprüfung nach der Installation und Maßnahmen, wenn ein Datenträger nicht lesbar ist, der die Software enthält). Es gibt im wesentlichen nur eine Typ-Validierung und eine Revalidierung, wenn die Software in einem anderen Einsatzgebiet verwendet werden soll (erneute Eignungsprüfung).

Grundsätzlich bedeutet Validierung im Zusammenhang mit Software, daß festgestellt wird, ob die Software

A) zweckmäßig ist, und
B) richtig und sicher arbeitet, insbesondere auch in der vorgesehenen Umgebung (Hardware, Software, Betriebspersonal).

Die Definition der richtigen Funktion befindet sich in der Dokumentation der Software. Daher ist die Dokumentation der ausschlaggebende Teil des Systems, nach dem eigentlichen Programm.

Eine erfolgreiche Validierung führt dazu, daß die Software zur Standardsoftware für ein Unternehmen wird.

4.2 Retrospektive Validierung

Bei Systemen, die schon vor der Forderung nach Validierung in Betrieb waren, aber weiter betrieben werden sollen, ist eine retrospektive Validierung erforderlich. Das gleiche gilt in etwa für Systeme, bei denen man keinen Einfluß auf die Herstellungsverfahren hat (z.b. Standard-Software, Software von Fremdherstellern).

Oft sind die Interna eines solchen Systems nicht dokumentiert, und der Source-Code ist nicht verfügbar. Dann können nur »Black-Box«-Prüfungen vorgenommen werden.

Der Nachteil des nicht validierten Herstellungsverfahrens wird teilweise durch das Vorliegen historischer Daten aus dem Betrieb des Systems aufgewogen.

4.3 Test

Eine Besonderheit der Software ist, daß nach dem heutigen Stand der Technologie in der Regel ein Nachweis der vollständigen Richtigkeit nicht erbracht werden kann. Mit anderen Worten, es ist nach dem heutigen Stand der Technik nicht möglich, fehlerfreie Programme zu erzeugen.

Die beiden wichtigsten Methoden, um die Zahl und Schwere von Fehlern gering zu halten sind:

1. Anwendung von Methoden des Software-Engineering bei der Erstellung, die darauf gerichtet sind, die Zahl der erzeugten Fehler von vornherein gering zu halten

2. Testen und Beheben der entdeckten Fehler oder Dokumentieren und Umgehen der Fehler

Unglücklicherweise kann man durch Testen nur die Anwesenheit, nicht aber die Abwesenheit von Fehlern beweisen. Darüber hinaus zeigt sich in der Praxis immer wieder deutlich, daß es nicht möglich ist, die Zahl und Schwere der Fehler durch Testen und Beheben beliebig zu reduzieren. Daraus ergibt sich der Wunsch, die Validierung bereits auf die Methoden zur Herstellung von Software anzuwenden, wann immer dies möglich ist.

Software-Tests müssen geplant werden. Der Testplan enthält die genaue Vorgehensweise, ggf. mit Checklisten, und die Test-Matrix, die anzeigt, welcher Testfall welche Teile des Gesamtsystems prüft. Jeder Testfall enthält in der Regel Testdaten, die archiviert werden müssen, um Reproduzierbarkeit zu gewährleisten. Schließlich gehören zu jedem Testfall die erwarteten Ergebnisse und Entscheidungskriterien dafür, welche Ergebnisse akzeptabel sind, wenn das Ergebnis nicht präzise definiert ist (z.B. eine Toleranz bei numerischen Methoden). Schließlich wird ein Test-Log angefertigt, in dem der Ablauf des Tests festgehalten wird.

Testdaten müssen Grenzfälle testen (Streß-Test), und sie müssen auch fehlerhafte Daten enthalten, um das Verhalten des Systems bei falschen Daten zu prüfen.

Das Verfahren beim Auftreten von Fehlern muß definiert sein. Hierzu gehörten ein Entscheidungsverfahren darüber, ob ein Fehler behoben werden muß oder nicht, sowie Verfahren zur Kontrolle der Behebung und des erneuten Tests nach der versuchten Behebung. Es ist zu beachten, daß Fehlerbehebungen andere, neue Fehler nach sich ziehen. Daher darf der Test nach Behebung nicht zu eng gefaßt sein.

4.4 Auswahl von Standard-Software

Die folgenden Punkte müssen bei der Auswahl von Standard-Software beachtet werden. Alle Punkte müssen dokumentiert werden. Die Validierung besteht im wesentlichen aus der Prüfung dieser Dokumentation und aus der Prüfung des Produktes selbst.

o   Wahl des Herstellers
o   Wahl oder Abweichung von verbreiteten Standards (z.B. Lotus 1-2-3, dBase III+)
o   Verbreitung, Bekanntheitsgrad, Anlehnung an Standards
o   Kompatibilität (zur Betriebssoftware, zu anderer Software, zu älteren Versionen, zur Hardware)
o   Qualität der Dokumentation (Sind die Funktionen wohldefiniert und einwandfrei dokumentiert?)
o   Zweckmäßigkeit der Dateiformate (z.B. eine Dateneinheit = eine Datei) und Qualität der entsprechenden Dokumentation
o   Fehlerfreiheit

4.5 Validieren in der Betriebsumgebung

Wenn möglich, dann kann das Validieren in der Betriebsumgebung, unter realistischen Einsatzbedingungen, mit einer ohnehin notwendigen Validierung (z.B. Systemvalidierung) zusammenfallen. Wenn dies nicht möglich ist, z.B. bei Standardsoftware, die vor der Kaufentscheidung nicht für eine Probeinstallation zur Verfügung stand, dann muß eine gesonderte Validierung in der Betriebsumgebung erfolgen, die in etwa einer umfassenden Prüfung bei einem Probelauf entspricht.

5 Erstellung individueller Systeme

5.1 Allgemeines

Entwicklungsprojekte werden in Entwicklungsphasen durchgeführt. Für jede Phase gelten bestimmte Besonderheiten, die für die Validierung relevant sind. Die Phasen werden im folgenden erläutert.

Entscheidend ist, daß der Prozeß der Validierung nicht an das Ende der Entwicklungsphasen gelegt werden darf, sondern bereits bei der ersten Auseinandersetzung mit dem Problem beginnen muß, weil eine nachträgliche Validierung entweder nur mit erhöhtem Aufwand oder überhaupt nicht mehr möglich ist. Es ist zu bedenken, daß man bei einem neu erstellten System nicht auf eine Vielzahl bereits laufender Installationen zurückblicken kann.

Die hier dargestellte Phaseneinteilung ist geeignet für Software-Projekte mit einer Projektgruppengröße von ca. 20 - 40 Mitarbeitern. Kleinere und größere Projekte erfordern eine entsprechend gröbere oder feinere Detaillierung.

Für jede Phase gibt es geeignete »Meilensteine«, an denen man den Fortschritt des Projekts zuverlässig messen kann, und geeignete Revisions-Punkte, in der Regel am Schluß jeder Phase.

Die hier beschriebene Systematik gilt in sehr ähnlicher Weise für Hardware- und Software-Projekte und viele andere, ähnlich gelagerte Vorhaben, z.B. gemischte Hard- und Software-Projekte.

Große Projekte bedürfen einer gesonderten Betrachtung, weil mit wachsender Komplexität der Aufwand für die Validierung überproportional ansteigt. Man kann zu dem Schluß kommen, daß Projekte oberhalb einer gewissen Komplexitätsgrenze mit klassischen Methoden überhaupt nicht mehr validierbar sind und daher unter GCP-Bedingungen nicht akzeptiert werden können. Aus dieser Situation gibt es nur zwei Auswege, die beide darauf hinauslaufen, daß die Komplexität reduziert werden muß.

A) Das System muß so in relativ unabhängige Untersysteme zerlegt werden, daß jeder Systemteil handhabbar wird (die klassische Methode).

B) Das System muß mit Hilfe automatisierbarer Methoden entwickelt werden, die ihrerseits validiert sind.

Ein entscheidender Schritt in die letztere Richtung sind CASE-Tools, die bis in die Programmierungsphase hinein wirken (im Idealfall durch Programm-Generierung). Der Einsatz solcher Tools kann dazu führen, daß sich der Life-Cycle eines komplexen Software-Produkts vereinfacht, weil die Programmierungs-Phase teilweise oder ganz entfällt und die Systemtest-Phase sich vereinfacht. Wir stehen erst am Anfang dieser Entwicklung, die aber nicht nur von Forderungen wie GCP vorangetrieben wird, sondern vor allem dadurch, daß noch größere Systeme selbst unter gewöhnlichen (nicht GCP-) Bedingungen ab einer bestimmten Komplexität nicht mehr erfolgreich machbar sind.

5.2 Arbeitsgruppen

Für die Erstellung individueller Software wird eine Dreiteilung des Mitarbei-terstabes empfohlen:

1. Projektgruppe
   Dieses Team führt die eigentliche Erstellung der Software durch. Es besteht aus mehreren Untergruppen, die über den zeitlichen Ablauf in Stärke und Zusammensetzung variieren (z.B. Designer, Systemanalytiker, Programmierer/Codierer). Dies entspricht den gängigen Methoden des Software-Engineering.

2. Revisions-Gruppe
   Zu den Projekt-Meilensteinen werden Revisionen (engl. »Reviews«) durchgeführt, bei denen der Stand der Arbeiten geprüft wird. Dabei werden die erzeugten Dokumente und ggf. die bereits erzeugten Produktteile sowie die Übereinstimmung zwischen Plan und Wirklichkeit geprüft.

3. Validierungs-Gruppe
   Die Validierungs-Gruppe muß von der Herstellung des Produkts unabhängig sein. Daher können Revision und Validierung in der Regel nicht von derselben Gruppe ausgeführt werden. Wenn zwischen Revisions-Gruppe und Projektteam regelmäßig ein relativ intensiver Dialog stattfindet, muß die Revisions-Gruppe als Teil der herstellenden Einheit angesehen werden. Damit ist der Einsatz des Revisionspersonals für die Validierung unzulässig.

5.3 Änderungskontrolle

In jeder Phase können Änderungen auftreten. Dies bedeutet, daß eine bereits getroffene Entscheidung wieder rückgängig gemacht wird, anders entschieden wird und die Konsequenzen dieser Änderung in das Gesamtsystem eingesetzt werden. Dazu ist oft eine Wiederholung bereits begonnener oder durchgeführter späterer Phasen notwendig.

Eine Änderung kann sehr klein sein (z.B. Änderung eines Befehls in einem Programm) oder sehr umfassend (z.B. Änderung des Grobdesigns). Jede auch kleine Änderung kann jedoch unabsehbare Folgen haben, wenn ihre Auswirkungen nicht klar erkannt werden. Deswegen ist eine strenge Kontrolle aller Änderungen erforderlich.

5.4 Problemdefinition

In der Problemdefinitionsphase wird über das »Was«, nicht das »Wie« entschieden.

Die wichtigsten Dokumente sind:

o Projektplan
o Problemdefinition (Pflichtenheft)

5.5 Systemdesign

In der Systemdesign-Phase wird die Lösung des definierten Problems entworfen (»Wie«). Gegen Ende dieser Phase beginnt das detaillierte Design der Module, das jeweils zu Beginn der Erstellung der einzelnen Module für diese fertiggestellt sein muß.

Die wichtigsten Dokumente sind:

o Systementwurf (Grobdesign)
o Handbuch für den Programmierer
o Vorläufige Validierungsrichtlinien

5.6 Programmierung, Modultest, Integrationstest

In dieser Phase werden die Programm-Module codiert, getestet und schrittweise integriert.

Die wichtigsten Dokumente sind:

o Integrationstest-Plan (kurz nach Beginn der Phase)
o Vorläufige Programm-Dokumentation
o Endgültige Richtlinien für Systemvalidierung
o ggf. endgültige Richtlinien für Validierung am Einsatzort

Ein besonderes Verfahren, das für spätere Validierung und Revalidierung nach Änderungen dokumentiert werden muß, ist der »Source Code Review« (»White-Box«-Verfahren).

5.7 Systemtest

In dieser Phase wird das Gesamtsystem getestet.

Je nach den Gegebenheiten kann das System zu diesem Zeitpunkt schon am Einsatzort installiert sein.

Das wichtigste Dokument ist:

o Systemdokumentation

5.8 Systemvalidierung

Diese Phase entspricht etwa dem industriellen Abnahmetest. Die Validierung darf nicht von einer Gruppe ausgeführt werden, die an der Erstellung des Systems beteiligt war oder der herstellenden Betriebseinheit unterstellt ist.

Das wichtigste Dokument ist:

o   Dokumentation des Validierungs-Ergebnisses

5.9 Betrieb

Diese Phase umfaßt den Dauerbetrieb des Systems, also die gesamte Lebensdauer des Systems.

Die wichtigsten Dokumente sind:

o   Logbücher

Während des Betriebs erfolgt eine regelmäßige Überwachung (z.B. jährliche Abnahme).

Eine ständige Überwachung durch den Bediener wird durchgeführt. Dafür wird ein Logbuch geführt (wenn nötig auch mehrere Logbücher), in das alle außerplanmäßigen Vorfälle eingetragen werden. Dieses umfaßt sowohl Vorfälle, die die Hardware betreffen, als auch Vorfälle, die die Software betreffen. (Der Bediener kann im allgemeinen nicht feststellen, ob ein Vorfall von der Hardware oder der Software verursacht wurde.)

Ausnahmesituationen müssen durch SOPs abgedeckt sein. So muß die Außerbetriebnahme und die Wiederinbetriebnahme so beschrieben sein, daß ein Totalausfall des Systems innerhalb eines geeigneten Rahmens behandelt werden kann und sich noch im Rahmen des SOP-Systems abspielt. Hierzu gehört insbesondere ein Plan für den Wiederanlauf nach schweren Störungen (Katastrophenplan), der regelmäßig revalidiert werden muß. Dabei muß u.a. der Beweis erbracht werden, daß gesicherte und archivierte Daten (auch Programme) lesbar und verwendbar bleiben, die z.B. zur Rekonstruktion eines Software-Systems benötigt werden.

6   Besonderheiten des Personalcomputers

6.1   Manipulierbarkeit oder Inkompetenz des Benutzers

Personalcomputer werden in der Regel von Personen benutzt, die keine besondere technische Ausbildung für den Betrieb von Computern haben. Der Benutzer ist daher als schwächster Punkt anzusehen.

Maßnahmen:

o   Gründliche Schulung des Personals, speziell zugeschnitten auf GCP-Belange

o   Einschränkung der sonst üblichen Freiheiten beim Umgang mit dem Computer

Bei der Validierung ist zu prüfen, ob diesen Forderungen hinreichend Rechnung getragen wird.

Fallbeispiel: Eine Mitarbeiterin formatierte versehentlich die Festplatte eines PCs, auf der die Arbeit von 1½ Monaten gespeichert war. Die Daten waren nicht gesichert. Bei der Überprüfung stellte sich heraus, daß die Mitarbeiterin weder an einer Schulung für den Umgang mit dem Personalcomputer teilgenommen hatte, noch auf die Notwendigkeit einer Datensicherung hingewiesen worden war.

6.2 Vielfalt der Konfigurationsmöglichkeiten

Sehr häufig gleicht im praktischen Einsatz schon nach kurzer Einsatzzeit kein PC mehr dem anderen, weil sich die Konfiguration jedes Computers in sehr vielen Feinheiten von anderen unterscheiden kann.

Variieren können:

o   Hardware-Varianten
o   BIOS-Releases
o   Release-Stände von Drucker-EPROMs
o   Bildschirme und Bildschirm-Treiber
o   Drucker und Drucker-Treiber
o   Sonstige Peripherie

Diese Variationen müssen im Interesse eines nicht ins Uferlose wachsenden Aufwandes für die Validierung weitestgehend vermieden werden.

Maßnahmen:

Alle Release-Stände (BIOS, Drucker-EPROMS) müssen dokumentiert und kontrolliert werden. Hierfür muß in der regelmäßigen Revalidierung ein Verfahren angegeben sein, wie die Release-Nummern oder -Daten geprüft und mit dem Sollwert verglichen werden. Abweichungen erfordern eine teilweise Revalidierung des Gerätetyps.

Geräte sollten möglichst selten in möglichst großen Stückzahlen gekauft werden. Dabei müssen gleiche Release-Stände erzwungen werden, um das vorgenannte Problem von vornherein zu vermeiden.

Fallbeispiel: In einem Betrieb waren wiederholt Drucker des Typs NEC P6 mit Einzelblatteinzug angeschafft worden. Es zeigte sich jedoch, daß bei bestimmten Druckern der Seitenvorschub im Zusammenhang mit den Lotus-Progammen »1-2-3« und »Symphony« nicht richtig funktionierte. Bei diesen Exemplaren verschob sich das Druckbild bei Folgeseiten eines mehrseitigen Druckes stets an den oberen Seitenrand.

Eine Überprüfung ergab, daß diese Drucker eine ältere EPROM-Release-Nummer hatten (15, 17 oder 18) als die übrigen, bei denen das Problem nicht auftrat. Das Auswechseln der EPROMS gegen die neuere Version 19 löste das Problem.

6.3 Zugänglichkeit

Die hohe Zugänglichkeit von Personalcomputern drückt sich aus als:

o Physischer Zugang von Personen zum Computer, insbesondere auch zu den aktiven Wechselspeichern (Diskette, Cartridge, Wechselplatte)

o Elektronischer Zugang (Ports, LAN, Modem).

o Offenheit der gespeicherten Programme und Daten

Maßnahmen:

o Zugangsschutz durch Blockierschloß am PC oder Paßwort

o Restriktion des physischen Zugangs

6.4 Manipulierbarkeit der Betriebssystem-Installation

Die an PCs verwendeten Betriebssysteme sind weitgehend vom Benutzer konfigurierbar. Die Installation des Betriebssystems DOS beruht z.B. auf den beiden Konfigurationsdateien

o AUTOEXEC.BAT

o CONFIG.SYS

Darüber hinaus unterscheiden sich die Installationen durch die Betriebssystem-Version und den Hersteller (IBM PC-DOS, MS-DOS, Compaq-DOS, Toshiba-DOS usw.). Die Datei AUTOEXEC.BAT kann zu anderen Dateien verzweigen, speicherresidente und nicht speicherresidente Programme laden und abarbeiten und damit den resultierenden Systemzustand weitestgehend verändern.

Maßnahmen:

Eine Typ-Validierung gilt nur dann für mehrere Geräte, wenn alle identisch konfiguriert sind. Daher ist es erforderlich, den Ablauf der Systemkonfiguration beim Systemanlauf zu überprüfen (White Box), indem der Konfigurationsablauf vollständig analysiert wird.

Bei der Revalidierung genügt die Überprüfung der beiden Konfigurationsdateien sowie aller aufgerufenen Dateien auf Identität mit dem dokumentierten Zustand bei der Typ-Validierung.

Ein zusätzliches Hilfsmittel für regelmäßige Kontrollen oder Kontrollen im Störungsfall sind Programme zum Sichtbarmachen der Speicherbelegung, wobei die Speicheradressen mit dem dokumentierten Zustand der Typ-Validierung übereinstimmen müssen.

Fallbeispiel: Ein Benutzer konnte ein Anwendungsprogramm (Paradox) plötzlich nicht mehr starten. Eine Untersuchung zeigte, daß der Benutzer zwei Tage früher von sich aus auf seinem PC, um Speicherplatz im Basisspeicher zu sparen, den Befehl BUFFERS in der Datei CONFIG.SYS so modifiziert hatte, daß der BUFFERS-Speicherbereich in den in seinem PC eingebauten EMS-Speicher verlegt wurde (BUFFERS=30/X). Er hatte jedoch nicht gewußt oder geprüft, ob alle seine Anwendungsprogramme zu dieser Einrichtung kompatibel waren.

Paradox erwies sich als nicht kompatibel zu dieser Einrichtung. Das Rückgängigmachen der Veränderung in CONFIG.SYS behob die Störung.

6.5 Manipulierbarkeit der Software-Installation

Software kann relativ einfach in den Computer gebracht (installiert) oder aus diesem entfernt werden.

Daraus ergeben sich u.a. die folgenden Probleme:

o   Gefahr der Verwendung nicht validierter Programme oder Programmteile

o   Konflikte verschiedenster Art zwischen nicht kompatiblen Programmen

o   TSR-Programme (»Transient, Stay Resident«) können zu Konflikten untereinander und zu Konflikten mit Programmen führen, zu denen sie keinerlei Beziehung haben sollten (z.B. durch Interrupt-Konflikte wegen ungeklärter und nicht standardisierter Übernahme-Methoden oder durch bloßen Verbrauch von Speicherplatz)

o   Viren

Ein besonderes Problem, das auch bei der Betriebssoftware auftritt, ist der Versionswechsel. Jede Validierung kann sich immer nur auf eine bestimmte Software-Version beziehen. Ein Versionswechsel erfordert Revalidierung.

Dieses Problem kann noch dadurch verschärft werden, daß eine bestimmte Software-Version, die sich möglicherweise betriebsweit im Einsatz befindet, vom Hersteller nicht mehr angeboten wird. Wenn dann eine weitere Station mit dieser Software ausgestattet werden soll, dann müssen, wenn die verwendete Version nicht mehr beschaffbar ist, alle anderen Stationen auf die neue Version umgestellt und revalidiert werden.

Das Revalidieren bei Versionsumstellung wird glücklicherweise dadurch etwas erleichtert, daß die neue Version häufig eine Funktions-Obermenge darstellt, so daß die erneute Prüfung auf Eignung entfällt.

Maßnahmen:

o   Untersagen des Veränderns der Software-Installation, Untersagen des Einbringens fremder Programme jeglicher Art (dokumentiert in SOP)

o   Prüfen oder bedingungsloses Wiederherstellen der erforderlichen Software-Installation in regelmäßigen Abständen (bei Revalidierung oder öfter, bis zu täglich)

o   Regelmäßige gezielte Suche nach bekannten Virustypen (mindestens einmal wöchentlich)

Fallbeispiel: Auf einem PC traten wiederholt »Betriebssystem-Abstürze« auf, die sich dadurch äußerten, daß der PC bei bestimmten Tastendrücken in einem Standardprogramm stehenblieb und auf keine Taste mehr reagierte.

Eine Untersuchung ergab, daß der Benutzer von sich aus ein kleines Hilfsprogramm vom TSR-Typ installiert hatte, das den Zweck hatte, noch nicht verarbeitete Tastendrücke am oberen Bildschirmrand anzuzeigen. Dieses Hilfsprogramm war jedoch mit dem für die normale Arbeit verwendeten Standardprogramm bezüglich einiger Tastenkombinationen nicht kompatibel. Das Entfernen des Hilfsprogramms löste das Problem.

6.6 Manipulierbarkeit der Standardsoftware-Einstellungen

Standard-Software kann oft den individuellen Bedürfnissen des Benutzers sehr weitgehend angepaßt werden, indem eine Vielzahl von Voreinstellungen manipuliert werden kann. Dies führt in der Regel zu Problemen, weil ungeeignete Voreinstellungen zu falschen oder nicht richtig dargestellten Ergebnissen führen.

Maßnahmen:

o   Technisches Blockieren der Einstellmöglichkeiten

o   Untersagen des Veränderns der Programmeinstellungen (dokumentiert in SOP)

o   Dokumentation der erforderlichen Einstellungen in der Bedienungsanleitung

Letztendlich muß jedoch festgestellt werden, daß eine Software, die sich auf einfache Art und Weise so »verstellen« läßt, daß unkontrollierbar falsche Ergebnisse entstehen können, nicht GCP-konform ist und nicht verwendet werden kann.

Fallbeispiel: Ein PC-Benutzer konnte das Programm Lotus 1-2-3 nicht mehr starten. Die Untersuchung ergab, daß der relativ unerfahrene Benutzer die Installationsroutine aufgerufen und versehentlich den ursprünglich installierten Bildschirmtreiber gegen einen anderen ausgetauscht hatte, der mit dem angeschlossenen Bildschirm nicht funktionierte.

Fallbeispiel: Eine Sekretärin konnte in einem normalen Geschäftsbrief keine eingerückte Aufzählung mehr erzeugen. Die Untersuchung zeigte, daß sie versehentlich die Druckformatvorlage verändert hatte, obwohl sie mit dem Umgang mit Druckformatvorlagen nicht vertraut war. Sie hatte beim Ändern nicht verstanden, daß sie kein normales Dokument, sondern eine Druckformatvorlage änderte. Ihr war daher nicht bewußt, was ihre Aktivitäten für Auswirkungen haben würden.

6.7 Einsatz nicht installierter Programme

Programme können direkt von einem Wechselspeicher-Laufwerk (Diskette, Wechselplatte) geladen und gestartet werden, ohne daß ihr Einsatz nachweisbar wird.

Maßnahmen - Drei Wege sind möglich:
o   Das Laufwerk wird entfernt oder mechanisch blockiert.
o   Der Computer wird so eingerichtet, daß das Laufwerk nicht angesprochen werden kann (z.B. indem alle Funktionen automatisch ablaufen und daher keine Eingriffsmöglichkeit vorhanden ist).
o   Das Einbringen von Informationen in ein Laufwerk sowie das Entnehmen von Informationen aus einem Laufwerk außerhalb der vorgesehenen Abläufe wird untersagt. Dies wird in den entsprechenden SOPs fixiert.

Der letzte Weg ist naturgemäß der am wenigsten sichere, weil er von der Schulung und dem guten Willen der Mitarbeiter abhängig ist. Bei der Validierung muß diesem Umstand Rechnung getragen werden.

> *Fallbeispiel*: Ein Benutzer hatte auf privatem Wege eine Kopie des Programmes »Norton Commander« erhalten und in den Betrieb mitgebracht. Er benutzte dieses Programm zum bequemen Kopieren von Dateien, indem er es an verschiedenen Computern direkt von der Diskette startete, ohne es vorher auf die Festplatte des Computers zu kopieren.
>
> Gegen Ende der Arbeitswoche zeigten sich auf mehreren Computern Störungen in der Bildschirmdarstellung, und es häuften sich Systemfehler. Eine Untersuchung zeigte, daß fast alle PCs der Abteilung mit dem Virus »Jerusalem-B« infiziert waren. Dieses Virus wird nach seinem ersten Start speicherresident und infiziert sehr rasch die meisten auf der Festplatte und auf anderen Disketten gespeicherten Programme.
>
> Die Desinfizierung erwies sich als sehr aufwendig, weil sich mit diesem Virus befallene Dateien auch mit den fortgeschrittensten Mitteln nicht immer fehlerfrei rekonstruieren lassen. In vielen Fällen mußten mehrere Anwendungsprogramme völlig neu istalliert werden.

6.8 Manipulierbarkeit der Programme

Programme können verändert (»gepatcht«) werden. Dies kann böswillig geschehen oder auch mit der Absicht, das Programm nutzbringend zu modifizieren oder einen Programmfehler zu beheben. Dabei besteht jedoch jederzeit die Gefahr, daß eine Funktion des Programmes nachteilig verändert wird.

Maßnahmen:
Die Maßnahmen dagegen ähneln den Maßnahmen gegen Viren, weil diese im Grunde ebenfalls Programme modifizieren. Es bestehen folgende Möglichkeiten, die in der Regel nur bei konkretem Anlaß oder besonderer Sensibilität angewendet werden:

o   Programmdateien werden schreibgeschützt (wenig Schutz gegen bös-
    willige Veränderungen, weil der Benutzer den Schutz innerhalb seines
    PCs jederzeit mit einem entsprechenden Befehl aufheben kann).
o   Programmdateien werden auf einem LAN-File-Server schreibgeschützt
    gespeichert. Dies verhindert Änderungen von jeder Workstation aus.
    Änderungen können dann nur noch mit direktem Zugang zum File-Server
    vorgenommen werden.
o   Programmdateien werden mit einem zusätzlichen Schutzcode versehen,
    der die Datei vor dem Laden prüft (auch bei gleichzeitiger Datenkom-
    pression oder -dekompression).
o   Programmdateien werden in regelmäßigen Abständen (z.B. eine Woche)
    auf Veränderungen geprüft. Dies bietet gleichzeitig eine relativ sichere
    Warnung bei einem Virusbefall.
o   Untersagen des Veränderns von Programmdateien mit entsprechender
    Fixierung ·
    in den SOPs.

6.9 Manipulierbarkeit der Daten

PC-Standard-Software erlaubt oft ein sehr weitgehendes interaktives Mani-
pulieren der gespeicherten Daten.

  Darüber hinaus können Daten mit Mitteln manipuliert werden, die für die
planmäßige Bearbeitung nicht vorgesehen sind, z.B. mittels Disk-Sektor-
Editoren.

Maßnahmen dagegen sind:
o   Generelles Untersagen der außerplanmäßigen Manipulation von Daten
o   Entfernen aller Hilfsmittel, die sich für außerplanmäßige Datenmanipu-
    lation eignen

Bei der Validierung sind daher neben der SOP-Prüfung auch die Programm-
speicherbereiche (normalerweise Festplatte) nach Hilfsprogrammen abzu-
suchen, die eine Manipulation der Daten ermöglichen und sich daher nicht
auf den Geräten befinden sollten.

6.10 Zugriff mittels LAN

Die LAN-Technologie (Local Area Network) eröffnet eine Reihe neuartiger
Zugriffsmöglichkeiten, die teilweise positiv, aber teilweise auch negativ zu
bewerten sind.

Positiv:
o   PCs können ohne Wechselspeicher-Laufwerke (Disketten, Wechselplat-
    ten) aufgestellt werden. Dadurch entfällt eine Reihe unerwünschter
    Manipulationsmöglichkeiten.

o Die Installation, Kontrolle und Wartung der Software kann zentral (auf
   einem File-Server) erfolgen. Damit entfallen Manipulationsmöglichkeiten
   an der Software, weil die Programme selber und gewisse Konfigurationsdateien dort wirksam gegen Veränderung gesperrt werden können.
o Daten können, soweit die Effizienz dies erlaubt, auf File-Servern oder-
   besser auf Datenbank-Servern gespeichert werden, so daß auch hier einige
   Manipulationsmöglichkeiten entfallen. Allerdings können die Daten
   insofern nicht gegen Veränderungen gesperrt werden, als der einzelne PC
   diese Daten selber schreiben oder bearbeiten können muß.

Negativ:
o Das LAN erhöht die Komplexität der Hardware- und Betriebssoftware-
   Umgebung erheblich, so daß neue Validierungsforderungen entstehen.
o Das LAN ist selbst nur schwer vor Zugriffen schützbar. Insbesondere
   können an jedem Knoten des LANs (beim Ethernet mittels
   »Vampir«-Klemmen sogar an jeder beliebigen Stelle des Kabels) alle an
   dieser Stelle passierenden Daten mit handelsüblichen LAN-
   Datenanalysatoren gelesen, gefiltert, gespeichert und dargestellt werden.
   Dadurch kann sich eine unbefugte Person z.B. Zugangsschlüssel, wie
   Paßwörter, verschaffen und dann von einer normalen LAN-Station aus
   unautorisiert zugreifen.

Insgesamt scheinen die Vorteile zu überwiegen, so daß im Zusammenhang
mit dem Produktivitätsgewinn durch LAN-Einsatz zu empfehlen ist, LANs
einzusetzen und ihre Möglichkeiten zur Erhöhung der Sicherheit auszu-
schöpfen. Die Negativpunkte sind jedoch bei der Validierung besonders zu
berücksichtigen.

Für den Test von LANs stehen umfangreiche Testprogramme (»Benchmark
Tests«) zur Verfügung, mit denen jedes LAN unter verschiedenen Bela-
stungszuständen getestet werden kann. Das umfassende Testen von LANs ist
relativ aufwendig.

7 Anhang—Begriffsdefinitionen

Die folgenden Begriffe sind als ANSI/IEEE-Standards (American National
Standards Institute/Institute of Electrical and Electronics Engineers) definiert.
Die Nummer des jeweiligen ANSI/IEEE-Standards und das Jahr ist in eckigen
Klammern angegeben.

Dies ist nur ein schmaler Auszug aus den verfügbaren Definitionen. Einige
andere Quellen sind FIPS-Publications (Federal Information Processing
Standards) und FDA-Regulations (Food and Drug Administration), z.B. FDA
21 CFR Part 58: »Adequate Quality and Integrity of Study Data—Acceptable
Practices«.

Acceptance Testing – Formal testing conducted to determine whether or not a system satisfies its acceptance criteria and to enable the customer to determine whether or not to accept the system. See Validation. [1012 - 1986]

Design Phase – The period of time in the software life cycle during which the designs for architecture, software components, interfaces, and data are created, documented, and verified to satisfy requirements. [1012 - 1986 and 729 - 1983]

Integration Testing – An orderly progression of testing in which software elements, hardware elements, or both are combined and tested until all inter-module communication links have been integrated—the entire system has been integrated. [1012 - 1986]

Interface – (1) A shared boundary. An interface might be a hardware component to link two devices or it might be a hardware component to link two devices or it might be a portion of storage accessed by two or more computer programs. (2) To interact or communicate with another system component. [729 - 1983]

Modularity – The extent to which software is composed of discrete components such that a change to one component has minimal impact on other components. [729 - 1983]

Operation and Maintenance Phase – The period of time in the software life cycle during which a software product is employed in its operational environment, monitored for satisfactory performance, and modified as necessary to correct problems or to respond to changing requirements. [1012 -1986 and 729 - 1983]

Quality Assurance – (1) A process for building quality into a system. (2) The process of assuring that the automated data system meets the user requirements for the system and maintains data integrity. (3) A planned and systematic pattern of all actions necessary to provide adequate confidence that the item or product conforms to established technical requirements. [730 - 1981]

Requirement – A condition or capability that must be met or possessed by a system or system component to satisfy a contract, standard, specification, or other formally imposed document. The set of all requirements forms the basis for subsequent development of the system or system component. [29 - 1983]

Software – Computer programs, procedures, rules, and possibly associated documentation and data pertaining to the operation of a computer system. [729 - 1983]

Software Life Cycle – The period of time that starts when a software product is conceived and ends when the product is no longer available for use. The software life cycle typically includes a requirements phase, design phase, programming and testing phase, system integration and testing phase, system validiation phase, system release phase, operation and maintenance phase, and sometimes, retirement phase. [729 - 1983]

System – (1) A collection of people, machines, and methods organized to accomplish a set of specific functions. (2) An integrated whole that is composed of diverse, interacting, specialized structures and subfunctions. (3) A group of subsystems united by some interaction or interdependence, performing many duties but functioning as a single unit. [ANSI N45.2.10 - 1973]

System Testing – The process of testing an integrated hardware and software system to verify that the system meets its specified requirements. [1012 - 1986 and 729 - 1983]

Test Log – A chronological record of relevant details about the execution of tests. [829 - 1983]

Test Plan – A document describing the scope, approach, resources, and schedule of intended testing activities. It identifies test items, the features to be tested, the testing tasks, who will do each task, and any risks requiring contingency planning. [1012 - 1986 and 729 - 1983]

Testing – The process of exercising or evaluating a system or system component by manual or automated means to verify that it satisfies specified requirements or to identify differences between expected and actual results. [729 - 1983]

User – The person, or persons, who operate or interact directly with the system. The user(s) and the customer(s) are often not the same person(s). [830 - 1984]

Validation – (1) The process of evaluating a system at the end of the development process to assure compliance with user requirements. (2) The process of evaluating software at the end of the software development process to ensure compliance with software requirements. [1012 - 1986 and 729 - 1983]

Verification – (1) The process of determining whether or not the products of a given phase of the system development cycle fulfill the requirements established during the previous phase. (2) The process of determining whether or not the products of a given phase of the software development cycle fulfill the requirements established during the previous phase. [1012 - 1986 and 729 - 1983]

Anforderungen an Textsysteme

R. Theodor

L.A.B. Gesellschaft für pharmakologische Untersuchungen mbH & Co, W - 7910 Neu-Ulm

Ohne computerisierte Textsysteme ist eine effektive und rasche Texterstellung, -bearbeitung und -verarbeitung nicht mehr vorstellbar.

Generell können verschiedene Einsatzmöglichkeiten von Textverarbeitungssystemen zum Tragen kommen:

1. Texterfassung, d.h. reine Editorfunktion,
2. Textformatierung, d.h. Layoutfunktionen,
3. Textgenerierung, d.h. Kombinieren verschiedener Einzelteilen (Texte, Daten) in ein einziges oder mehrere unterschiedliche Dokumente,

wobei reine Texterfassung im ASCII-Format die primitivste Form und ein vollautomatisches Textgenerierungssystem die derzeit fortschrittlichste Form darstellen dürfte.

Da im Rahmen der Humanpharmakologie nicht nur an den Inhalt, sondern auch an die Form und vor allem an den Aufbau der erstellten Dokumente hohe Anforderungen gestellt werden, müssen bestimmte Forderungen erfüllt sein, bevor ein Textverarbeitungssystem eingesetzt werden kann. Dabei hängt die Wahl des jeweiligen Systems stark von den Notwendigkeiten innerhalb der Einsatzbereiche ab.

Welche Grundanforderungen müssen erfüllt sein ?

Generell müssen von einem handelsüblichen Programm folgende Leistungen erbracht werden:

1. zuverlässige und möglichst fehlerfreie Funktion
2. reine Texterfassung
3. Formatierung der Dokumente in einheitlicher Form ('Corporate Identity', durchgängiges Layout)
4. automatische Sicherung der momentan bearbeiteten Dokumente in wählbaren Zeit-Intervallen
5. Arbeiten mit mehreren Dokumenten gleichzeitig
6. Drucken im Hintergrund
7. guter technischer Support von Hersteller und Vertreiber im eigenen Land

Weitergehende Forderungen

Die gesamten Forderungen stellen das Mindestmaß dessen dar, was ein Textsystem leisten muß. Mit diesen Merkmalen ist ein System ganz allgemein gut verwendbar. In der humanpharmakologischen Forschung mit der Vielzahl an Dokumenten je Studie sowie der Datenfülle, die auch in Texte einfließt, sind weitergehende Forderungen zu erfüllen, bevor ein Programm als gut geeignet bezeichnet werden kann (wobei nicht unerwähnt bleiben darf, daß die Erfüllung dieser Forderungen andererseits auch wieder Probleme aufwirft):

8. Der Symbolvorrat muß den ASCII-Zeichensatz überschreiten und Sonderzeichen (auch selbstgenerierte) zulassen (Problem bei Daten und Datei-Transfer: Zeichensatz ist nicht mehr Standard und kann nur von identischen Systemen erkannt werden, z.B. WordPerfect und MS-WORD).

9. Eine Schnittstelle zu Grafikprogrammen mit der Möglichkeit, Grafiken in den Text zu integrieren ist z.B. für Berichte notwendig (Problem bei Daten und Datei-Transfer: Textsystem und Grafikprogramm müssen dieselben Grafiken verarbeiten, das zwingt oft zur Bindung an den selben Hersteller, z.B. WordPerfect und DrawPerfect).

10. Die erstellten Dokumente müssen mit demselben Textprogramm auch auf anderen Betriebssystemen verlustfrei gelesen und geschrieben können (z.B. WordPerfect auf MS-DOS und auf UNIX).

11. Das System muß Importfunktionen für ASCII-Dateien aus anderen Programmen besitzen, um Daten in Dokumente übernehmen zu können, ohne sie jedesmal neu eingeben zu müssen (z.B. SAS-Dateien zur Übernahme in Berichte, Problem: Validierung des Einlesevorganges kaum möglich, manuelle Kontrolle der eingelesenen Daten wird nicht umgangen werden können).

Über diese weitergehenden Forderungen hinaus sind Systeme vorstellbar, die noch erheblich umfangreichere Leistungen anbieten:

12. Generierung ganzer Dokumentenserien aus einer Datenbank; Update der generierten Dokumente bei Änderung der Datenbank; z.B. Datenbank mit Einzelheiten zu einer Studie: Das Design und alle relevanten Parameter werden nur einmal in die Datenbank eingegeben, daraus entstehen automatisch eine Kostenkalkulation, der Durchführungs- und Auswertungsteil eines Prüfplans, der CRF, verschiedene Unterlagen für Ethikkommissionen und Behörden, Materiallisten und -anforderungen, Organisationspläne, Probandenaufklärung, die Draft-Fassung eines Berichtes etc. Der Phantasie sind keine Grenzen gesetzt. Der Technik dagegen schon. Textprogramme, die auch von einem Nicht-EDV-Fachmann ohne größere Probleme benutzt werden können, bieten solche Lösungen nicht an. Zudem stellt sich die Frage, wie ein Benutzer der entstandenen Dateien darauf hingewiesen wird, daß die Datei mögli-

cherweise in der Zeit seit dem letzten Aufruf durch Änderung der zugrundeliegenden Datenbank von anderer Seite geändert wurde. Für solche System ist daher noch weitergehend zu fordern:

13. Mitführen einer Historie über alle generierten und geänderten Dokumente unter Speicherung aller Änderungen mit Datum und Uhrzeit (falls an einem Tag mehr als einmal geändert wird) sowie den Urheber der Datei und den Autor der Änderung. Bei jeder Änderung muß automatisch eine neue Version generiert und ein eindeutiger neuer Dokumentencode in das Dokument eingefügt werden.

Die beiden letzten Forderungen (Generierung von Dokumenten und automatische Versions- und Dokumentencodeverwaltung) sind noch bei keinem handelsüblichen Programm zufriedenstellend gelöst.

Verbundsysteme

Ein hohes Maß an technisch Machbarem ist im L.A.B-EDV-System verwirklicht, das auf der zentralen Verwaltung von Dateien und Programmen beruht, wobei der einzelne Anwender das Textprogramm in seinem eigenen Arbeitsplatz-PC laufen läßt, das Programm selbst aber, wie auch die einzelnen Dateien, über das Netzwerk geliefert bekommt, so daß jeder zu jedem Zeitpunkt mit derselben Version eines Programmes und einer nur einmal vorhandenen Datei arbeitet. Die hier eingesetzten Programme sind größtenteils von WordPerfect, da die Schnittstellen von einem Programm zum anderen, wie bereits erwähnt, oft herstellertypisch sind. Bei Verwendung der Programme eines Herstellers können Tabellenkalkulationsprogramme, Grafikprogramme, Datenbanken, Dateiverwaltungsprogramme, Textsysteme, Benutzeroberflächen usw. verlustfrei und voll kompatibel miteinander kommunizieren, was im einzelnen Programm eventuell geringfügige Abstriche bedingt, in der Summe der Anwendungen jedoch nahezu optimale Lösungen bietet.

Portabilität

Prinzipiell muß bei der Einführung eines Systems darauf geachtet werden, daß es bei einer möglichen Hardware-Erweiterung oder Betriebssystemänderung weiterverwendet werden kann und die Dateien vollständig und verlustfrei portabel sind. Diese Forderung trifft natürlich nicht nur für Textsysteme, sondern für alle Programme zu.

Von der Planung zum Bericht

W. Seifert

D. Humanpharmakologie, Schering Forschungslaboratorien, Schering AG, Berlin

1 Von der Planung zum Bericht: Vorgehensweise und GCP

1.1 Prüfplan

Prüfpläne sind Absichtserklärungen zu einem Forschungsvorhaben. Sie sollen den Ablauf und die gewählten Methoden eindeutig und nachvollziehbar beschreiben. Neben dieser in den Inhalten variablen, wissenschaftlichen Komponente wird der Prüfplan ergänzt durch formale Anteile (Statements zum Umgang mit Probanden/Patienten, Informationspflichten; Hinweise auf andere SOPs zu Standardverfahren). Der Prüfplan selbst kann praktisch als eine SOP zu einer klinischen Prüfung angesehen werden.

Zwischen Prüfplan-Fertigstellung und Studienbeginn liegen unternehmensinterne Genehmigungsprozesse und die Begutachtung durch die notwendigen Ethik-Kommissionen.

Auch eine vom Leiter der Prüfung unabhängige "Quality Assurance Unit" nimmt zum Prüfplan Stellung.

Änderungsvorschläge oder -wünsche der angehörten Institutionen sind in den Prüfplan einzuarbeiten und abzustimmen, bevor er als "endgültig" angesehen werden kann.

Die endgültige Prüfplan-Version ist also das Ergebnis aus fachwissenschaftlichen Überlegungen, internen Genehmigungsprozessen und Auflagen, die sich aus GCP herleiten.

Tabelle 1. Prüfplan resultiert aus
o   fachwissenschaftlichen Überlegungen,
o   internen Genehmigungsprozessen,
o   GCP-Anforderungen.

Zweckmäßigerweise bedient man sich zur Prüfplan-Erstellung eines Textsystemes, vielleicht sogar unter Verwendung vorgefertigter Textbausteine.

Folgende Punkte sind unter GCP-Aspekten zu berücksichtigen: Unterschiedliche Versionen des Prüfplans - kennzeichnend für die Ausarbeitungsstadien - müssen sich deutlich identifizieren lassen. Dazu können die Angaben des Dateidatums und einer Revisionsnummer zum Dateinamen dienen, die gut erkennbar ausgedruckt werden müssen. Moderne Textverarbeitungssysteme wie MANUSCRIPT, WORD, WORDPERFECT u.a. führen diese Informationen *automatisch mit.* In WORDPERFECT sind zusätzlich Text-Summaries verfügbar, die zusätzliche Informationen vom Abstract bis zu den Keywords verwalten.

Nach dem Ende aller Korrekturen und der Einarbeitung aller Empfehlungen, nach den notwendigen Approvals durch Ethik-Kommittees und nach Vorliegen der internen Genehmigung muß das Dokument geschlossen werden. Das heißt, von nun ab darf keine Eingabe mehr in die Datei gleichen Namens vorgenommen werden; der Ausdruck muß auf eine Weise gesichert werden (Bindung), daß keine nachträglichen, nicht erkennbaren Änderungen mehr eingehen können.

Daraus ergeben sich für Einzelplatz-Systeme und für Netzwerke unterschiedliche Möglichkeiten.

Einzelplatz-Systeme

DOS unterstützt diese GCP-Überlegung nur wenig. Aus den Textprogrammen heraus wird nach unserer Kenntnis das Sperren einer Datei nicht unterstützt, gelegentlich jedoch die Vergabe eines Passwords.

Eine Möglichkeit besteht darin, das Speichermedium "Diskette" durch Aufkleben eines lichtundurchlässigen Etikettes an der Aussparung des rechten Randes (Aufsicht) gegen Beschreiben zu sichern; damit werden alle Dateien, die sich auf dieser Diskette befinden, vor Änderungen bewahrt. Für die Festplatte existiert dieses Verfahren nicht. Als flexiblere Anwendung besteht die Möglichkeit, die betroffene Datei über das DOS-Kommando

```
ATTRIB(ute) +R <Dateiname>
```

gegen Überschreiben zu schützen, also nur lesbar (READ ONLY) zu machen. Vom Betriebssystem wird in beiden Fällen bei dem Versuch, die Datei(en) zu überschreiben, eine Fehlermeldung ausgegeben.

Unter Verwendung des Kommandos "ATTRIB" gilt: Es wird das Überschreiben der Datei mit verändertem Inhalt gleichen Namens aus dem Textsystem heraus verhindert. Ein dementsprechend geschütztes Dokument kann dann zwar geladen (gelesen) werden; beim Abspeichern muß jedoch ein anderer Name vergeben werden, so daß auf diesem Wege eine Textversion "nach Genehmigung" auch auf dem PC nachgewiesen werden kann. Durch "ATTRIB" ist die Datei auch gegen Löschen geschützt. Wird die Datei hingegen kopiert, geht der Überschreib- und Lösch-Schutz *nicht* auf die Zieldatei über.

Wenn die mit ATTRIB geschützte Datei umbenannt wird (geschieht in manchen Programmen automatisch zur Anlage einer Backup-Version), geht der Schutz auf die umbenannte Datei über, also auf die Backup-Version!

In diesem Sinne ist bei der Abfassung einer SOP zum Prüfplan der entsprechende Dateischutz-Mechanismus zu beschreiben.

Netzwerke

Bei Verwendung eines Netzwerkes sind die Möglichkeiten weitergehend. Bis auf die Dateiebene hinab lassen sich verschiedene Rechte, die entweder funktional (Create, Read, Update, Delete) oder prozedural sind (Copy, Move, Rename), festlegen.

Die "nach Genehmigung" - Dateiversion ist die einzige, die im Druck oder als Datei tatsächlich aufbewahrt werden muß. Die vorherigen Entwicklungsschritte sind vielleicht historisch interessant, stellen jedoch kein GCP-relevantes Material dar. Alle Änderungen zu diesem *endgültigen* Text sind über "Amendments" (in Druck und Datei) zu führen.

Soll der genehmigte Prüfplan als Text*datei* aufbewahrt werden? Das ist keine Forderung von GCP. Da jedoch große Teile des Prüfplans - Einleitung, Material und Methoden - ebenfalls Bestandteil des Berichtes sind und daher textlich übernommen werden könnten, kann die Weiterverwendung der Textdatei für den abschließenden Bericht zu Einsparungen in der Bearbeitungskapazität führen.

Aus praktischen Gründen anstrebenswert ist deshalb eine Gliederung des Prüfplans, die in den Hauptpunkten von Studie zu Studie gleich bleibt und die auch ohne Änderung der Reihenfolge der Gliederungspunkte in den Bericht übertragen werden kann. Abbildung 1 und Tabelle 2 mögen dies verdeutlichen.

In der Praxis bedeutet das, daß Gliederungspunkte, die nicht vom Prüfplan in den Bericht übernommen werden sollen, am Ende einer jeden Gliederungsebene aufgeführt werden. Damit wird vermieden, daß sich die Gliederungspunkte bei Weglassen eines Punktes numerisch verschieben. Die Gliederungskonsistenz bei Textübernahme bleibt gewahrt.

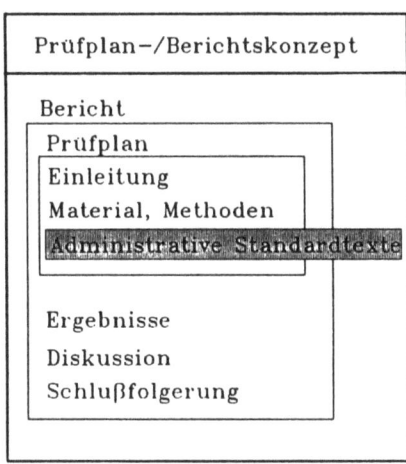

Abb. 1: Gliederungssystematik zur Textübernahme Plan ⇒ Bericht

Kursiv gedruckte Abschnitte können entfallen, wenn sie nicht prüfungsrelevant sind.

Tabelle 2. Beispielhafte Bestandteile eines Prüfplans (ohne administrative Standardtexte)

1	Einführung
2	Ziel der Studie
3	Hypothesen
4	Studiendesign
5	Studienteilnehmer
5.1	Anzahl
5.2	Einschlußkriterien
5.3	Ausschlußkriterien
5.4	Vor- und Nachuntersuchung
5.5	*Vormedikation*
5.6	*Begleitmedikation*
6*	Studiendurchführung
6.1*	Behandlungsgruppen, Dosierungen, Häufigkeit, Applikationswege
6.2*	Randomisierungsliste
6.3*	Allgemeiner Ablaufplan
6.4*	Meßgrößen, Kriterien für Wirkung(/Wirksamkeit)
6.4.1	Tests zur medizinischen Sicherheit
6.4.2	Pharmakodynamische Tests
6.4.3	Pharmakokinetik
6.5*	Bestimmungsmethoden
6.5.1	Tests zur medizinischen Sicherheit
6.5.2	Pharmakodynamische Tests
6.5.3	Pharmakokinetik
6.5.4	*Sonstige*
6.6*	Auswertung und Statistik
6.6.1	Tests zur medizinischen Sicherheit
6.6.2	Pharmakodynamische Tests
6.6.3	Pharmakokinetik
6.6.4	*Sonstige*
6.7	*Besonderheiten des Versuches*
6.7.1	*Einschränkungen während des Experiments*
6.7.2	*Abbruchkriterien*
6.7.3	*Mögliche Risiken, Notfälle*
6.7.4	*Belastungen durch die experimentellen Maßnahmen*

Zusätzlich im Bericht:

Die mit * gekennzeichneten Gliederungspunkte können ihre Informationen aus standardisierten Tabellen einer Datenbank beziehen.

1.2 Datenerfassungsbögen (Case Report Forms)

Ein Ergebnis der Planung sind die Case Report Forms, die als Anlage zum Prüfplan gehören.

Optimale Datenbögen erfüllen drei Bedingungen:

Tabelle 3. Datenbögen
o   optimierter Eintrag durch Ausrichtung am Dateneingang/an der Datenerhebung
o   optimierte Anpassung an das Daten-Eingabesystem
o   einheitliches Format für alle Studien (in Abhängigkeit vom "Anwender")

In der Regel werden Datenerfassungsbögen fallorientiert abgebildet. Sie sind das Ergebnis der Planungsarbeit und werden - abhängig von der jeweiligen Arbeitsgruppe - studienspezifisch erstellt. PC-Programme können dabei behilflich sein. Unter GCP-Aspekten ist zu gewährleisten, daß eine eindeutige Zuordnung des Datenbogens zu Proband/Patient gegeben ist und alle Zieldaten, die im Prüfplan aufgeführt sind, auf dem Datenbogen wiedergefunden werden.

Ein Mangel, der die Übersicht mitunter erschwert, ist die meßpunktzentrierte Darstellungsweise der Daten auf dem Datenbogen. In vielen experimentellen Situationen kann es vorteilhaft sein, stattdessen eine Zielgröße mit allen Meßpunkten einer Person auf einem Datenbogen anzuordnen. Dies kann jedoch von Prüfungstyp zu Prüfungstyp unterschiedlich sein; für humanpharmakologische Experimente bietet letztere Darstellungsweise Vorteile, in klinischen Prüfungen ist die erste Form häufig praktikabler.

Besonders hilfreich ist es, wenn der Prüfbogen auf Planungsbasis automatisch erzeugt wird, wie dies im Symbios-System geschieht. Dieser Prüfbogen spiegelt dann konsistent alle Anforderungen, die in der Planung gestellt wurden, und beschreibt die auf ihm niederzulegende Rohdatenmenge eindeutig.

Selbstverständlich ist der Datenerfassungsbogen von der dafür verantwortlichen Person abzuzeichnen; Änderungen müssen transparent bleiben, also nicht mit TIPP-EX oder ähnlichen Techniken vorgenommen werden, und müssen gegengezeichnet werden. Auch die Dateneingabe muß auf dem Datenbogen bestätigt werden.

Datenbögen ausschließlich als elektronisches Medium vorzuhalten, und damit auf eine standardisierte Befunddokumentation der primären Meßdaten zu verzichten, ist unter GCP-Aspekten kritisch. Wenn Meßdaten eines Meßgerätes direkt in das Studiendaten-System einfließen, muß das datengenerierende, -sammelnde oder oder -weiterleitende System bzw. dessen Software den oben geschilderten Ansprüchen genügen. Der Validierungsaufwand für ein derartiges System dürfte nicht unerheblich sein und unter Umständen sogar länger dauern, als der Lebenszyklus für die Meßgerät-Computer-Kombination selbst beträgt.

Darüber hinaus müssen dennoch die vom Meßgerät erzeugte Rohdaten als Protokollausdruck aufbewahrt werden und sichergestellt sein, daß eine eindeutige Zuordnung möglich ist.

1.3 Dateneingabe

Verschiedene Verfahren der Dateneingabe werden praktiziert:

Tabelle 4. Dateneingabeformen

o Einzeleingabe der Daten mit nachfolgender Aufforderung zur Bestätigung (wenig effektiv)

o Aufeinanderfolgende Doppeleingabe der Einzeldaten mit Korrekturaufforderung bei Eingabefehlern (wenig effektiv)

o Aufeinanderfolgende Doppeleingabe vollständiger Datensätze mit Korrekturaufforderung bei Eingabeunterschieden (sehr effektiv)

Im ersten Fall wird der Anwender sich die Tastenanschläge merken, die zur automatischen Überwindung der Gegenfrage führt. Im zweiten Fall sind Unterschiede zwischen der ersten und der wiederholten Eingabe einer Einzelangabe nur dann wahrscheinlich, wenn es sich um einen motorischen Tastaturbedienfehler handelt. Wenn hingegen ein mnemonischer Fehler vorliegt, weist das System darauf nicht hin. Die größte Sicherheit liegt beim dritten Verfahren vor; dies ist immer dann anzuwenden, wenn die Meßdaten keiner weiteren Qualitätskontrolle mehr unterliegen und direkt statistischen Auswerteverfahren zugeführt werden.

Ein Sonderfall ist die automatisierte Dateneingabe mittels elektronischer Medien. Die automatische Blutdrucküberwachung, die Meßdaten in Serie in ein Datensammlungssystem (LIMS; Laboratory Information Management System) überführt, in dem diese ggf. verdichtet weren und zum Schluß nur noch in statistischer Form ohne Kontrollmöglichkeit über die Qualität der Einzeldaten vorliegen, kann für GCP ein Problem darstellen. Es sollte in solchen Fällen immer ein "Rohdatenausdruck" des datengenerierenden Meßgerätes aufbewahrt werden. Wenn das Meßgerät selbst eine Daten-Verdichtung vornimmt, sollte der Algorithmus zumindest beschrieben sein.

Die SOP zur Dateneingabe muß folgende Punkte erläutern:

Tabelle 5. SOP-Dateneingabe
o   Wer darf Daten eingeben?
o   Wie und unter welchen Bedingungen erfolgt ein automatisierter Dateneinzug?
o   Wie werden Datenänderungen ermöglicht oder ausgeschlossen?
o   Wie werden Datenänderungen dokumentiert?
o   Wie wird die Richtigkeit der eingegebenen Daten sichergestellt?
o   Wie wird das Ende der Dateneingabe zertifiziert?
o   Die wird die Vollständigkeit der eingegebenen Meßdaten nachgewiesen?

Insbesondere das Ende der Dateneingabe bzw. die Vollständigkeit der Meßdaten ist eine wichtige Voraussetzung für die nachfolgende statistische Auswertung.

1.4 Verlaufskontrolle

Unter Verlaufskontrolle wird am ehesten verstanden, daß sich der Leiter der klinischen Prüfung oder ein Beauftragter laufend davon überzeugt, daß die Studie ordnungsgemäß durchgeführt wird (Monitoring). Er überwacht also die für diese Studie in Anwendung zu bringenden SOPs.

Wenn der Studientyp dies erfordert, z.B. bei Erstanwendungen neuer Wirkstoffe, mag man unter dem Terminus "Verlaufskontrolle" auch eine erweiterte Bedeutung subsumieren. Der Leiter der klinischen Prüfung kann sich dann nämlich darüber informieren, ob die Ergebnisse der aktuellen Studie geeignet sind, z.B. eine Dosissteigerung vorzunehmen oder eine andere Prüfungsentscheidung zu treffen. Diese Techniken können natürlich nur in Übereinstimmung mit den Vorgaben des Prüfungsdesigns angewendet werden und treffen am ehesten auf Prüfungen im Probandenbereich mit hohem Anteil empirischer oder hypothesengenerierender Fragestellungen zu.

1.5 Dokumentation

Die Dokumentation der Studiendaten soll eine tabellarische, wenn möglich grafische Übersicht zu zusammenhängenden Datenkomplexen geben.

Eine statistische Zusammenfassung der Meßdaten ist dafür in der Regel nicht ausreichend.

Um die Beurteilung zu erleichtern, sollen die Daten im Verlauf dargestellt werden, also alle Meßpunkte zu einer Zielvariablen einer Prüfungsgruppe zusammengefaßt.

Von Darstellungen aller Zielvariablen einer untersuchten Person zu *einem* Zeitpunkt ist Abstand zu nehmen, da diese wenig informativ sind, wenn nicht weitere Beziehungen hergestellt werden (alle Zeitpunkte).

Obwohl verschiedene Fragestellungen unterschiedliche Schwerpunkte setzen, kann doch eine einheitliche Dokumentationsform angestrebt werden. Die Rekonstruierbarkeit der einzelnen Experimente wird dadurch erheblich erleichtert.

1.6 Statistik

Zur statistischen Planung und Auswertung ist ein dazu ausgebildeter Experte hinzuzuziehen. Die Vorgaben lassen statistische Mittel zu, die für das Studienziel geeignet sind und dabei eindeutig beschrieben sein müssen.

Auf die Übereinstimmung zwischen den Vorgaben im Prüfplan und der Durchführung der statistischen Auswertung muß besonders geachtet werden.

Alle Verfahren sollen nachvollziehbar sein. Das heißt, daß die den Rechendaten zugrundliegenden Rohdaten ggf. verfügbar gemacht werden müssen.

Statistische Auswertungen dürfen nur auf der Basis eines definierten Datenmaterials vorgenommen werden; im Falle von Zwischenauswertungen sind die Bedingungen genau festzulegen. Es ist dafür Sorge zu tragen, daß diejenigen Daten, die einer Zwischenauswertung zugrundeliegen, im Nachhinein noch identifizierbar sind (kann bei bestimmten Datensystemen ein großes Problem darstellen).

Statistische Auswertungen klinischer Prüfdaten auf dem PC sind mit einer Reihe von Anwenderprogrammen möglich. Auch große und anerkannte Systeme verfügen mittlerweile über PC-Versionen. Bei der Anschaffung bzw. Systemorganisation sollte jedoch grundsätzlich auf die Sicherheit der Daten und die Reproduzierbarkeit der Rechenoperationen geachtet werden. Im Arzneimittelentwicklungsprozeß erscheint es nicht ausreichend, Daten "einfach" ad hoc in ein Statistikprogramm einzugeben und zu berechnen, ohne daß diese Prozedur einer Überprüfung auf Reproduzierbarkeit standhält.

Eher sollte das Statistikprogramm auf ein (zentrales) Datenhaltungssystem zugreifen, das abgestufte Schreib-/Leseberechtigung vergeben kann und damit SOP-freundlicher wird.

1.7 Bericht

Die Ausführungen hierzu lehnt sich an das oben Gesagte.

Er enthält Teile des Prüfplans, ergänzt um die Ergebnisse, die Diskussion und die Schlußfolgerung. Der Statistikbericht kann Bestandteil des Berichtes sein. Besonders zu achten ist auf Konsistenz mit den Vorgaben des Prüfplanes. Alle als Prüfziele definierten Themen sind im Ergebnisteil zu referieren.

Auch der Bericht hat einen im Umfang und vom Zeitpunkt her definierten Endzustand, für den die oben erwähnten Schutzprozeduren gelten.

Ergänzungen werden über Amendments vorgenommen.

1.8 Archivierung

Die Archivierung des Datenmaterials und des Berichtes kann auf Papier und/oder auf Datei stattfinden. Beide Verfahren weisen problematische Aspekte auf, die in der Praxis leicht übersehen werden.

Wenn elektronische Verfahren verwendet werden, um eine Datei lesbar zu machen und den Inhalt darzustellen, ist dieser Vorgang genau zu beschreiben (wenn er nicht aus der Bedienungsanleitung eines dafür spezifischen Programmes hervorgeht).

Wenn bestimmte Dateiformate verwendet werden, die für bestimmte Programme oder Programmversionen gelten, sind die Programme selbst entsprechend aufzubewahren.

Die Speichermedien sind regelmäßig zu pflegen. Die garantierten Lagerzeiten ohne Datenverlust unterscheiden sich von Artikel zu Artikel.

Ein zusätzlicher Papierausdruck ist prinzipiell nicht notwendig, in der Regel aber wahrscheinlich sinnvoll. Wenn er jedoch durchgeführt wird, sollte er dokumentenecht sein. Die Drucktechniken der modernen Geräte sind dies mitunter nicht in ausreichendem Maße. So kann der Auftrag einer Thermotransfer-Schreibmaschine mit einem Radiergummi leicht entfernt werden; die Pigmente der beliebten Laserdrucker können im Laufe der Zeit an Haftung auf dem Papier verlieren oder können abgekratzt werden.

Ein dokumentenechtes Druckmedium ist hingegen der mit Tintenfarbband arbeitende Matrixdrucker.

Für alle Studiendaten gilt eine Aufbewahrungspflicht für mindestens 15 Jahre nach Studienabschluß bzw. solange ein Präparat im Handel ist. Die ständig wachsende Papiermenge legt nahe, elektronische Mittel zur Archivierung zu verwenden.

In SOPs sind die Verfahren sorgfältig zu beschreiben.

2 Zusammenfassung

Niemand schreibt heute mehr Prüfplan oder Bericht mit der Schreibmaschine. Jeder verwendet ein Textverarbeitungssystem oder einen PC mit Textprogramm. Der PC hat die Arbeit - was Änderungen oder Komposition mit Textbausteinen anbelangt - sehr vereinfacht. Wenn bestimmte Strukturrichtlinien eingehalten werden, können auch unterschiedliche Dokumente wie Prüfplan, Probandeninformation und Bericht zu gemeinsamen Dokumenten zusammengefaßt werden.

Textsysteme nehmen dem Bearbeiter die Konsistenzprüfungen nicht ab. Diese müssen vielmehr mit zusätzlichem Aufwand durchgeführt werden. Auch bleibt in diesem Stadium unbefriedigend, daß bei der Umsetzung der Planung viele Aktivitäten erneut behandelt, bearbeitet und umgesetzt werden müssen. Das kann zu nur aufwendig zu verhindernden Fehlern führen.

Wie an dieser Stelle Vereinfachungen vorgenommen werden können, wird anschließend berichtet.

Qualitätskontrolle und SOLL-IST-Vergleich

W. Seifert
D. Humanpharmakologie, Schering Forschungslaboratorien, Schering AG, Berlin

Vorbemerkung

Überlegungen und Empfehlungen zu Qualitätsabsicherung und Qualitätskontrolle der Daten einer klinischen Prüfung sind in verschiedenen Publikationen enthalten. Die neueste Überarbeitung der "Good Clinical Practices
for Trials on Medicinal Products in the European Community", die kürzlich
verabschiedet wurde, geht auf dieses Thema ein. Zu einzelnen Punkten wird
auf ältere Publikationen zu GMP verwiesen. Die dargestellten Inhalte sind
bindend. Als Fazit darf festgehalten werden, daß aus den GCP-Forderungen
einerseits und den Programmen der individuellen Datenverarbeitung
(Spreadsheets wie RS1 oder Lotus auf Rechnern aller Leistungsklassen) ein
Konflikt resultiert. Der Konflikt besteht darin, daß mit der Abwendung von
der streng zentral organisierten Datentechnik zur individuellen Datenverarbeitung die Ansprüche an "validierte Arbeitsmittel" in der Regel nicht ausreichend beachtet werden.

Dieses Problem besteht immer dann, wenn Ad-hoc-Anwendungen bei der
Bearbeitung klinischer Prüfungen eingesetzt werden, die in ihrem Ablauf und
in ihren Wirkungen auf Daten und Informationen nicht nachvollziehbar sind
oder gar "flüchtige" Programme (Spreadsheets) benutzen. Dies trifft nicht nur
- und in besonderem Maße - die PC-Welt mit ihren sehr "nutzerfreundlich"
ausgelegten Programmen. Auch die mittlere Datentechnik wird von dieser
Problematik zunehmend getroffen.

1 Qualitätskontrolle

Die Kontrolle der Datenqualität kann sich auf folgende Punkte beziehen:

Tabelle 1. Qualitätskontrolle
o   Richtigkeit der Einzeldaten
o   Plausibilität der Einzeldaten
o   Plausibilität einer Datengruppe

Diese Punkte werden im Folgenden besprochen.

1.1 Richtigkeit der Einzeldaten

Der Terminus "Richtigkeit" wird in der klinischen Chemie und Hämatologie gebraucht und findet dort auch seine einfachste Anwendung. Durch Mitführen von referenzierten Kontrollproben mit bekanntem Gehalt wird die richtige Funktion des Meßsystems fortlaufend kontrolliert.

Bei der Anwendung physikalischer Meßverfahren entspricht die Eichung der Geräte diesem Konzept.

Sowohl die Ergebnisse der Richtigkeitskontrollen wie auch die Eichergebnisse machen nur wahrscheinlich, daß das Meßsystem im Sinne des Wortes "richtig" arbeitet. In beiden Fällen wird nur die Endstrecke der Datenerzeugung, das Meßergebnis, verifiziert. Welche Prozesse vor der Erstellung der Enddaten ablaufen, wird damit nicht geprüft. Wenngleich es wahrscheinlich ist, daß Systemtrends oder -fehler durch Abweichungen von den Sollwerten bemerkt werden, ist ein "richtiges" Datum im Sinne von GCP nur in validierten Systemen erhebbar. Dies bezieht sich bei der Datengewinnung auf elektrische/elektronische Geräte wie auf den Untersucher selbst, bei der Erzeugung von systemgestützten Ergebnisdaten auf alle Schritte zwischen Rohdaten und Ergebnisdaten.

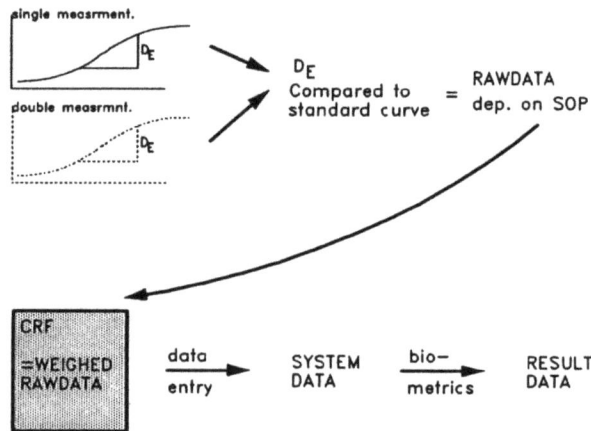

Abb. 1: Rohdaten

1.1.1 Validierung Meßsystem

Die grundsätzlichen Aspekte zur Validierung von Meßssystemen und deren Beschreibung durch SOPs sind vergleichbar mit der Validierung von Computer-Hardware. Sie wurden an anderer Stelle bereits besprochen. Deshalb sei hier nur überblickartig darauf eingegangen.

Behandelt werden und im Ergebnis dokumentiert müssen folgende Fragen:

Tabelle 2. Validierung Meßsysteme
o Ist das Meßsystem geeignet, die gestellte Meßfrage zu beantworten?
   Beispiel: Zentrifugalanalysator zur Thrombozytenaggregations-Messung
o Ist das Meßverfahren in seinen Einzelheiten nachvollziehbar und in seinen Ergebnissen reproduzierbar, ggf. durch Standards oder Eichung?
   Beispiel: Fingerplethysmographie zur Blutdruckmessung
o Liegt eine ausreichende und verständliche Dokumentation und Anwenderunterstützung vor?
   Beispiel: fehlende Dokumentation von Errorcodes etc.

Im Gesamtzusammenhang darf nicht außer acht gelassen werden, daß innerhalb einer Prüfung die Verwendung verschiedener (Meß-)Verfahren, die, jedes für sich, validiert sein mögen, wenn sie zusammengefaßt werden, zu nicht "richtigen", also invaliden Daten führen kann. Dies ist besonders bei multizentrischen Prüfungen zu beachten. Folgende Punkte sollten zur Erfüllung von "Richtigkeit" in einer klinischen Prüfung vom Leiter der klinischen Prüfung beachtet sein:

Tabelle 3. "Richtigkeit" von Meßsystemen in einer klinischen Prüfung
o exakte Vorgabe der verwendeten Meßmethoden bis auf das Niveau des Methodenprinzips (*z.B.: oscillometrisch; invasiv*);
o ausschließliche Verwendung gleichartiger Meßsysteme innerhalb einer Prüfung.

1.1.2 Validierung Untersucher

Auch der Untersucher bedarf einer Validierung, ohne die die Daten, die persönlicher Wichtung unterliegen, in ihrer "Richtigkeit" bezweifelt werden können. Besondere Bedeutung hat das auf den Gebieten, die in besonderem Maße subjektiver Wertung unterliegen.

Tabelle 4. Validierung Untersucher
o Psychometrie
o Befragung nach Nebenwirkungen, Begleiterscheinungen
aber auch
o z.B. Blutdruckmessung nach Riva Rocci
   (verwendetes Stethoskop, Phase IV oder Phase V in der Diastole)

Gleichermaßen gilt für die Erhebung "richtiger" Daten durch den Untersucher selbst, daß in der Planung die Untersuchungsverfahren genau festgelegt sind.

Tabelle 5. "Richtigkeit" der Untersuchungsplanung in einer klinischen Prüfung
o   exakte Beschreibung der verwendeten Meßmethoden bis auf das Niveau des Methodenprinzips
    (*z.B.: Riva Rocci, Phase IV*);
o   ausschließliche Verwendung gleichartiger Verfahrensweisen innerhalb eines Prüfungs-Kontext
    (*z.B.: Blutdruckmessung stets am linken Oberarm*).

1.1.3 Definition Rohdaten (Kontrolle Rohdaten)

Die Rohdaten sind der erste, im Prüfungs-Kontext sinnvoll interpretierbare und zu dokumentierende Wert. Die Definition der Rohdaten unterliegt einem gewissen Spielraum, sie ist in der SOP des jeweiligen Verfahrens niederzulegen.

Rohdaten werden häufig von Meßsystemen auf nicht zur Bearbeitung geeigneten Ausdrucken ausgegeben. In der Regel werden diese Daten auf Prüfbögen (Case Report Forms =CRFs) übertragen. Die Richtigkeit der Übertragung wird vom Leiter der klinischen Prüfung oder einem Beauftragten bestätigt.

Die Richtigkeit im Gesamt-Kontext ist jedoch nur gegeben, wenn die Einzeldaten einer in der Planung vorhergesehen Stelle zugeordnet werden können, die die Bedeutung innerhalb der Prüfung reflektiert.

Tabelle 6. Zuordnung der Einzeldaten
o   Prüfungsnummer
o   Proband/Patient
o   Behandlungsgruppe
o   Meßzeitpunkt
o   Untersuchtes Item
o   Einheit, in der gemessen wird

Nicht ohne Grund sehen die GCP-Richtlinien vor, daß die Endfassung des Prüfplanes um ein vollständiges Muster der CRFs ergänzt sein muß. Unterstützung an dieser Stelle liefern Datensysteme, die die CRFs auf der Basis der Prüfplanung erzeugen. Dadurch werden Inkonsistenzen und Redundanzen vermieden.

1.1.4 Definition Systemdaten (Kontrolle Eingabe)

Die auf dem Prüfbogen befindlichen Rohdaten müssen in ein DV-System überführt werden und werden zu Systemdaten. Dieser Prozeß birgt Fehlermöglichkeiten.

Tabelle 7. Fehlermöglichkeiten Dateneingabe
o Lesefehler
o Schreibfehler
o Zuordnungsfehler
o technische Fehler

1.1.5 Definition Ergebnisdaten (Verarbeitungsprozeß)

Die Systemdaten werden durch biometrische Verrechnungen zu Ergebnisdaten umgewandelt. Am Ende des Datenverarbeitungsprozesses kann aus den Ergebnissen nicht mehr auf die Einzeldaten geschlossen werden. Die Validierung der Rechenoperationen ist also unerläßlich. Sie vollzieht sich nach ähnlichem Muster, wie unter Validierung Meßverfahren aufgezeigt.

Tabelle 8. Validierung Rechenoperationen
o Ist die Rechenoperation geeignet, formal das gewünschte Ergebnis zu erzeugen?
   Beispiel: Standardabweichung in kommerziellen Programmen: Population data vs. Sample data
o Ist die Rechenoperation in ihren Einzelheiten nachvollziehbar und in den Ergebnissen reproduzierbar, ggf. durch Testdatensätze?
   Beispiel: Fließkommafehler; Definition des Prüfdatensatzes
o Liegt eine ausreichende und verständliche Dokumentation und Anwenderunterstützung vor?
   Beispiel: Menuführung oder Kommandosprache? (zu berücksichtigen: Ausbildungsstand des Personals)

Die Richtigkeit der Ergebnisdaten kann nur gewährleistet werden, wenn alle vorausgegangenen Stadien mit "richtigen" Daten umgegangen sind.

1.2 Plausibilität der Einzeldaten

Die Prüfung der Plausibilität zielt auf Verfahrensfehler, die durch Unregelmäßigkeiten im Erzeugen der Ergebnisdaten aufgetreten sind. Es kann durch unerkannte technische Störungen oder Verwechslungen zu falschen Ergebnissen mit "richtigen" Methoden kommen.

1.2.1 Domänenkonzept

Datenbanken unterstützen die Plausibilitätsprüfung durch das "Domänen-konzept", das jedoch im Rahmen der Plausibilität streng genommen nur auf numerische Werte anwendbar ist, wenn man sich nicht konkreter Thesauri bedient. So können für jedes einzelne Feld (Attribut) einer Datentabelle, in dem jeweils eine definierte Datenart einzutragen ist, eine Referenztabelle oder ein Wertebereich vorgegeben werden.

Tabelle 9. Domänen = Datentypen + Semantik
o   Datum   Aufnahmedatum, Entlassungsdatum;
o   Numerisch   Werte für GOT, alk. Phosphatase, Blutdruck syst.;
o   Text   Beschreibung, Kommentar, Name

Entscheidend ist hierbei, daß der den Datenbanken inhärente jeweilige Datentyp (Text, numerisch, Datum etc.) um eine semantische Komponente ergänzt werden muß, die die besondere Ausprägung des Datentyps näher festlegt. Eine Beispieltabelle zeigt dies an.

Tabelle 10. Beispieltabelle
Nachschlagetabellen: Normalbereiche (höchster und niedrigster Wert) für die Ausprägungen der semantisch erweiterten Domänen

Name	Datum	gGT	GPT	GOT
P.M.	1.6.90	33	12	25
R.S.	2.5.90	27	15	23
P.K.	5.4.90	13	23	47

Die semantische Komponente zum Datentyp "numerisch" für gGT, GOT, GPT präzisiert, daß für diese drei Attribute nur jeweils Daten des entsprechenden Attributes akzeptabel sind. Der Datentyp wird also weitergehend spezifiziert.
    Beim Überschreiten der Grenzbedingungen gibt das System automatisch eine Fehlermeldung ab. Der Fehlerzustand kann allerdings in der Regel nur mit prozeduralen Mitteln überwunden werden, das heißt, die datenbank-eigene Plausibilitätsprüfung muß (vorübergehend) außer Kraft gesetzt werden.
    Tabellen dieser Art sind für jede Fragestellung neu zu entwerfen.

1.2.2 Prozeduraler Vergleich gegen Vorgaben

Wenn die Domänen nicht über die datenbankeigenen Datentypen hinausgehen, müssen Vergleichs- oder Grenzwerte innerhalb des Datensatzes mitgeführt werden. Der Vergleich zwischen dem eingegebenen Wert und dem Grenzwert wird dann in der Regel mit Hilfe prozeduraler Programmierung vorgenommen.

Tabelle 11. Beispieltabelle: Vergleich gegen Vorgaben
Nachschlagetabellen: (Namen aus Thesaurus)

Name	**Zielgröße**	Normal von	Normal bis	Wert	Units	Datum
P.M.	**gGT**	4	18	33	U/L	20.03.90
P.M.	**GOT**	5	15	27	U/L	20.03.90
P.M.	**GPT**	6	19	13	U/L	20.03.90

Es wird deutlich, daß diese Tabellen ein höheres Maß an Redundanz aufweisen als die vorherigen. Dafür ist das Tabellenformat einheitlich und muß nicht mit jeder Fragestellung neu konzipiert werden.

1.2.3 Vergleich gegen Vor- und Nachwerte

Weitere Möglichkeiten zur Plausibilitätsprüfung ergeben sich durch den Vergleich der aktuellen Daten mit solchen aus derselben Domäne desselben Individuums derselben Behandlungsart, die mit den aktuellen Daten in zeitlichem Zusammenhang stehen. Dies kann immer nur ein prozedural gestützter Schritt sein; er erfordert mehr Kenntnisse über biologisches Regelverhalten, als standardmäßig für alle Zielvariablen vorhanden ist. Standard-Algorithmen liefern eher eine Scheinsicherheit.

1.3 Plausibilität einer Datengruppe

Inwieweit Wertekonstellationen zusammenpassen, obliegt der Plausibilitätsprüfung einer Datengruppe. Zur trivialen Verdeutlichung: ein männlicher Patient/Proband kann nicht schwanger sein. Prüfungen dieser Art, auch wenn sie komplizierter sind, führen uns zur Anwendung von Expertensystemen. Obwohl dies ein lohnenswertes Anwendungsgebiet ist, scheitert der standardmäßige Einsatz an der noch nicht ausreichenden Wissensbasis und der durch tradierte Arbeitsweisen sehr heterogenen Morphologie der Datenbanken.

2 Soll-Ist-Vergleich

Neben der Prüfung von Einzeldaten oder Datengruppen auf Richtigkeit oder Plausibilität stellt die Kontrolle, ob alle vom Umfang her geplanten Daten

auch tatsächlich erfaßt wurden, einen weiteren Schwerpunkt der Qualitätskontrolle dar. Eine programmgestützte Aussage über den Erfüllungsgrad einer
klinischen Prüfung ist ein wesentliches Hilfsmittel, wenn die Prüfung zum
Abschluß gebracht werden soll. Mit anderen Worten, solange nicht alle
geplanten Daten vorliegen, kann die Prüfung nicht zum Abschluß gebracht
werden, bzw. es werden Ausnahmeregelungen erforderlich. Die Datenvoll-
ständigkeit ist ein GCP-relevantes Ereignis.

2.1 Voraussetzung: Planung der Datenmenge

Der Prüfplan muß also hierzu Richtinformationen enthalten, die über die
pauschalen Angaben "Blutdruckmessung im Verlauf des Tages" etc. hinausgehen. Vielmehr sind die einzelnen angeforderten Daten in der Planung so
zu   beschreiben,   daß   bei   der   Datenvollständigkeitsprüfung   der
Soll-Ist-Vergleich zweifelsfrei geführt werden kann.

Diese Forderung stellt nicht nur Anforderungen an die Datenverarbeitungssysteme, sie stellt primär besondere Anforderungen an die Planung einer
klinischen Prüfung. Nur aus einer konsistenten Planung, in der die Ziele der
Untersuchung eindeutig definiert sind, lassen sich probanden-/patienten-
bezogene Ablaufmatritzen herleiten, die dann Gültigkeit für alle Teilnehmer
einer klinischen Prüfung haben.

2.2 Beispiel Datenbanken

Das herkömmliche Konzept der Aufnahme von Prüfungsdaten in einer
Datenbank sieht nicht vor, den Umfang der Daten von vornherein festzulegen.
Der Vorteil einer Datenbank liegt ja gerade darin, beliebige Datenmengen,
wenn sie nur kommen, aufzunehmen. Voraussetzung ist - wie wir oben
gesehen haben -, daß die Struktur der Daten der Struktur der Datenbank
entspricht. Wenn von einer klassischen Datenbank-Tabelle ausgegangen
werden soll, entspricht das Feld "Untersuchung" der Kennzeichnung für die
Zeitstruktur der Tabelle. (In einer derartigen Tabelle sollten also vorzugsweise
Daten gleicher Zeitstruktur eingegeben werden.) Die Tabelle ist nur hinsichtlich ihrer Feldnamen (Intension) eindeutig definiert. Zur Durchführung
eines Soll-Ist-Vergleichs wäre es aber auch notwendig, Angaben über die
Extension, also die Anzahl der Records, einzubringen. Diese müßten fernerhin
auf den Planungsmengen im Prüfplan basieren und die Häufigkeit der
Anforderung zu den einzelnen Zielgrößen beschreiben. Wir sehen, daß ein
Datenbanksystem erhebliche Zusatzprogrammierung erfordert, wenn es in
dieser Struktur Prüfdaten verwalten soll, mit denen sich Soll-Ist-Vergleiche
durchführen lassen.

Tabelle 12. Beispieltabelle
I/N/T/E/N/S/I/O/N

↑	Name	Untersuchung	gGT	GPT	GOT
E	P.M.	1.6.90	33	12	25
X	L.K.	2.5.90	27		23
T	R.S.	5.4.90		23	47
E	T.S.	1.3.90	?	?	?
N	?	?	?	?	?
S	?	?	?	?	?
I	?	?	?	?	?
O	?	?	?	?	?
N	?	?	?	?	?
↓	?	?	?	?	?

2.3 Beispiel SYMBIOS

Spezifischer auf diese Problematik ausgelegte Systeme zwingen den Nutzer bereits bei der Planung zu aufwendigerem Vorgehen. Sie sind damit aber auch in vielen Stufen GCP-gerechter. Am Beispiel von SYMBIOS sei dies demonstriert:

Die Planung erfolgt in sogenannten Matrizen, die genau einen Probanden mit allen Methoden und Meßpunkten für eine Behandlungsart umfassen. Die Prüfung setzt sich dann aus entsprechenden Äquivalenten der übrigen Probanden zusammen. Die Datenbank wird exakt vordefiniert und umfaßt alle Plan-Anforderungen.

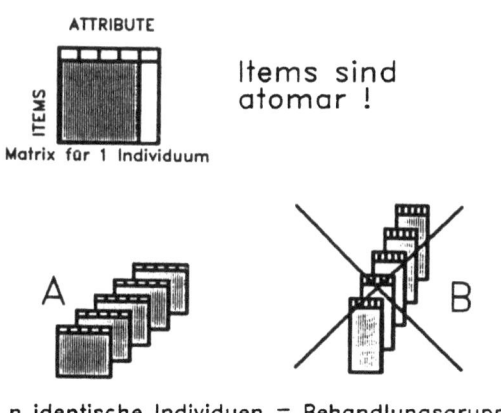

Abb. 2: Planung

Entscheidend ist an dieser Stelle, daß SYMBIOS die Anforderungen der Meßpunkte der jeweiligen Zielgrößen in der Planung voraussetzt. Im einzelnen Datensatz werden die geplanten Meßpunkte nochmals mitgeführt, womit ein Soll-Ist-Vergleich zwischen angeforderten und tatsächlich vorhandenen Daten jederzeit möglich ist.

Die Datenqualität wird auch dadurch verbessert, wenn die Ablaufschritte von der Planung bis zur Dokumentation der Daten durch eine einsichtige Programmlogik unterstützt werden. Die im Programm realisierten Funktionen und Prozesse greifen sinnvoll in das Prüfgeschehen ein. Die Anwendung des Programmes selbst ist der Rahmen für ein darauf abgestimmtes SOP-System.

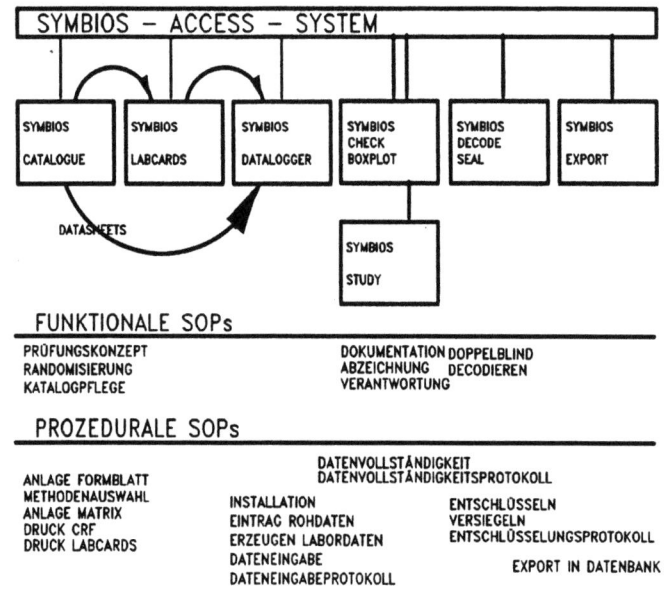

Abb. 3: Symbios - Access - System

3 Resümee

Die Qualitätskontrolle der Daten ist nur dann erfolgreich durchführbar, wenn in hohem Maße validierte Systeme verwendet werden. Dies schließt Ad-hoc-Lösungen, also die spontane Umsetzung der Dokumentations- oder Berechnungsbedürfnisse in einer selbstaufgebauten, nicht nachvollziehbaren Anwendung, im Umgang mit klinischen Prüfungsdaten aus, wenn nicht eine Gefährdung der Glaubwürdigkeit in Kauf genommen werden soll.

Integrierte Hilfen moderner Datenbanksysteme sind nur nutzbar, wenn von vornherein ein hohes Maß an Strukturierung und Standardisierung bestanden hat. Die Freiheit der Forschung - und das wird häufig mißverstanden - wird dadurch nicht beeinträchtigt. Vielmehr führt eine generelle Qualitätsverbesserung auch zu einer höheren Produktivität und zu schnelleren Erfolgen.

Soll-Ist-Vergleich als Mittel zur Prüfung des Erfüllungsgrades einer Studie setzt eine weitestgehende Einzelplanung über den Datenumfang voraus. Hierzu wird kaum ein System am Markt angeboten. Selbst "Marktführer" verfügen nicht standardmäßig über diese Option.

Verknüpfung der Informationen

W. Seifert

D. Humanpharmakologie, Schering Forschungslaboratorien, Schering AG, Berlin

1 Grundsätzliche Überlegungen

Informationssysteme für klinische Prüfungen können sich heute nicht mehr darauf beschränken, nur Tabellen oder Masken für die Aufnahme von Meß-daten bereitzustellen. Vielmehr müssen sie den Gesamtprozeß mit allen Nebenabläufen unterstützen.

Tabelle 1. Aufgaben von Info-Systemen für klinische Prüfungen
o   Standardisierung des Planungsprozesses
o   Automatischer Druck von CRFs
o   Ablaufunterstützung und Erzeugen von Arbeitsplatzlisten
o   Verwaltung der Prüfungs-Rahmenbedingungen
o   Erzeugen von Datensätzen für Reporting - Systems (Publishing)
o   Unterstützung der Dossiererstellung

Die Einzelteile eines derartigen Informationssystems sind als Bestandteile eines Gesamt-Datenmodells aufzufassen, das in seinen Ausprägungen der Unternehmensstruktur entspricht. Dies erfordert genaue Analyse, Abstim-mung und Integration.

Die genaue Analyse dieser Zusammenhänge wird heute zunehmend dringlicher. Während noch vor einer Dekade das Produkt der pharmazeuti-schen Industrie, das Medikament selbst, im Vordergrund des Interesses stand, liegt heute, hervorgerufen durch allgemeine Empfehlungen, GMP, GLP und GCP sowie konkrete gesetzliche Vorgaben, größtes Augenmerk auf den Daten zum Produkt und auf Funktionen und Prozessen, mit denen die Daten erzeugt, gehalten und manipuliert werden. Dies bezieht sich nicht nur auf die pharmakologisch- oder medizinisch-experimentellen Daten, sondern auch auf solche zur Qualitätskontrolle und -sicherung und auf weitere Daten im Umfeld des Produktes. Man kann heute feststellen, daß das Medikament erst dann zu einem unternehmensrelevanten Produkt geworden ist, wenn die "Daten-lage" stimmt, wie man an manchen Zulassungsverfahren der Neuzeit erkennen mag. Die pharmazeutischen Unternehmen - und damit auch die Auftragsforschungsunternehmen - stehen augenblicklich vor der großen Herausforderung, diesen Wandel wahrzunehmen und sich durch die Ent-

wicklung von Informationssystemen anzupassen. Es fällt nicht schwer, vor-
herzusagen, daß Unternehmen, die diesen Wandel des Hintergrundes nicht
nachvollziehen, rasch an Erfolg verlieren werden.

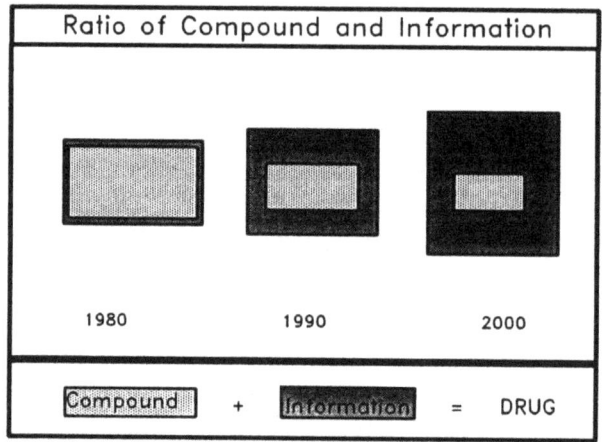

Abb. 1: Ratio of Compound and Information

Die qualitativ bedeutsame Komponente und Herausforderung für ein Infor-
mationssystem liegt im konsistenten Abgleich von Datenbeziehungen,
Funktionsbeziehungen und den Manipulationen, die von Funktionen/
Prozessen auf Daten ausgeübt werden. Dieser Abgleich, der einer hoch im
Unternehmen angesiedelten Koordination bedarf, kann erschwert werden,
wenn die traditionelle zentralistische Datenverarbeitung durch dezentrale
Systeme abgelöst wird, ohne daß dies durch fundierte Konzepte abgesichert
ist. Es ist jedoch für Unternehmen lebenswichtig, diese Dezentralisierung
koordiniert und *konsistent* zu betreiben. Dabei steht die unreflektierte Betonung der individuellen Datenverarbeitung, deren Leistungsfähigkeit ja durch
die modernen PC-Techniken stark unterstützt wird, mitunter geradezu in
gefährlichem Widerspruch zu den konservativen Bedürfnissen des Unternehmens.

Tabelle 2. Daten, Funktionen, Interaktionen

o   Daten   spiegeln die Interessen des Unternehmens
o   Funktionen/Prozesse   stellen dar, was das Unternehmen tut (oder tun sollte)
o   Interaktionen   zeigen die Beziehungen zwischen Funktionen und Daten
                                       (Organisationsstruktur?)

Ermutigend ist, daß informatische Hilfsmittel angeboten werden, mit denen diese Probleme bearbeitet werden können. CASE-Tools (Computer-Aided Software Engineering) helfen dabei. Unter Verwendung geeigneter Methoden, z.B. des "Information Engineering" nach James Martin, werden Unternehmenziele, Daten-, Funktions- und Interaktionsmodelle analysiert und beschrieben und führen durch automatische Code-Erzeugung direkt zu einem ablauffähigen Datenbanksystem.

Die Positionierung dieser Technik wird durch folgende Abbildung deutlich.

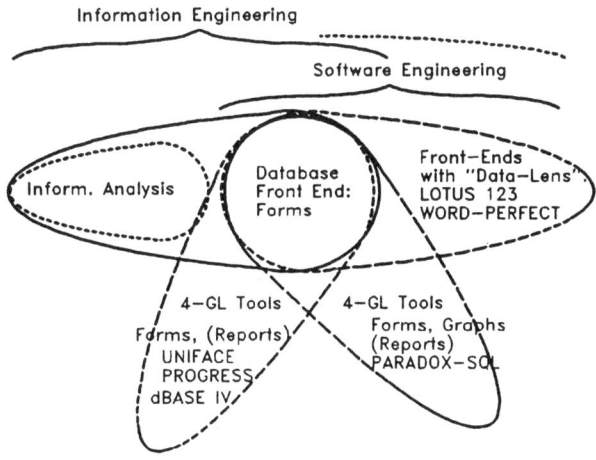

Abb. 2: Case-Tools

In den nächsten Kapiteln wird mit dem Schwerpunkt der praktischen klinischen Prüfung zunächst über die Standardisierungsmöglichkeiten von Informationen gesprochen und der Zusammenhang in einem informatischen System aufgrund seiner grundsätzlichen Komponenten dargestellt und abschließend am Beispiel der Prüfplanung und der Berichtung als ein Teil eines Modells diskutiert.

2 Standardisierung der Informationen

Klinische Prüfungen der Phase II und III sind komplex. Untersuchungen an Probanden stehen den klinischen Prüfungen allerdings nicht nach. Die rein experimentelle Datenmenge, die zu einem Probanden erhoben wird, ist häufig um ein Vielfaches größer (500-1000) als die einem Patienten zuordnenbaren

Daten (20-200). Über das Ausmaß der tatsächlich bewerteten Daten soll hier nicht diskutiert werden. Dies hängt mit den in der Regel sehr viel besseren Beobachtungsmöglichkeiten und der größeren Beobachtungshäufigkeit der Zielvariablen in der Humanpharmakologie zusammen. Die zu beobachtenden Variablen sind zum Teil von Prüfung zu Prüfung konstant, spezielle Fragestellungen erfordern jedoch eine spezielle Parameterzusammenstellung.

Dennoch ist es keinesfalls so, daß die Umständlichkeit bestimmter Informationssysteme für klinische Prüfungen ausschließlich mit der Komplexität und den ständig wechselnden Anforderungen klinischer Prüfungen begründet werden muß. Vielmehr lassen sich alle Anforderungen an ein Medical Trial Management System (=MTMS) in einige wenige Standard-Gebiete oder Subject-Areas einbringen, die wiederum sog. Entity-Typen enthalten und im folgenden beschrieben sind.

Tabelle 3. Subject-Areas für ein MTMS
o Zentrale Sperrfristverwaltung
o Probandenverwaltung
o Kataloge und Nachschlagewerke
o Medizinische Daten (Anamnese, Grund-, Vor- und Nachuntersuchung)
o Klinische Prüfung: experimentelle Daten
o Klinische Prüfung: administrative Daten
o Auswertung: Ergebnisse
o Projektmanagement

Die wesentliche Struktur wird in Abbildung 3 wiedergegeben.

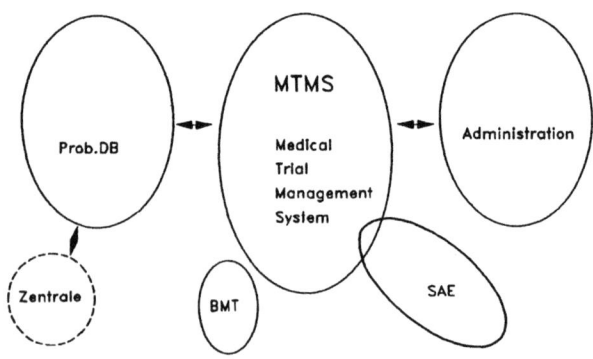

Abb. 3: Humanpharmakologie Datenbank-Konzept

2.1 Zentrale Sperrfristverwaltung

Die zentrale Sperrfristverwaltung hat als von mehreren Teilnehmern zu nutzendes System eine Sonderstellung inne. Es wird optimalerweise von einem Probandenverwaltungssystem bedient und tauscht mit allen Nutzern vereinbarungsgemäß gleiche Informationen aus. Zu diesen Informationen gehören die in Tabelle 4 gelisteten Attribute.

Tabelle 4. Attribute "Zentrale Sperrfristverwaltung"
o PERSGUARD-Code	Name, Rufname und Geburtstag
o Datum 1	medizinisches Freidatum (Sperrfrist)
o Datum 2	nuklearmedizinisches Freidatum (Sperrfrist)
o Kennung	Instituts-Code

2.2 Probandenverwaltung

Die Probandenverwaltung dient der nichtexperimentellen Bearbeitung von Probanden, deren Auswahl für Prüfungen und deren Sperrfristverwaltung. Hier können auch Eigenschaften der Probanden angegeben sein bzw. Kriterien zur Auswahl angegeben werden. Auch die Verwaltung von klinischen Prüfungen mag hier angesiedelt sein. Die folgenden Attribute für die (hier nicht normalisierten) Tabellen verdeutlichen das.

Tabelle 5. Attribute der Tabelle "Probanden"
o PERSGUARD(*)	Probanden Code
o Name	
o Rufname	laut Personaldokument
o Geburtstag	
o Anschrift	
o Sperrvermerk	
o Eigenschaften	
o Klinische Prüfungen	

* erzeugt aus Name, Rufname und Geburtstag

Tabelle 6. Attribute "Klinische Prüfungen"
- o Prüfungsnummer
- o Prüfungstitel
- o Verantwortlichkeiten
- o Termine

Weitere Kern-Entitäten, auch anderer administrativer Art, können hier angesiedelt sein.

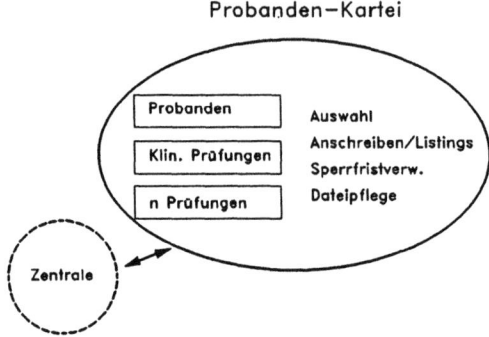

Abb. 4: Humanpharmakologie Datenbank-Konzept

2.3 Kataloge und Nachschlagewerke

Wesentliches Merkmal standardisierter Arbeitsweise ist die Katalogisierung
der Operationen. Kataloge sind konservative, zentrale Elemente der Infor-
mationsbereitstellung. Im Falle der klinischen Prüfungen enthalten sie alles,
was für klinische Prüfungen erforderlich ist. Neben technischen Anweisungen
sind Informationen zu Methodik und Ablauf zu erfassen. Hierdurch werden
gleichzeitig die Informationsgrundlagen für die Erfassung der nichtexperimentellen medizinischen Daten geschaffen.

Tabelle 7. Kataloge und Nachschlagewerke
o   Methoden
o   Aktionen
o   Nebenwirkungen
o   technische Informationen (Gestaltung von CRFs)

2.3.1 Items, Methoden und Aktionen

Ein von manchen Systemen angewendetes Verfahren ist die Zusammenfassung einer Methode in einer Datenbank-Tabelle. Hier sei ein Verfahren vorgeschlagen, das den Vorteil großer Freizügigkeit mit sich bringt. Die Methoden
sind hierbei in ihre atomaren Bestandteile (Items) aufgeschlüsselt und werden
sekundär zusammengefaßt.

Tabelle 8. Itemkatalog

o Kennung A101
o Name Blutdruck, systolisch
o Grenzbereich Grafik 30-200
o Grenzbereich
  Dateneingabe 90-150
o SOP ME 12.01.35
o Referenz Riva Rocci, Annals of internal medicine...

In einer zweiten Tabelle können die Items zu Methoden gruppiert werden.

Tabelle 9. Methoden-Attribute

o Kennung A101 (A102, A103, A104...)
o Methode Kreislauf
o Kommentar Standardverfahren in Toleranzuntersuchungen

So wird aus systolischem Blutdruck, diastolischem Blutdruck, Herzfrequenz, PQ, QRS, QT z.B. das Standardverfahren "Kreislauf", das in allen oder nur bestimmten Untersuchungstypen eingesetzt werden kann.

Auch *Aktionen*, also den Ablauf des Versuchs bestimmende Maßnahmen, lassen sich auf diese Weise systematisieren.

Tabelle 10. Itemkatalog

o Kennung X300
o Name Applikation peroral
o Grenzbereich Grafik 0-2
o Grenzbereich
  Dateneingabe 0-1
o SOP AP 01.2.13
o Referenz ohne

Die Verwendung wird schematisch in der Abbildung 5 deutlich.

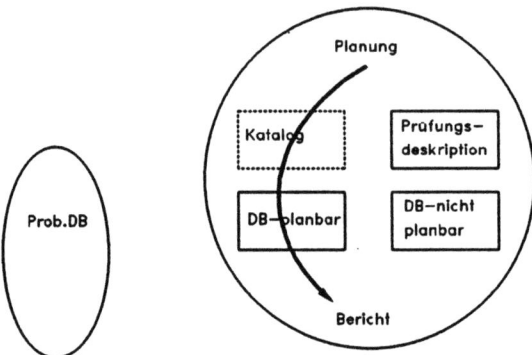

Abb. 5: Humanpharmakologie Datenbank-Konzept

2.3.2 Nebenwirkungen / Begleiterscheinungen

Auch die durch die Prüfung verursachten Nebenwirkungen/Begleiterscheinungen sind zu katalogisieren. Leider sind die klassischen Diagnose-Werke für Arzneimittelaktionen ganz allgemein, für die Humanpharmakologie im besonderen, nicht zu gebrauchen. Es muß deshalb eine eigene Systematik für derlei Vorkommnisse entwickelt werden, die dann als Nachschlagetabelle dient. Dabei sollte semantisch stärker der Unterschied zwischen pharmakologisch erwartbaren (=Items im Itemkatalog) und überraschend eintretenden, nicht von vornherein antizipierbaren Wirkungen herausgearbeitet werden. Während erstere von vornherein als Zielvariable im Experiment fest geplant werden - und auch abgefragt werden können -, ist man bei letzteren auf zufällige Beobachtung oder spontanen Bericht angewiesen (vgl. [QUER-VERWEIS]).

2.4 Klinische Prüfung: experimentelle Daten

Die experimentellen Daten einer klinischen Prüfung lassen sich in zwei grundsätzliche Kategorien einteilen.

Tabelle 11. Klinische Prüfung: experimentelle Daten
o   planbare
o   nicht planbare

2.4.1 Planbare Daten

Zu den planbaren Daten gehören alle primären Ergebnisdaten, die sich direkt und beabsichtigt unmittelbar aus dem Experiment herleiten und die der Gegenstand des experimentellen Interesses sind.

Tabelle 12. Planbare Daten
sind primärer Gegenstand des experimentellen Interesses:
o Meßdaten
o Beobachtungsdaten
o Aktionsdaten
o Applikationsdaten
o etc.

Planbare Daten werden aus Katalogen atomistisch zusammengestellt. Aus Gründen der Vergleichbarkeit - Prüfungen sind nicht beliebig - ist auf Kongruenz der Abläufe und Maßnahmen zwischen den Probanden/Patienten in den jeweiligen Behandlungsphasen zu achten. Es ergibt sich als Resultat für jeden einzelnen Teilnehmer in einer jeden Phase (Behandlung) eine Datenbett-Matrix, die an eine gesamte Prüfungs-Datentabelle angehängt wird. Damit wird der Datenumfang a priori eindeutig beschrieben.

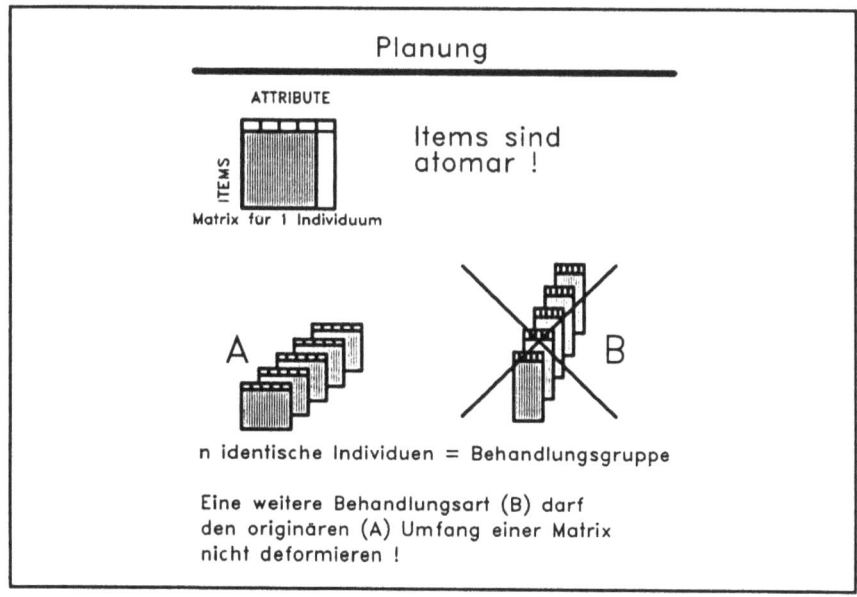

Abb. 6: Planung

Tabelle 13. Attribute von "Planbare Daten"
o   Prüfungsnummer(*)
o   Teilnehmernummer(*)
o   Behandlungsgruppe(*)
o   Item (Untersuchungsgegenstand)(*)
o   Aktionspunktnummer(*)
o   Wert
o   Einheit
o   Planzeit
o   Istzeit
o   Kommentar
(*)Schlüsselfeld

In dieser Standardtabelle können prüfungs- und methodenübergreifend alle experimentellen Daten einheitlich gehalten werden. Sie kann als Interface zwischen verschiedenen Datenformaten dienen. Sie ist von der Intension eindeutig definiert, ihre Extension ist nur technisch begrenzt; bezogen auf die Einzelprüfung jedoch durch den Planungsprozeß vorgegeben.

Im Sinne der "Planung in der Datenbank" wird der Planungsreport (CRFs, Teile des Prüfplans, Arbeitsplatzlisten, Laboranforderungen etc.) aus der hier erstellten Planungstabelle generiert.

2.4.2 Nicht planbare Daten

Nicht planbare Daten beziehen sich auf klassifizierbare Abweichungen vom Plan, Nebenwirkungen oder sonstige im Experimental-Zusammenhang bemerkenswerte, spontan berichtete oder beobachtete Ereignisse.

Tabelle 14. Attribute von "Nicht planbare Daten"
o   Prüfungsnummer(*)
o   Teilnehmernummer(*)
o   Behandlungsgruppe(*)
o   Ereignis (aus Katalog)
o   Schweregrad
o   Zusammenhang
o   Istzeit
o   Dauer
o   Kommentar (standardisiert?)
(*)Schlüsselfeld

2.5 Medizinische Daten (Anamnese, VU, NU, GU)

Medizinische Daten sind solche, die einerseits dem Sponsor nur anonymisiert zur Kenntnis gebracht werden dürfen, andererseits dem Betreiber human-pharmakologischer Untersuchungen aber auch eine Fürsorgepflicht im

Rahmen seines ärztlichen Auftrages aufbürden. Hierunter werden die periodische Grunduntersuchung, die Anamnese, die Vor- und Nachuntersuchung zu einem Experiment verstanden. Wenn sich aus diesen Daten Hinweise auf eine behandlungsbedürftige Erkrankung oder eine trendhafte Veränderung ergeben, ist der ärztliche Betreuer verpflichtet, den Probanden dahingehend zu beraten, daß er sich in medizinische Behandlung begibt. Dazu muß die Identität des Probanden allerdings bekannt sein.

Diese Daten sind nicht Gegenstand des Experimentes selbst. Sie werden allerdings dem Sponsor im Zusammenhang mit einer Prüfung anonymisiert überlassen. Diese Daten sind es auch, die im besonderen Maße der medizinischen Schweigepflicht unterliegen. Sie werden deshalb separat geführt. Die Klassifikation der Daten unterliegt jedoch - wie die experimentellen Daten auch - einer Standardisierung durch Katalogvorgaben.

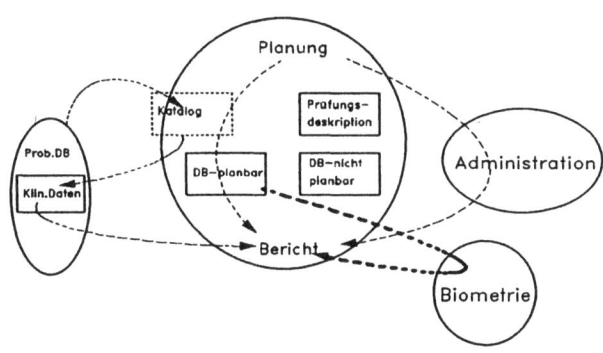

Abb. 7: Humanpharmakologie Datenbank-Konzept

2.6 Auswertung, Ergebnisse

Nachdem die Daten - wenn notwendig nach Transformation - in Statistik-Systeme überführt wurden, werden die Ergebnisse in wiederum standardisierte Tabellen eingegeben, die die Ergebnistabellen darstellen.

Tabelle 15. Ergebnistabelle
o Prüfungsnummer
o Item
o Signifikanzniveau
o 1. Behandlungsgruppe
o 2. Behandlungsgruppe
o Testverfahren
o Kommentar

Wenn notwendig, lassen sich auf einfache Weise deskriptiv-statistische Daten tabellarisch abbilden.

2.7 Klinische Prüfung: administrative Daten

Die Qualität klinischer Prüfungen und deren Berichtswesen werden nicht mehr allein von den experimentellen Daten bestimmt. Diese können vielmehr bedeutungslos werden, wenn das prüfungsadministrative Umfeld nicht ausreichend, d.h. GCP-gerecht, beachtet wird. Im Berichtswesen nehmen gerade diese Informationen einen großen Teil ein, einen Teil, der wesentlich geeignet ist, die Qualität und Nachvollziehbarkeit einer Prüfung zu belegen.

Die wichtigsten Subject Areas administrativer Daten sind in der nächsten Tabelle zusammengefaßt.

Tabelle 16. Subject Areas: Administrative Daten; Beispiele
o Prüfungsbeschreibung
o Prüfzentren
o Monitoring
o prüfungsbeteiligtes Personal
o Randomisierung
o Formulierungen und Inhaltsstoffe
o Probanden-/Patientenliste
o Projektmanagement
o Bezugnahmen auf Prüfung; Berichtsnummern
o Kosten/Kapazitäten

Damit sind die wichtigsten Subject Areas der klinischen Forschung angesprochen. Die dargestellten Tabellen sind beispielgebend, jedoch nicht in jeder Beziehung im Zusammenhang erarbeitet. Zu vielen sind zusätzliche Nachschlagetabellen zu definieren, bzw. Tabellen, die Schlüsselinformationen verwalten. In jedem Falle aber kann mit ihnen erreicht werden, daß ein standardisiertes Berichtswesen (Publishing-System) über standardisierte Abfragen auf Datenbanken, z.B. über die "Datalens"-Technologie (LOTUS), standardisierte Antworten erhält. Diese Technologie ist für Textsysteme wie WORD-PERFECT und Datenbanksysteme wie ORACLE, PARADOX, DBASE respektive SQL-Server im Verlauf des Jahres (1990/1991) verfügbar.

3 Vermeidung von Redundanzen

Wir haben durch die Klassifizierung und Beschreibung von Standard-Informationsgruppen eine wichtige Voraussetzung zur Vermeidung redundanter Information und überflüssiger Arbeit geschaffen.

Immer wenn die Durchführung einer Studie beschlossen wird, sind eine Vielzahl administrativer und wissenschaftlicher Leistungen zu erbringen. Diese beginnen in der Beschreibung der wissenschaftlichen Prüfinhalte, reichen über Bibliographien zum Thema bis hin zur Terminplanung und personellen Besetzung der Prüfbetreuung. Wie wir gesehen haben, werden diese Dinge normalerweise textlich sequentiell im Prüfplan festgelegt. Bei guter Strukturierung können Prüfpläne so für verschiedene Prüfinhalte ein einheitliches Format aufweisen (Gliederung, Layout). Der Prüfplan kann nach erster Fertigstellung noch mehrfach geändert werden; moderne Textsysteme leisten hier Hilfe. Trotz dieser Erleichterungen durch moderne Textsysteme und Standardisierung des Umganges mit ihnen bleiben jedoch Probleme offen.

Tabelle 17. Probleme bei Prüfplanung im Textsystem
o   Konsistenzprüfung nicht automatisch
o   Vielfach-Abforderung ähnlicher Informationen für verschiedene Betriebszwecke

Innerhalb der Unternehmen existieren außerhalb der eigenen Arbeitsgruppe weitere Anforderer von Informationen zu dem gerade abgeschlossenen Planungsprojekt.

Tabelle 18. Informations-Anforderungen
o   Plan-Termine
o   Kosten
o   Prüfzentren
o   Hinterlegungstermin und Nr.
o   Bibliographie
o   Verantwortungen
o   Prüfmuster
o   Inhaltsstoffe
o   Prüfungsablauf
o   Meßmethoden
o   etc.

In der Regel werden zur Befriedigung der Anforderungen eine Reihe weiterer Formulare ausgefüllt, zum Teil mit sich überlappenden Informationen mehrmals. Auch innerhalb des Prüfplanes findet man nicht selten redundante oder sich aus Übersichtlichkeitsgründen wiederholende Informationen. Wenn der Prüfplan nicht in einer hochintegrierten DV-Umgebung erzeugt wurde, sondern anschließend die Vorbereitungen für die klinische Prüfung selbst

durchgeführt werden müssen, sind wesentliche Prüfplan-Anteile wie
Ablaufplanung, Methodenauswahl, Definition der Zeitpunkte, Erzeugen von
Datenbögen (CRFs) noch einmal zu bearbeiten.

Diese redundanten Maßnahmen erfordern viel Kapazität und bergen Feh-
lerrisiken. Die Sicherstellung der Konsistenz zwischen der Prüfplanung
einerseits und der Umsetzung der Planung in eine konkrete klinische Prüfung
andererseits wird durch aufwendige QAU-Operationen - wenn überhaupt -
bewerkstelligt. Man fragt sich, ob dies nicht zu vereinfachen wäre.

4 Planung in der Datenbank

Ein Ausweg hierzu besteht in der "Planung in der Datenbank". Alle wesentlichen, standardisierbaren Informationen werden als Planungsprozeß einmalig in Datenbanktabellen eingegeben und stehen dann dauerhaft zur
Verfügung. Änderungen werden nur jeweils in der Datenbanktabelle
vorgenommen. Alle Nutzer haben damit gemeinsam den aktuellen Stand.

Damit ein derartiges Konzept praktische Vorteile bringt, sind einige
Grundbedingungen zu schaffen, deren Hard- und Softwarekomponenten der
kleinere Teil des Problemes sind.

Tabelle 19. Voraussetzungen zur "Planung in der Datenbank"
o   Verfügbarkeit von PCs bzw. eines Netzwerkes
o   Installierte Datenbank (dBASE, Paradox, Oracle etc.)
o   Verwendung eines Textsystems mit Abfragemöglichkeit auf Datenbanken (z.B.
    Word-Perfect mit Perfect Complement oder Datalens-Treiber (in Vorbereitung))

Intellektuelle Vorleistungen (als größerer Teil des Problems) müssen hinsichtlich der organisatorischen Abläufe, der Standardisierung der Informationsgruppen und der Schulung des Personals zu einheitlichem Denken
erbracht und umgesetzt werden.

Der dann erzielbare entscheidende Vorteil liegt in der Möglichkeit,
Standard-Abfragen auf die Datenbank-Tabellen aus dem Textsystem heraus
vorzunehmen.

Die folgende Abbildung verdeutlicht das Vorgehen am Beispiel der
Ablaufplanung. In die Planungstabelle werden Schritt für Schritt die prü-
fungsrelevanten Items eingegeben, die vorher in einem Katalog festgelegt
worden sind. Der Katalog umfaßt alle denkbaren Items der Arbeitsgruppe und
hat dauerhafte Gültigkeit. So entsteht aus einem prüfungsübergreifenden
Nachschlagewerk (Katalog) eine Ablauftabelle in einer spezifischen Ver-
suchsumgebung. Diese Ablauftabelle mußte ursprünglich im Prüfplan
geschrieben werden und ließ sich nicht weiter nutzen. Durch die Anlage in
der Datenbank steht sie jedoch zur allgemeinen und variablen Verfügung.

Tabelle 20. Verfügbarkeit der Ablauftabelle
o   für den Prüfplan
o   für Laboranforderungen
o   für Arbeitlisten etc.

Das gleiche gilt für in der Datenbank erzeugte Ergebnistabellen und Statistiken, die über direkte Abfragen in den Text übernommen werden können.

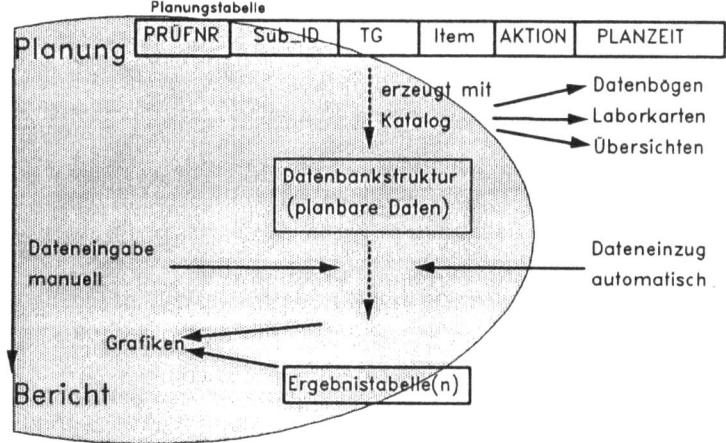

Abb. 8: Planung in der Datenbank

5 Prüfplan und Bericht aus Textsystem und Datenbank

Nachdem die tabellarischen Planungsinhalte erarbeitet wurden, stehen sie für alle Nutzer - entsprechend ihrer Legitimation - zur Verfügung. Es ist bemerkenswert und offenkundig, daß alle diese Angaben grundsätzlich von mehreren Mitarbeitern wiederholt benötigt werden, sei es im Prüfplan, im Bericht oder zu beliebigen Zeiten zur allgemeinen Information. Einzelne Informationsgruppen sind jedoch erst erhältlich, wenn eine Prüfung bereits durchgeführt respektive abgeschlossen wurde. Dazu gehören die Randomisierung, die Versuchsteilnehmer, die Ergebnisse.

Auch für diese Informationsgruppen stehen in der Datenbank entsprechende Tabellen zur Verfügung, deren Inhalt abgerufen werden kann.

Vor diesem Hintergrund läßt sich eine neuartige Technik der Erstellung von
Planung und Bericht propagieren. Die Dokumente bestehen aus nicht standardisierbaren, von Prüfung zu Prüfung variablen Informationen, die vom
Verfasser literarisch erarbeitet werden müssen, sowie aus standardisierbaren
Informationsgruppen, die in Datenbanktabellen abgelegt werden. Aus diesen
Datenbanktabellen werden sog. Views erzeugt, die die Informationsgruppen
auf eine Weise verknüpfen und zusammenstellen, daß sie der Informations-
anforderung entsprechen. Diese Views werden aus Textsystemen abgefragt
und an der richtigen Text-Stelle positioniert. Dies geschieht nicht durch
komplizierte Abfragen, die der Autor mühsam erlernen muß, vielmehr finden
sich an vorbereiteten Stellen im (Standard-) Dokument eingebettete (SQL-)
Abfragen, die durch Variablen auf die spezifische Prüfungsinformation
zugreifen.
Der Prüfplan wird also nicht mehr primär vollständig "geschrieben" und ist
dann Anlaß zu weiteren Aktionen, er wird vielmehr in wesentlichen
Bestandteilen als ein Report aus einer Datenbank anzusehen sein. Gleiches
gilt für den Bericht, der die Standardinformationen aus dem Prüfplan ja in
jedem Falle enthalten muß. Die häufig primitive Gestaltung von Reports aus
Datenbanksystemen wird durch die Formatierungsmöglichkeiten des Textsystems stark verbessert.
Die konsistente Definition der Informationsgrundlagen, also die Zusammenfassung in Informationsgruppen (Entity-Types) und ihre Bestandteile ist
zwingende Voraussetzung für ein solches Vorgehen.

6 Grundlage zu Meta-Analyse und Dossier: Standard-Verfahren

Wie wir gesehen haben, sind zahlreiche Informationsgruppen (Entity-Types)
auf einfache Weise standardisierbar. Informationen werden aus Standard-
Entity-Types in Berichte eingefügt. Berichte weisen eine einheitliche Morphologie auf. Die jeweils aktuellen Informationen sind in der Datenbank
enthalten und bei Bedarf auf "Knopfdruck" aktivierbar. Diese Informationen
stehen auch für biometrische Systeme zur Verfügung. Unter der Voraussetzung, daß das gesamte Entwicklungsprojekt mit standardisierten Methoden
geplant und durchgeführt wurde, kann ohne technische Schwierigkeiten auch
eine Meta-Analyse der Daten vorgenommen werden.

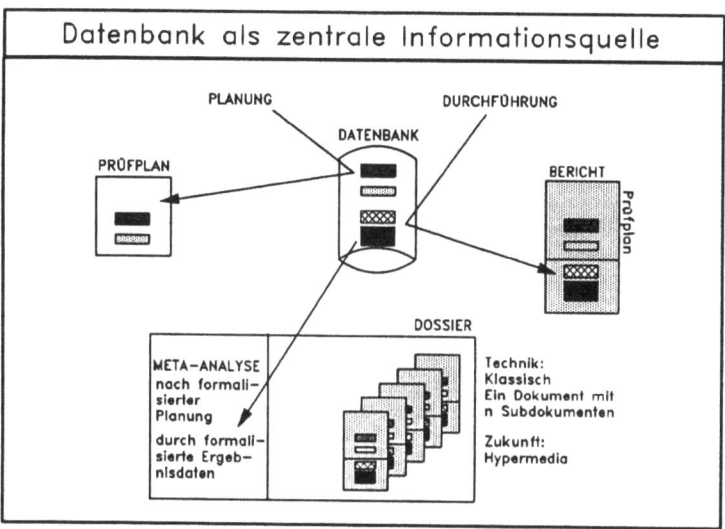

Abb. 9: Datenbank als zentrale Informationsquelle

Für die Dossiererstellung, die dem Beginn des klinischen Prüfprojektes meist mit mehrjähriger Verspätung folgt, sind standardisierte Daten und entsprechende Zugriffsmöglichkeiten essentiell. Leider sind augenblicklich noch keine Datenbanken, die größere Textmengen verwalten, marktgerecht. Man mag sich vorstellen, daß die vollständigen Berichte wiederum in einer Standardtabelle abgelegt sind, die über eine Domäne oder einen Datentyp "binär" verfügt, und in der binär codierte Text/Grafik-Mischdateien untergebracht werden können. Dieses Feld sollte in der Größe nicht beschränkt sein.

Als Alternative hierzu könnte eine systemübergreifende Verwaltung von Einzeldateien durch Ansprache der jeweiligen Anwendungsprogramme eingesetzt werden. Erste Produkte hierzu sind in frühen Erprobungsphasen; zu erwähnen sind "Hypermedia", "Office Vision" oder "Notes" als integrierende Oberflächen für verschiedene Anwendungen. Hier ist mit dynamischen Veränderungen der Software-Umgebung zu rechnen; es wird sehr wesentlich sein, die Standardbedingungen vor Einsatz klar zu definieren. Derartige Umgebungen sind auch zumindest im Ansatz auf Group-Ware-Techniken ausgerichtet, das heißt, sie unterstützen die gleichzeitige, konsistente Arbeit an einzelnen Objekten, wie Texten, Datenbanken oder Graphiken, so daß die Produktivität einer Arbeitsgruppe sehr verbessert werden kann.

7 Zusammenfassung

Durch Vereinheitlichung der Informationen und deren Verwaltung in Datenbanken wird ein großer Teil redundanter Arbeit eingespart. Die Vereinheitlichung der Information unterstützt auch den wirtschaftlichen Erfolg eines Unternehmens, der ja nicht zuletzt auch mit einer erfolgreichen Dossiereinreichung zusammenhängt.

Wenn wir hier über eine Bereichsinformatik der Humanpharmakologie gesprochen haben, so muß doch gesagt werden, daß diese nur in einem Gesamt-Unternehmens-Datenmodell ihren Platz haben kann/darf.

Die Erarbeitung einer solchen Infrastruktur ist aufwendig. Sie wird jedoch schon in naher Zukunft "überlebenswichtige" Bedeutung erhalten. Dies wird deutlich aus der Wichtigkeit der Verfügbarkeit von Daten/Informationen zur Produktbeschreibung und Dossiererstellung. Auch die gesetzlichen Auflagen zur Datenhaltung unterstreichen das. Die Beziehungen zwischen *Contract Research Organisations* und Sponsoren können dadurch erleichtert werden, daß allgemein gültige Schlüssel für identische Prozesse verwendet werden.